U0386829

医学细胞图像分割

Key Technologies 关键技术

for Medical Cell Image Segmentation

李东明　张丽娟　著

清华大学出版社

北京

内 容 简 介

医学细胞图像处理涵盖了人工智能、图像处理、计算机视觉、生物医学等多个领域,通过研究医学细胞图像分割来量化细胞的行为,对生物医学研究和临床诊断有着重要作用。本书使用了大量的实用分割案例,通过对案例模型改进的讲解以及改进后模型效果的展示,使读者可以更清晰地了解图像分割的关键技术。本书内容是作者近年来对医学细胞图像分割技术研究的成果汇总。

本书可作为计算机、人工智能专业的研究生教材,对于研究医学细胞图像处理的读者而言,本书将成为他们重要的参考手册。

图书在版编目(CIP)数据

医学细胞图像分割关键技术 / 李东明,张丽娟著. --北京:清华大学出版社,
2024.12. -- ISBN 978-7-302-67696-6

Ⅰ. R329.2

中国国家版本馆 CIP 数据核字第 20245QH532 号

责任编辑:袁勤勇　苏东方
封面设计:刘艳芝
责任校对:刘惠林
责任印制:刘海龙

出版发行:清华大学出版社
　　　　网　　　址:https://www.tup.com.cn,https://www.wqxuetang.com
　　　　地　　　址:北京清华大学学研大厦 A 座　　　　　　邮　　编:100084
　　　　社 总 机:010-83470000　　　　　　　　　　　　　邮　　购:010-62786544
　　　　投稿与读者服务:010-62776969, c-service@tup.tsinghua.edu.cn
　　　　质量反馈:010-62772015, zhiliang@tup.tsinghua.edu.cn
　　　　课件下载:https://www.tup.com.cn,010-83470236
印 装 者:三河市天利华印刷装订有限公司
经　　销:全国新华书店
开　　本:185mm×260mm　　　印张:14.25　　　　　字　　数:328 千字
版　　次:2024 年 12 月第 1 版　　　　　　　　　　印　　次:2024 年 12 月第 1 次印刷
定　　价:79.00 元

产品编号:102645-01

前　言

　　医学细胞图像处理与分析,是一个激动人心的领域,它融合了计算机视觉、深度学习和生物医学工程等多个学科的知识,旨在提高医学诊断和生物医学研究的精确性和效率。本书汇集了一系列关于医学细胞图像处理的前沿研究成果,旨在帮助读者深入理解和掌握这一领域的知识和技术。在本书的各章中,探讨了不同的方法和算法,涵盖图像增强、自动分割、粘连细胞分割以及语义分割等关键领域,希望为医学图像处理领域的研究人员、医学专业人士和工程师提供参考和启发。

　　全书共 11 章,各章的主要内容如下。

　　第 1 章为绪论,主要介绍了研究背景及意义、医学图像分类及医学显微成像技术、医学显微细胞图像分割技术的研究现状、深度学习网络介绍、深度学习框架。本章是之后各章研究工作的基础。

　　第 2 章提出了一种基于双树复小波变换和形态学的医学显微细胞图像增强算法。图像增强是医学图像处理的一个重要环节,它可以提高图像的质量,使细节更加清晰可见。本章详细探讨了这一方法的原理和实现步骤,并通过实验结果展示其性能和效果。

　　第 3 章提出了一种基于马尔可夫随机场的医学细胞图像自动分割算法。细胞图像分割是医学显微细胞图像处理的核心任务之一,自动分割算法可以提高工作效率并减少主观误差。本章深入探讨了这一方法的原理和实现过程,并通过实验验证其性能。

　　第 4 章主要介绍了基于加权曲率和灰度距离变换的粘连医学显微细胞图像分割算法。本章的研究内容为:根据口腔黏膜细胞显微图像的特点,通过双阈值迭代法计算出细胞、细胞核分割阈值,经形态学变换获得标记图像,通过分水岭变换,实现细胞图像的背景、细胞、细胞核的初分割;然后,根据初分割结果获取细胞轮廓,通过一种新的加权曲率计算找出轮廓凹点,建立分割线,经提出的灰度距离变换后,再使用分水岭变换,进一步实现粘连细胞分割。

　　第 5 章主要介绍了基于颜色模型极小值运算的细胞图像分割算法。本章的研究内容为:①对图像的颜色空间进行变换,获得特征明显的颜色分量;②使用形态学重构和 H-minima 技术优化图像梯度,在一定程度上解决分水岭算法的过分割问题;③根据图像的灰度一致性来对分割得到的各个区域进行合并处理,并利用形态学后处理消除噪点、平滑轮廓,得到最终的分割结果。本章深入探讨了该算法的原理和实现步骤,并通过实验结果展示其性能和效果。

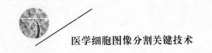

第 6 章主要介绍了基于图模型的医学显微细胞图像分割算法。本章具体研究内容为：以图模型和卷积型多尺度融合 FCN 网络为基础，建立过分割细胞图像的多树模型，提出一种基于图模型的分割算法，结合多树模型的先验信息，求解多树模型的后验的封闭形式解决方案，搭建图像分割网络框架，建立图像质量评价函数，并通过实验结果展示其性能。

第 7 章主要介绍了基于神经常微分方程的医学显微细胞图像分割算法。本章具体研究内容为：以 U-Net 卷积神经网络模型为基础，通过做对比实验，确定将常微分方程 ODE 模块加入 U-Net 网络中的具体位置，提出了一种基于神经常微分方程及 U-Net 的细胞图像分割网络模型（简称为 NODEs-Unet 网络架构）；然后通过调整 ODE 模块的误差容忍度增加网络深度，提出一种基于 NODEs-Unet 网络的二元分割网络（简称为 2NODEs-Unet），并通过实验结果展示其性能。

第 8 章主要介绍了基于 Attention NODE-UNet＋＋的细胞图像分割算法。本章具体研究内容为：数据预处理、Attention NODE-UNet＋＋分割网络构建、基于标记分水岭方法的粘连细胞分割。本章采用注意力机制和 U-Net＋＋网络模型来提高细胞图像分割的准确性，并通过实验结果展示其性能。

第 9 章主要介绍了基于加权连接解码网络（WCD-Net）的细胞图像分割算法。本章具体研究内容为：①使用空洞卷积（Atrous Convolution）优化了残差网络，这使得残差网络既可以扩大特征提取时的感受野又可以保证特征图的分辨率；②使用 ASPP 结构对图像特征以多种扩张率的空洞卷积进行并行处理，捕获目标的多尺度信息，避免了因重塑图像大小而产生的信息丢失与失真问题，进一步提升模型的分割性能；③提出了一种包含 C3 模块与加权特征融合的解码器，将低层次的语义及位置信息赋予到深层次的特征之中，确保模型对分割目标的精准定位，最终通过上采样得到分割的图像。本章深入探讨了WCD-Net 的基本原理和实验分析过程，通过实验结果展示其性能。

第 10 章主要介绍了基于 DeepLab V3＋的医学细胞图像语义分割算法。本章具体研究内容为：首先，使用空洞卷积算法，在保证不增加网络参数的条件下扩大网络特征图的感受野；然后，使用密集空洞空间金字塔池化（DenseASPP）模块提取细胞图像的密集像素特征和扩大特征图谱的感受野，进行多尺度特征融合；最后，将语义分类像素作为FCRF 的能量势函数的输入，通过考虑邻域像素点与整幅图像的像素相关性，利用高效近似推理算法和空间平滑算法细化分割后的细胞图像边缘。本章详细探讨了 DeepLab V3＋网络结构和基于 DeepLab V3＋的医学细胞图像语义分割方法，并通过实验结果展示其性能。

第 11 章主要介绍了基于属性增强的空洞残差聚合网络的血液细胞图像多类别分割算法。本章具体研究内容为：首先，在 U-Net 模型基础上，在下采样部分融合空洞残差网络解决信息丢失的问题，提升模型的分割性能；其次，引入混合可变形空洞空间金字塔池化模块，获得多尺度信息，增加网络对不同尺度物体和结构的感知能力。同时结合了属性增强的思想，通过对数据集进行处理，更好地解决细胞间粘连边界不清晰的问题，进而提升最终的分割效果。本章详细讨论了基于属性增强的空洞残差聚合网络的血液细胞图像多分类分割方法，通过实验结果展示其性能。

　　本书各章中介绍的医学显微细胞图像处理算法在医学图像处理中具有重要的应用前景，可以帮助研究人员更好地理解和分析医学显微细胞图像。未来的研究方向包括进一步改进和优化现有的方法，以提高其性能和效果。同时，需要更多的实验验证和临床应用，以验证这些方法在实际医学领域中的可行性和有效性。

　　综上所述，医学显微细胞图像处理是一个充满挑战和机遇的领域。本书介绍的各种方法为研究人员提供了丰富的工具和技术，有望推动医学研究和临床诊断的进步。希望未来的研究能够不断取得突破性进展，为医学领域的发展做出贡献。

　　本书是在无锡学院引进人才科研启动专项经费（2023R004、2023R006、2023R005）资助下以及吉林省科技厅重点研发项目、吉林省教育厅"十三五"重点规划项目等支持下完成的。值此专著完成之际，诚挚感谢长春理工大学杨进华教授，澳大利亚联邦科学与工业组织数据61所（CSIRO Data 61）孙长明教授，无锡学院王泉教授、陈德基教授的热情帮助和指点，同时也对参考文献中的作者们表示衷心的感谢。

　　本书由李东明和张丽娟共同执笔，参与本书撰写、校稿、核对工作的还有李富、李芝贻、张淞韬、于跃、李超然、张丽辉、雷雨、仇广杰、尹诗雨、荣亚琪、徐萌兮等。

　　由于作者水平所限，书中难免有考虑不周之处，诚请读者和同行专家批评指正。

作者

2024 年 11 月

于无锡

目　录

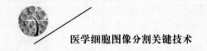

第 **1** 章

绪　论

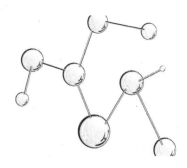

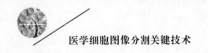

1.1　研究背景及意义

医学成像是当今医疗系统实施非侵入性诊断的重要组成部分,它包括建立人体内部和器官的视觉及功能表示,以供临床分析。医学成像主要分为基于 X 射线的成像(如传统的 X 射线法、计算机断层扫描(computed tomography,CT)和乳腺 X 线摄影)、显微成像、磁共振成像(magnetic resonance imaging,MRI)、超声(ultrasound,US)成像,以及光学相干层析成像(optical coherence tomography,OCT)等。基于这些医学成像技术,各种类型的生物医学图像越来越多地被用于诊断各种疾病。医学成像包括两部分:(1)图像的形成与重建;(2)图像的处理与分析[1]。图像的形成涉及三维(3D)物体的二维(2D)图像形成过程,而图像重建依赖于一组迭代算法,通常是根据物体的投影数据形成二维和三维图像。另外,图像处理需要使用算法来增强图像的属性,例如去除噪声,而图像分析则从图像中提取定量信息或一组特征,用于目标识别或分类,例如医学图像分割技术。

在计算机视觉领域,图像分割是指将图像分割成多个区域的过程。分割的目标是简化和(或)改变图像的表示,使之更有意义,更容易分析[2]。图像分割的一些实际应用包括在医学成像中研究解剖结构、辅助诊断、制订治疗计划或定位肿瘤等[3]。除此之外,图像分割技术还广泛应用于人脸识别、机器视觉、卫星目标定位等领域。

本书将对医学显微细胞图像处理与分析开展研究工作,涵盖了计算机科学、仪器科学、人工智能、生物医学等学科的内容,具有重要的临床诊断及实际应用价值。医学显微细胞图像处理的研究内容主要包括图像增强、图像分割、结构分析和运动分析等。其中,显微细胞图像分割是图像识别领域中一个重要的研究课题。不同类别的细胞对象具有形状不规则的结构和高度的相似性,识别不同类型细胞、细胞核及相互作用,即对细胞面积、圆度、个数等形态定量计算和分析[4-8],是定量分析细胞生物学的重要研究内容。该项技术使生物医学研究由定性分析阶段逐渐向超微结构定量分析过渡。对显微细胞图像进行分割来量化细胞行为[9-10],对于血液学、癌症研究、伤口愈合、DNA 损伤检测等生物医学研究具有重要价值。

本书以具有连续闭合边界且出现粘连的人类口腔黏膜细胞和血红细胞为研究对象,采用人类口腔微核细胞组分析法(buccal micronucleus cytome,BMCyt)[11-13],通过对显微细胞图像深入研究,解决医学显微细胞图像分割技术涉及的关键技术和难题,为图像局部目标特征提取提供理论和技术支撑,以满足生物医学、计算机视觉及临床医学等领域的技术需求。

人类口腔微核细胞组分析法具有评价细胞增殖、遗传损伤及细胞死亡的功能[14],该分析体系中,具有分裂能力的基底细胞核由于胞质分裂受阻形成的双核细胞是细胞增殖的生物标志,正常分化细胞中微核化细胞和含核芽的细胞是遗传损伤的生物标志,分化细胞中,核形态为核固缩、染色质凝聚、核破裂、核溶解的细胞是细胞死亡的生物标志[15]。

本课题源于吉林省科技厅科技攻关项目,与澳大利亚 CSIRO 的孙教授在显微细胞图像处理关键技术方面进行了合作研究,针对荧光显微成像系统搭建与图像获取、图像增强、图像分割、图像评价等关键技术中存在的问题,提出有效解决方法,以获得显微图像中细胞的准确信息,为医学诊断提供一种全自动、高效、准确的计算机辅助手段。

1.2　医学图像分类及医学显微成像技术概述

1.2.1　医学图像的分类

根据成像方法的不同,生物医学图像有多种类型。随着技术的进步,新的成像技术不断引入,各种类型的生物医学图像越来越多地被用于诊断各种疾病[16]。生物医学图像的种类大致有如下 7 种。

(1) 临床图像。

临床图像(clinical images)是患者身体的数字图像,通常用于记录损伤和烧伤。这些图像的自动分析可用于跟踪治疗的效果,被广泛应用于皮肤科和美容治疗,以跟踪治疗之前和治疗之后的皮肤表现或解剖结构[16]。临床图像最广泛的应用是检测被称为黑色素瘤的皮肤癌。

(2) X 射线图像。

X 射线成像是目前应用最广泛的检测骨折和骨脱位的成像技术,生成的 X 射线图像是二维的。美国国立卫生研究院(The National Institutes of Health,NIH)为改进成像分析技术提供了 10 万张胸部 X 射线图像以及相关数据和诊断的开放获取途径[17]。同样,麻省理工学院(Massachusetts Institute of Technology,MIT)也发布了一个数据集[18],其中包含超过 35 万张胸部 X 光片,用于开发机器学习模型,自动检测 14 种常见疾病,例如肺炎或肺部穿孔等。

(3) CT 图像。

CT 是计算机化的成像程序,在这种程序中,X 射线 360°照射病人,产生人体内部器官、骨骼、软组织和血管的详细横截面图像。传统程序中,这些图像是在垂直于身体长轴的轴向或横向平面上拍摄的。这些被称为切片的 CT 图像可以被重新格式化为多个平面,并且可以生成三维图像。CT 图像通过定位肿瘤的存在及其大小而广泛用于检测癌症。美国国立卫生研究院提供了 32000 张 CT 图像以及相关数据和诊断的开放访问,以提高病灶识别的准确性[19]。

(4) MRI 图像。

MRI 是一种利用强磁场对人体生理过程、器官和组织进行成像的技术,常用于身体的非骨部分或软组织成像。MRI 与 CT 扫描的主要区别在于它使用了 X 射线的电离辐射。MRI 扫描与 X 射线和 CT 扫描相比,能以更好的分辨率显示膝关节和肩部损伤。对于人的大脑,MRI 扫描可以区分灰质和白质,进而帮助医生确定动脉瘤和肿瘤。对于生物医学成像研究人员来说,开放获取系列成像研究(OASIS)项目已经收集了包含 2000 多个 MRI 会话的神经成像数据集[20]。

(5) US 图像。

US 图像技术利用高频声波产生内脏、组织和血液的可视图像流动,它是目前应用最广泛的孕期胎儿监护技术。US 图像的信息来自对腹部、血管和甲状腺的扫描,通常不用于

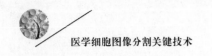

像肺部这样的含有空气的骨骼或组织的成像。使用 US 图像的好处是快速且无辐射。

（6）OCT 图像。

OCT 是一种利用低相干光从生物组织中获取微米级、二维和三维图像的技术。OCT 主要用于生成视网膜的横截面图来帮助医生诊断眼部问题，使医生能够清楚地看到视网膜的每一层。OCT 图像使得层映射和厚度测量成为可能[21]，为诊断提供帮助。

（7）医学显微图像。

医学显微图像用于分析组织的微观结构[22]，待分析的组织通常是通过活检获得的，然后用染色成分对组织切片进行染色，以显示细胞水平的细节。反色剂用于为图像提供颜色、可见性和对比度。医学显微图像被广泛用于癌症的检测，通常分析的特征包括细胞的形状、大小、细胞核和细胞在组织中的分布。

1.2.2 不同类型的显微成像技术

利用不同的显微成像技术获得的细胞图像具有一定的差别，所采用的分割方法也有所不同。显微技术用于细胞图像获取与分析[23]，大致分为以下 4 种情况。

（1）干涉对比显微镜。

如果研究活体细胞，最好是完全避免染色，使用干涉对比显微镜获得细胞图像。该过程生成的图像与染色细胞的梯度图像有相似之处，例如当细胞物质的数量在空间上发生变化时，它们表现出最强烈的对比。

（2）透射吸收显微镜。

最广泛使用的透射吸收显微镜通过样品的光吸收其污渍，常见的应用包括用化学计量学方法对 DNA 进行染色的福尔根染色剂，以及乔治·帕帕尼古拉乌（Georgios Papanicolau）开发的用于分析巴氏涂片染色的鸡尾酒染色剂。透射吸收显微镜成像能在一个清晰的背景下显示黑暗的物体。

（3）荧光显微镜。

第三种越来越受欢迎的成像方法是荧光显微镜。在这种方法中，较短的波长激发污点，然后发出另一种较长波长的光。因此，它们有相反的对比度。荧光染色技术日益普及的一个原因是激光扫描显微镜的发展，通过共焦光学或多光子激发，可以获得组织切片的三维图像。由于荧光染料可以在活细胞上使用而不会杀死细胞，因此被广泛使用。

（4）普通光学显微镜。

采用普通光学显微镜观察细胞时需要对涂片进行抗酸染色，此时观察到的目标背景复杂（受噪声和杂质影响大）。光学显微镜的灵敏度比荧光显微镜低 10％左右[24]，但维护费和价格都相对便宜些。

1.2.3 结构光照明荧光显微成像技术

由于衍射极限对荧光显微镜分辨率的限制，对于包含亚细胞结构的细胞水平的生命科学研究会影响细节信息的获取，图 1.1 为自然界一些生物体的尺寸及衍射极限[25]，从左到右分别为哺乳动物细胞、细菌细胞、线粒体、流感病毒、核蛋白、绿色荧光蛋白、胸腺嘧啶。为了提高荧光显微镜的分辨率,科研人员将结构光照明方式应用于荧光显微镜,Bailey 等[26]利用驻波激发光照明样品,获取样品的层析图像,用于三维成像。Neil 等[27]在常规荧光显微镜上使用结构光照明方式获得样品的层析图像,其装置简单,能够实时获取重构的图像。作为一种能够突破衍射极限成像的荧光显微镜,结构光照明荧光显微镜大大地提高了显微镜系统的分辨率,促进了生命科学研究的发展。

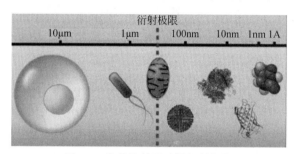

图 1.1　生物体的尺寸及衍射极限

2000 年,Gustafsson 等[28,29]提出了经典的二维结构光照明显微成像技术(two dimensional structured illumination microscopy, 2D-SIM),如图 1.2 所示,通过实验获得了较普通宽场显微镜提高两倍的横向分辨率(约 120 nm),并首次将 2D-SIM 技术应用于固定处理的生物样品中。

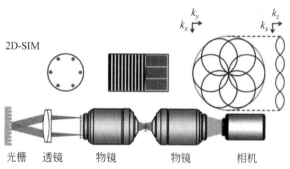

图 1.2　经典的二维结构光照明显微成像技术[28]

由于此时的 2D-SIM 技术只能提高横向分辨率,Frohn 等把这一技术扩展到三维空间,提出了利用三维结构光照明来提高三维空间分辨率的理论模型[30]。2008 年,Gustafsson 等[29]验证了此方案,即三维结构光照明显微成像技术(three dimensional structured illumination microscopy, 3D-SIM),如图 1.3 所示。

由二维到三维,由线性到非线性,SIM 技术理论不断完善,科学家们将 SIM 技术应用于活细胞生物成像。近年来,SIM 技术在系统搭建和图像重建等方面不断完善,已成为探索微观世界的重要工具,进一步促进生命科学领域的可持续发展。因此,SIM 技术是一种具有发展潜力的超分辨荧光显微技术。

每种类型的显微镜都有自己的分割问题。到目前为止,显微细胞图像分割还没有通用的标准解决方案。

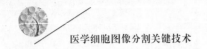

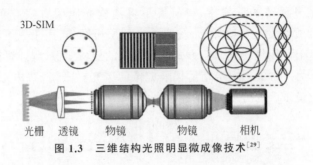

3D-SIM

　　光栅　　透镜　　物镜　　　物镜　　　相机

图 1.3　三维结构光照明显微成像技术[29]

1.3　医学显微细胞图像分割技术的研究现状

医学显微细胞图像分割技术可以分为三类,即手动分割(manual segmentation,MS)、半自动分割(semi-automatic segmentation)及全自动分割(fully automatic segmentation)技术[31]。

1.3.1　手动分割技术

手动分割技术要求领域专家首先确定感兴趣的区域(region of interest,ROI),然后在 ROI 周围画出精确的边界,以便正确地注释每个图像像素。MS 方法是必要的,因为它为半自动和全自动分割技术的进一步发展提供了真实(ground truth)标记图像。手动分割技术是时间密集型的,只适用于较小的图像数据集。对于高分辨率的图像,高分辨率可能导致图像不再具有清晰的边界(弱对比度),因此,在 ROI 边界的像素选择上的微小变化会导致较大的误差。手工分割的缺点是具有主观性,因为手动分割方法依赖于领域专家的知识和经验,会出现专家之间和内部的显著差异[32]。

1.3.2　半自动分割技术

半自动分割技术使用自动算法进行小规模的用户交互并产生准确的医学显微细胞图像的分割结果[33]。用户交互包括选择近似的初始 ROI,然后基于初始 ROI 来分割整个图像。这种分割技术还涉及手工检查和编辑区域边界以减少分割误差。在医学显微细胞图像分割方面,半自动分割技术的常用方法有以下 4 种。

1. 种子区域生长法

种子区域生长法(seeded region growing,SRG)是一种具有代表性的图像分割方法,在医学显微细胞图像相关研究中得到了广泛的应用,它基于用户提供的初始种子点,迭代地融合具有相似度的邻域像素[34]。文献[35]提出了一种新颖的基于 SRG 的脉冲耦合神经网络(PCNN)图像分割法。该算法的性能与 SRG 相当,能够在内部生成种子位置,为自动分割开辟了新思路。文献[36]提出一种 Otsu 法[37]与 Chan-Vese 法[38]相结合的细胞骨架图像区域分割方法,能得到较理想的处理效果,但时间复杂度和空间复杂度较大且受目标之间重叠的干扰。文献[39]提出一种多种子投票机制的区域生长法用于实现细胞图像的自动分割,并根据分割效果对阈值进行迭代控制。该方法对边缘模糊的细胞图像分割效果较好,但是计算过程复杂。

分水岭算法(watershed algorithm)是一种流行的区域生长算法,它在细胞图像分割和分析的许多领域都被证明是非常有用的。该方法最初由 Digabel 和 Lantuéjoul 提出,并由 Lantuéjoul 和 Beucher[40] 扩展到更通用的框架。分水岭分割被细化,并在很多情况下使用(详见文献[41,42])。分水岭算法与普通区域生长算法的主要区别在于分水岭算法是按强度层而不是按相邻层工作的。然而,如果分水岭分割方法直接应用于梯度幅度图像,由于目标和背景的强度变化,往往会导致过度分割。为了不让水从图像的每个极小点上升,而只让水从标记为种子的地方上升,文献[41-45]都在研究基于种子的分水岭分割(seeded watershed segmentation)算法,该算法手动选取种子信息[45]),需要大量的用户交互。文献[46]提出了基于种子的分水岭分割的单个提取、手动选取种子 ROI 方法,它使用 4 个合并标准来克服过度分割的问题。

2. 基于水平集的活动轮廓模型

基于水平集的活动轮廓模型(level-set based active contour model)方法以轮廓线表示的初始边界形状为起点,根据函数的隐含层次,通过收缩或扩展操作迭代地改变边界形状。它的主要优点是不需要先验形状知识和 ROI 的初始位置[47]。

传统的活动轮廓模型根据表示或实现的类型可分为参数活动轮廓模型和几何活动轮廓模型。参数活动轮廓模型是指以参数形式显式地表示轮廓线,通过最小化内部量和外部量来调整轮廓线。当能量达到最小时,轮廓线所在的位置即为分割边界。该类方法的经典模型是 Kass 等提出 Snake 模型[48]。Snake 模型的不足是计算精度不高,难以实现多目标分割。几何活动轮廓模型由 Caselles 等[49] 提出,是基于曲线演化理论和水平集的方法。然而,这些传统的几何活动轮廓模型方法有一些局限性:能量不是固有的,它高度依赖于曲线的参数化,而与物体的几何形状无关。为了避免传统几何活动轮廓模型固有的局限性,已有文献提出了其他方法,例如基于水平集的活动轮廓模型方法[50,51]。另外,水平集方法可以分为基于边缘的活动轮廓方法和不带边缘的活动轮廓方法。水平集方法的主要优点是可以对复杂形状的物体进行分割,并能处理图像分割、合并等拓扑变化。基于水平集的活动轮廓方法的基本步骤如下[47] 所示。

(1) 不直接对轮廓进行操作,而是将轮廓作为函数的零水平集嵌入,称为水平集函数 $\varphi(x,t)$;

(2) 曲面在曲线的位置与图像相交,当曲线高度为 0 时,称为曲面的零水平集;

(3) 然后,在偏微分方程(partial differential equation,PDE)的控制下,而不是在原始曲线的控制下,演化出高维水平集函数;

(4) 在曲面的演化过程中,零水平集始终与曲线保持一致。在任何时候,通过提取零水平集可以得到演化轮廓 $\varphi(x,t)=0$ 的输出。

近年来,Li 等[52] 提出了一种新的几何活动轮廓的变分公式,使水平集函数接近于有符号距离函数。因此,它完全消除了重新初始化过程的代价,该方法提高了显微细胞图像分割的性能。

3. 基于局部区域的活动轮廓模型

Lankton 和 Tannenbaum[53] 提出了基于局部区域的活动轮廓模型(localized region-

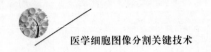

based active contour model）。该方法基于图像的小范围的局部区域,使用区域参数描述图像的前景和背景。为了优化局部能量,对轮廓上的每个点进行独立的考虑,使其在局部区域内的能量最小。然后通过演化曲线将局部邻域划分为局部内外区域来计算这些局部能量。该方法虽然不能很好地跟踪具有深度凹性的区域,但在区域信息的定位方面显示出了优越性,具有处理异构纹理的能力[54]。近年来,有学者做了基于该分割方法对甲状腺结节进行分割的相关研究[55]。

4. 基于聚类的分割算法

在图像处理领域,聚类的基本思想是利用彩色图像和灰度图像中的相似色度或灰度进行合并,即将图像分割问题转化为模式识别中的聚类分析问题[56]。有两种基于聚类的医学显微细胞图像分割算法,分别是 K-means 聚类算法和模糊 C-均值聚类算法（fuzzy C-means clustering，FCM)[57]。K-means 聚类算法将给定的数据集划分到用户定义的 K 个不同类,并找到每个类的聚类中心,使各个类之间的非相似特征达到最小,该算法广泛应用于医学图像分割。FCM 聚类方法是当前最具影响力的模糊聚类方法,由 Bezdek 提出[58],它采用模糊划分,算法思想如下:

给定含有 n 个数据的数据集 $X=\{x_1,x_2,x_3,\cdots,x_n\}$,假设聚类数为 K,数据集 X 将被划分为 K 个不同的模糊类 $C=\{C_1,C_2,C_3,\cdots,C_K\}$,通过隶属度矩阵 U 的元素 u_{ij} 度量数据点属于各个不同类的程度,其中 $u_{ij}\in[0,1]$,且满足 $\sum_{j=1}^{K}u_{ij}=1,\forall i=1,2,\cdots,n$。FCM 聚类算法的具体过程详见文献[54]。FCM 聚类方法具有获得准确结果的优点,因为当初始化错误发生时它能够提供全局最优值。因此,FCM 聚类方法适用于具有不确定性和复杂性的医学显微细胞图像分割问题。

1.3.3 自动分割技术

自动分割技术不需要任何用户交互,但是大多数需要基于训练数据的监督学习方法,例如形状模型、基于图谱的分割方法、随机森林和深层神经网络。无论是训练数据还是无监督学习,验证数据都需要通过手动分割获得标记图像,从而施加前面提到的类似约束。医学图像自动分割的另一个挑战是形状、大小、纹理之间有巨大差异,在某些情况下,代表患者之间 ROI 颜色和区域的对比度差[59]。

在实际应用中,源数据采集中的噪声或缺乏一致性也可能导致源图像数据发生较大的变化。因此,现有的基于聚类技术、分水岭算法和机器学习（machine learning，ML)的方法都存在缺乏全局适用性的基本问题,这限制了它们的应用范围,从而限制了相关的应用程序。此外,基于支持向量机（support vector machines，SVM)或神经网络（neural networks，NN)的机器学习方法费时费力,无法处理原始形式的自然数据,并且通常不适应新的信息。而深度学习方法能够处理原始形式的自然数据,从而消除了手工制作特征的需要[60]。这些方法已经被有效地用于自然图像的语义分割,并在生物医学图像分割中得到了应用[61]。同时,性能更强的中央处理单元（CPU)和图形处理单元（GPU)大大缩短了数据集训练和执行的时间,这促进了基于深度学习方法的医学显微细胞图像分割算法的广泛使用[62]。

近年来,有关基于深度学习方法的医学显微细胞图像分割技术的发展情况概述如下。

Long 等[63]提出了一种开创性的全卷积网络(fully convolutional networks,FCN),实现了端到端的像素级语义分割,他们特别提出了一种跳跃连接,通过双线性插值将深粗特征图与浅细特征图结合起来,大大提高了语义分割的精度和鲁棒性。Noh 等[64]提出了一种用于语义分割的反卷积层学习。Ronneberger 等[65]进一步将反卷积层与跳跃连接相结合,构建 U 形网络(称为 U-net),这在很大程度上提高了分割性能。Chen 等[66]提出了一种基于深度轮廓感知网络(deep contour-aware networks,DCAN)模型对组织细胞进行目标实例分割的方法,它完全抛弃了目标检测器,通过一个统一的 CNN 联合预测细胞来分割掩模和轮廓,然后将这两个预测结果结合起来,生成一个轮廓感知的单元实例分割。然而,DCAN 没有考虑来自浅层的低级细节,它的性能很大程度上取决于预测的单元边界的质量。因此,当边界模糊时,DCAN 将无法分离附加的单元。Hatipoglu 等[67]提出了基于多尺度滑动窗口结构的卷积神经网络(convolutional neural network,CNN)对医学显微细胞图像分割算法,与 KNN 及 SVM 方法相比具有较高的准确率。Song 等[68]提出了基于多尺度卷积神经网络的医学显微细胞图像分割方法(MS-CNN),并使用该方法对细胞核和细胞质进行分割,取得较好的分割效果。Xu 等[69]提出了一种基于端到端的深度卷积神经网络的组织病理图像分割算法,其分割效果明显,计算复杂度低。Jia 等[70]提出了一种基于全卷积神经网络(FCN)的深度弱监督下医学显微图像的图像分割方法,该研究是基于深度弱监督的多实例学习框架,除此之外,他们还提出一个有效的方法为其神经网络引入约束,实现了辅助学习过程。该方法使用超级像素代替像素,并减少实例的数量,降低计算复杂度,在保持细胞组织内部边界方面是有效的。Zhao 等[71]提出了基于深度学习的实例分割(Mask R-CNN)在三维生物医学图像弱标注中的应用,并基于三种显微细胞图像数据集评估其三维实例分割模型和弱标注方法,与 VoxResNet 方法相比,该方法处理速度快,分割精度高。Yi 等[72]提出了一种专注于神经细胞实例分割的方法,该方法可以准确地预测每个单元的边界框及其分割掩码。该方法建立在一个联合网络的基础上,结合了单点多盒探测器(SSD)和 U-Net 网络。实验结果表明,该方法能快速准确地检测和分割神经细胞实例,与现有方法相比具有一定的优越性。

综上所述,与传统的无监督分割方法相比,这些基于 CNN 的分割方法表现出了更好的性能,并被广泛应用于医学和生物图像处理。近年来,国内外学者充分利用深度学习方法在医学显微细胞图像处理的优势,不断提出新的方法实现图像分割,为后续医学诊断提供可靠的依据。

1.4　深度学习网络介绍

1.4.1　卷积神经网络

卷积神经网络(CNN)是一种多层次、分阶段、全局可训练的有监督前馈型神经网络模型,它具有能够从原始图像数据中学习到抽象、深层次网络特征的能力[73]。尽管 CNN 模型的层数逐渐增多,但每一层都由多个神经元构成,其主要结构为卷积层和池化层,最

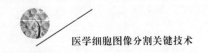
后连接全连接层,如图 1.4 所示。在 CNN 网络模型中,首先通过使用多个卷积核的卷积滤波器对原始图像进行卷积操作,以提取深层次的特征图;接着对提取的特征图进行池化处理,池化后的特征图作为下一层卷积操作的输入图像,此过程循环往复;最后将得到的特征图展开并连接成一个向量,传递给 BP 神经网络的全连接层,然后使用分类器进行分类。

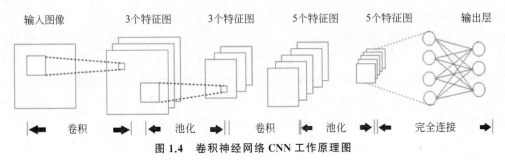

图 1.4　卷积神经网络 CNN 工作原理图

卷积是 CNN 模型中的核心操作,卷积层主要用于从输入图像的特征图中提取信息,它通过在图像上滑动卷积核来计算该层的特征图(如图 1.5 所示)。图 1.5 显示了一个 5×5 的输入图像矩阵,经过 3×3 的卷积滤波器卷积后,得到一个 3×3 的特征图像素矩阵。具体操作过程是:卷积核在输入像素矩阵上依次滑动,然后将对应的像素值与卷积核进行相乘并求和,从而得到新的像素矩阵中的值。例如,图 1.5 中的第一个像素点的计算过程是 $1×1+1×0+1×1+0×0+1×1+1×0+0×1+0×0+1×1=4$。假设输入矩阵的大小为 w,卷积核的大小为 k,卷积步幅为 s,卷积核超出边缘的填充层数为 p,那么卷积后产生的特征图的大小可以通过公式(1-1)计算:

$$w' = \frac{w+2p-k}{s}+1 \tag{1-1}$$

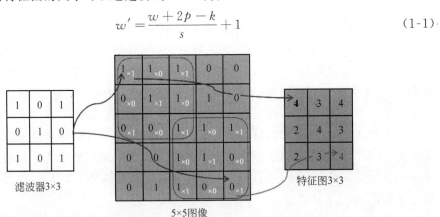

图 1.5　卷积操作过程

池化层用于对输入图像进行下采样,它通过降低特征图的维度来消除不必要的特征值,从而提高原始数据的利用效率,同时还有助于防止过拟合现象。常用的池化操作包括最大值池化和平均值池化[74]。最大值池化会选择滑动窗口中对应像素的最大值,例如 max(1,2,5,6)=6。平均值池化则计算滑动窗口中对应像素的平均值,例如 mean(1,2,5,6)=3.5,具体结果如图 1.6 所示。

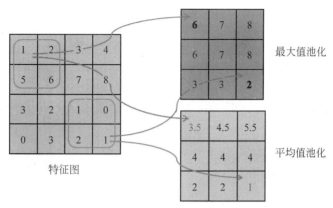

图 1.6 池化操作过程图

全连接层用于在经过多层卷积和池化操作后,将获得的特征图展开为一个向量,并通过训练得到的权重进行分类。CNN 网络具有许多优点,包括稀疏权重、权值共享和等变性等[75]。在图像分割任务中,它显著降低了模型的复杂性。CNN 网络共享卷积核,能够轻松处理多维数据,同时通过训练自动进行特征提取,提高了计算效率。然而,它需要大量的训练样本作为训练集,并且需要大量的 CPU 和 GPU 资源。此外,CNN 模型的物理含义不太明确,像素块的大小限制了感受野的大小,从而可能导致模型对特征提取的不明确性以及分类性能的限制。

1.4.2 全卷积神经网络

在医学图像分割领域,全卷积神经网络(FCN)已经取得了巨大的成功,它代替了传统的滑动窗口算法,使得像素级别的语义分割成为可能。2015 年,Long 等提出了 FCN 网络[63],这个革命性的网络结构能够接受任意尺寸的输入图像,通过深度学习进行有效的推理,并生成与输入图像相同尺寸的输出图像。相较于传统 CNN 中的全连接层,FCN 将其替换成卷积层,这使得网络能够处理不同尺寸的输入图像。此外,FCN 使用反卷积层对最后一个卷积层的特征图进行上采样,以将其恢复到与输入图像相同的尺寸。FCN 通过对每个像素进行预测,保留了输入图像的空间信息,最终通过在上采样的特征图上进行逐像素分类来完成图像分割任务[76]。

FCN 网络模型还引入了跳跃连接结构,将深层网络的语义信息与浅层网络的纹理信息相结合,以相互补偿的方式提高了分割效果。在 FCN 网络中,下采样过程主要通过卷积和池化操作来实现深层次特征提取和空间降维;上采样过程则将特征图恢复到与输入图像相同的尺寸,并通过 softmax 分类器进行像素级别的分类。FCN 网络结构图如图 1.7 所示。

全连接层被替换成卷积层的优点在于,卷积层中的神经元只与输入数据的局部连接,并且可以共享卷积核参数,因此它们的函数形式相同,可以相互转化。重要的改进之一是 FCN 引入了跳跃连接结构,通过复制并汇总前几层的细节信息,将其与最后的输出结果相结合。实验结果表明,FCN 网络的分割效果更为细致,它分别采用步长 32、16、8 进行上采样操作,各称为 FCN-32s、FCN-16s 和 FCN-8s。FCN 网络流程图如图 1.8 所示。

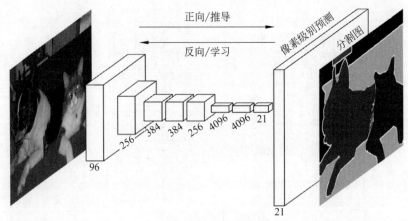

图 1.7　FCN 网络结构图

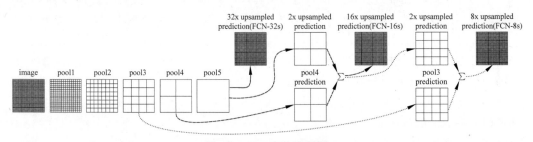

图 1.8　FCN 网络流程图

　　FCN 网络在医学细胞图像分割领域发挥了重要作用,它能够处理任意大小的输入图像,无须所有训练和测试图像具有相同的尺寸,这有效地避免了冗余计算和空间浪费。然而,FCN 网络仍然存在一些局限性,例如,它没有充分考虑像素之间的关系,可能会导致空间不一致性。此外,它对医学图像细节不够敏感,上采样过程可能导致分割结果过于模糊和平滑,从而影响了分割的精度,这些问题需要进一步地研究和改进。

1.4.3　U-Net 网络

　　U-Net 网络是由 Ronneberger 等提出的一种语义分割网络[65],它构建在 FCN 的基础上,核心思想是通过使用更少的训练数据进行端到端训练,从而实现更精细的分割结果。U-Net 的网络结构呈现对称状,形似英文字母 U,因此得名 U-Net。与 FCN 网络结构相似,U-Net 包括编码器和解码器结构,以及下采样和上采样层。不同之处在于,U-Net 使用了池化层来替代部分上采样层,从而提高了输出图像的分辨率。在 U-Net 中,不再使用全连接层,仅包括卷积层和池化层,这极大地减少了训练时间。除此之外,U-Net 的下采样层和上采样层采用相同层次的卷积操作,并引入了跳跃连接结构,将下采样层与上采样层相连接。这使得来自下采样层的特征图可以直接传递到上采样层,从而提高了像素定位的准确性和分割精度[77]。此外,在训练过程中,相对于 FCN 网络需要进行三次训练以达到较高精度的 FCN-8s 结构,U-Net 只需要一次训练,因此具有更高的训练效率,U-Net 网络结构图如图 1.9 所示。

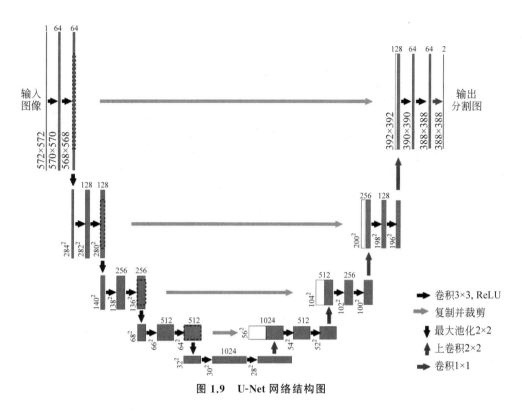

图 1.9　U-Net 网络结构图

U-Net 网络通过层次划分实现图像的语义级别分割,它使用网络中分辨率较高的、较浅的层次来实现像素定位,而分辨率较低的、较深的层次则用于像素的分类[78]。这样深层信息可以提高训练的准确性,而浅层信息则有助于提取复杂的特征,共同完成图像分割的预测和学习。U-Net 广泛应用于各种医学图像分割任务,其优点在于能够有效地融合高层和低层的特征图。然而,U-Net 采用"无填充(no padding)"式的卷积操作,导致每次卷积后图像尺寸都会缩小一圈,从而使下采样和上采样还原的像素数目不一致,导致输入图像和输出图像的大小不同,这是需要在实际应用中考虑的一点。

总的来说,U-Net 网络为医学图像分割领域带来了重大改进,特别是在训练效率和分割精度方面。然而,研究人员仍在不断改进网络结构以解决一些局限性,以期实现更加准确的医学图像分割。

1.4.4　SegNet 网络

SegNet 网络是由 Badrinarayanan 等于 2016 年提出的一种语义分割网络结构,它也是在卷积神经网络(CNN)基础上做出的改进。与 FCN 网络类似,SegNet 网络也包括编码器和解码器结构,但与之不同的是,SegNet 网络采用了一种对称关系模型,并且引入了池化值索引功能。在编码器部分,SegNet 通过连续的卷积操作实现下采样,从而学习图像的高维特征并提取特征图。此外,池化操作也被用来实现特征降维以缩小图像的尺寸,同时将池化后的特征信息存储起来。解码器部分分为两个步骤:首先使用池化值索引对特征图进行上采样,得到稀疏的特征图;然后对这些特征图进行卷积操作,以重建图像分

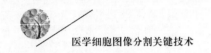

类特征,最后通过 softmax 分类器对像素进行分类,生成最终的分割图像。SegNet 网络的使用提高了图像边缘的分割精度。具体的 SegNet 网络结构图如图 1.10 所示[79]。

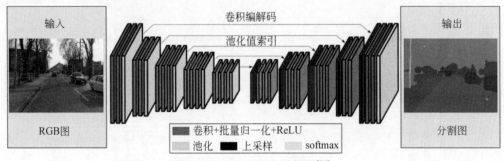

图 1.10　SegNet 网络结构图[79]

为了获得更加精细的分类结果,SegNet 网络模型采用了池化值索引功能,常见的池化操作包括最大值池化和平均值池化,而 SegNet 网络使用了最大值池化操作。在下采样的池化操作中,SegNet 记录了最大值池化的结果来自池化块中的哪个元素。然后,在解码器进行上采样时,根据这些记录的像素索引值进行恢复,具体过程如图 1.11 所示。从图 1.11 可以看出,使用池化值索引功能可以在解码器进行上采样时直接将数据恢复到对应的位置,无须经过额外的训练学习,仅占用一部分存储空间,从而显著提高了分割效率和分割精度。

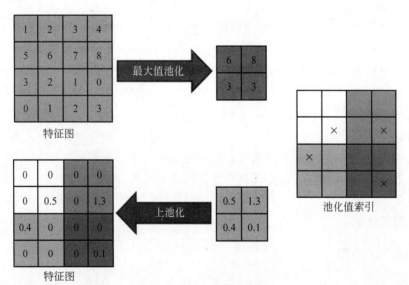

图 1.11　最大池化操作过程图

总的来说,SegNet 网络通过引入对称模型和池化值索引功能,为语义分割任务带来了重大的改进。这种结构不仅提高了分割精度,还在分割效率方面表现出色,使其成为医学图像分割等领域的有力工具。

1.4.5　PSPNet

PSPNet[80] 是一种用于图像语义分割的全卷积神经网络,它使用金字塔池化模块将图像池化到多个尺度,获得丰富的信息,从而识别更加细致和深入的图像语义。PSPNet的优点包括对大尺寸输入图像的适应性、提高近图像中物体形态和分类的区分度,以及更快的训练和测试速度。PSPNet 的核心是预训练的 ResNet 网络和金字塔池化,通过不同尺度获得信息,以获得多尺度特征编码。PSPNet 的金字塔池化模块将每个分辨率的特征堆叠在一起,使用平均池化或最大池化,从而得到一个固定大小的特征。这些特征可以看作是用于对多尺度特征进行编码的金字塔。相对于之前提出的语义分割方法,PSPNet具有更好的适应性和判别准确性。除了图像语义分割,PSPNet 还可以应用于景深图像分割、人的姿态检测等领域。PSPNet 的结构如图 1.12 所示。

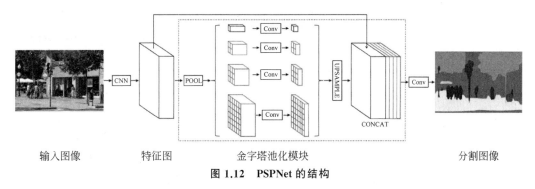

输入图像　　　　特征图　　　　　　金字塔池化模块　　　　　　　　分割图像

图 1.12　PSPNet 的结构

1.4.6　DeepLab V3 plus

DeepLab V3 plus 是 2018 年由 Chen 等[81] 提出的,是 DeepLab 系列算法的延续之作。DeepLab V3 plus 在编码器中使用空洞卷积来扩大感受野,以利用更多的上下文信息。此外,它还引入了空洞空间卷积金字塔池化来获取多尺度特征,从而进一步提高了算法的性能。在解码器中,DeepLab V3 plus 使用了特殊的上采样技术,即空洞空间卷积金字塔池化,它可以对特征图进行不同空洞率的空洞卷积,并使用池化操作进行尺度变换,最后融合各个尺度的特征图以提高分割效果。此外,该模型还使用了解码模块,通过跳跃式链接将低层特征与高层特征进行融合,从而丰富模型的语义与位置信息,提升算法的准确度,其结构如图 1.13 所示。

DeepLab V3 plus 是一种高效、精确、实用的图像分割算法,已经被广泛应用于医学图像分割、自然场景分割等领域。它在空洞卷积、空洞空间卷积金字塔池化和解码模块中的创新设计,提高了图像分割任务的准确性。

1.5　深度学习框架

深度学习框架在当今的计算机视觉和人工智能领域扮演着至关重要的角色,它们是构建、训练和测试深度学习模型的强大工具,已经成为研究和应用深度学习技术不可或缺

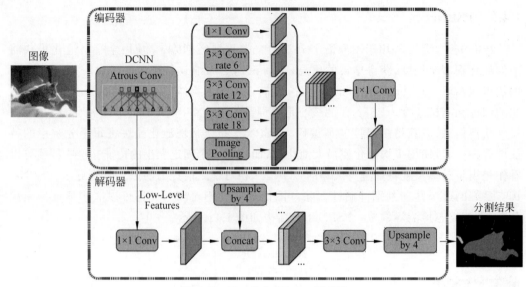

图 1.13　DeepLab V3 plus 的结构

的一部分。本节将深入讨论几种受欢迎的深度学习框架,包括 TensorFlow、PyTorch、Keras 和 Caffe,主要探讨它们的核心概念、特点和工作原理。

深度学习框架是实现深度学习算法的重要工具,它们提供了一系列组件,包括计算图、模型定义、自动求导、优化器和工具集等,以便更轻松地组织、训练和测试深度学习模型。选择使用哪个深度学习框架通常取决于具体的应用场景、个人偏好以及其他因素,例如速度、可扩展性、安全性和可维护性等。

1.5.1　TensorFlow 框架

TensorFlow(通常缩写为 TF)是一个由 Google 公司开发的开源深度学习框架,于2015 年发布,旨在提供一个强大而灵活的平台,用于构建、训练和部署机器学习模型。TensorFlow 在深度学习社区中得到了广泛的应用,并且具有丰富的生态系统和庞大的社区支持。

1. TensorFlow 的核心概念

(1) 张量(tensors):张量是 TensorFlow 的核心数据结构,它表示多维数组或矩阵。在 TensorFlow 中,所有的数据都以张量的形式传递和处理。张量可以是常量(constant)或变量(variable),用于存储模型的参数。

(2) 计算图(computational graph):TensorFlow 使用计算图来表示模型的计算流程。计算图是一种有向无环图,其中节点表示操作(如加法、乘法等),边表示数据流(张量的传递)。通过构建计算图,可以定义模型的结构和计算过程。

(3) 会话(session):会话是 TensorFlow 用于执行计算图的运行环境。用户可以创建会话来执行模型的训练和推理。会话负责分配计算资源、管理变量和计算张量的值。

(4) 变量(variable):变量用于存储模型的可学习参数,例如权重和偏差。与常量不同,变量的值可以在训练过程中更新。变量通常用于存储神经网络的参数。

（5）占位符（placeholder）：占位符用于在构建计算图时表示输入数据的位置,但不提供实际的数据值。在运行会话时,用户需要提供占位符的数据。占位符通常用于表示模型的输入。

（6）操作（operation）：操作是计算图中的节点,表示对张量的操作或计算。例如,加法、乘法和卷积都是操作。TensorFlow 提供了丰富的操作来构建神经网络模型。

2. TensorFlow 的特点

（1）灵活性高：TensorFlow 提供了灵活的 API,允许用户构建各种类型的深度学习模型,包括卷积神经网络（CNN）、循环神经网络（RNN）、生成对抗网络（GAN）等。

（2）可扩展性强：TensorFlow 支持分布式计算,可以高效地利用多个 CPU 和 GPU 进行并行计算,加快训练和推理速度。

（3）生态系统丰富：TensorFlow 拥有庞大的社区支持,有许多丰富的工具和库,例如 TensorBoard 可用于可视化、TensorFlow Serving 可用于模型部署等,帮助用户进行高效的深度学习开发和部署。

（4）跨平台支持：TensorFlow 支持多种操作系统,包括 Linux、Windows 和 macOS,以及多种硬件平台,包括 CPU、GPU 和 TPU（Tensor Processing Unit）。

（5）开源：TensorFlow 是一个开源框架,用户可以自由使用、修改和共享代码,促进深度学习领域的研究和发展。

3. TensorFlow 的工作原理

TensorFlow 的工作原理可以分为两个阶段,分别是构建计算图和执行计算图。

（1）构建计算图：在这个阶段,用户使用 TensorFlow 的 API 来定义模型的结构和计算过程,包括定义输入占位符、操作、变量和损失函数。所有这些元素被组合成一个计算图,描述了模型的计算流程。

（2）执行计算图：在这个阶段,用户创建一个会话,并将计算图传递给会话。会话负责分配计算资源,并执行计算图中的操作。用户可以通过会话来运行模型的训练和推理过程。在训练过程中,会话会自动进行反向传播（backpropagation）和参数更新。

TensorFlow 是一个强大而灵活的深度学习框架,广泛应用于各种领域的机器学习和深度学习任务。它的核心概念、特点、工作原理和应用领域使其成为研究人员和工程师的首选工具,以解决复杂的问题和推动人工智能技术的发展。TensorFlow 的不断演进和改进将继续推动深度学习领域的前沿研究和实际应用。

1.5.2　PyTorch 框架

PyTorch（Python 深度学习库）是一个由 Facebook 人工智能研究团队开发的深度学习框架。它在深度学习领域中变得越来越受欢迎,因为它提供了一种灵活、直观且强大的方式来构建和训练深度学习模型。

1. PyTorch 的核心概念

（1）张量：张量是 PyTorch 的核心数据结构,与 NumPy 的多维数组类似。PyTorch 中的张量可以是标量、向量、矩阵或更高维度的数组。张量可以存储数据并进行各种数学

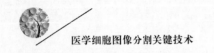

运算,是深度学习模型的基本组成部分。

(2)自动求导(autograd):PyTorch 提供了自动求导机制,它可以自动计算张量的梯度。这对于训练神经网络特别有用,因为在反向传播过程中需要计算梯度来更新模型参数。

(3)模块(module):模块是 PyTorch 中构建深度学习模型的基本组件。它是一个抽象的概念,可以包括层、损失函数、优化器等。用户可以定义自己的模块并将它们组合成复杂的模型。

(4)变量:变量是 PyTorch 中的一种特殊张量,用于存储数据和梯度。变量通常用于构建计算图,可以追踪操作并计算梯度。

(5)计算图:计算图是 PyTorch 用来表示模型的计算过程的数据结构。计算图是有向图,其中节点表示操作,边表示数据流。通过计算图,PyTorch 可以追踪操作并执行自动求导。

2. PyTorch 的特点

(1)易于使用:PyTorch 的 API 设计直观,与 Python 的编程方式非常接近。这使得用户可以快速构建、训练和调试深度学习模型,降低了学习成本。

(2)动态计算图:PyTorch 使用动态计算图,这意味着计算图是根据实际运行时的操作构建的。这使得模型的构建更加灵活,允许用户在运行时进行动态修改。

(3)自动求导:PyTorch 的自动求导机制使得计算梯度变得非常简单。用户只需在张量上进行操作,PyTorch 会自动构建计算图并计算梯度。

(4)代码风格:PyTorch 的代码风格与 Python 非常一致,这使得它易于与其他 Python 库集成,如 NumPy、SciPy 等。

(5)强大的 GPU 支持:PyTorch 可以利用 GPU 加速计算,通过 CUDA 库实现。这使得深度学习模型的训练速度大大提高。

3. PyTorch 的工作原理

PyTorch 的工作原理可以分为两个阶段,分别是模型构建和模型训练。

(1)模型构建:在这个阶段,用户使用 PyTorch 的 API 来定义深度学习模型的结构,可以创建模块、定义损失函数、选择优化器等,这些操作构建了计算图。

(2)模型训练:在这个阶段,用户使用训练数据来训练模型。通过将数据传递给模型并进行前向传播和反向传播,模型的参数会根据损失函数的梯度进行更新。用户可以迭代多个周期来训练模型,直到达到满意的性能。

PyTorch 是一个强大且易于使用的深度学习框架,它在研究和工程中都被广泛应用,它的灵活性、自动求导、Pythonic 风格和强大的 GPU 支持使其成为深度学习领域的首选工具之一。无论是初学者还是专业人士,PyTorch 都为他们提供了一个强大的平台来探索和应用深度学习技术。通过不断地改进和社区支持,PyTorch 将继续推动深度学习领域的发展。

1.5.3 Keras 框架

Keras 是一个高层次的深度学习框架,它建立在其他深度学习框架(如 TensorFlow、

Theano 和 CNTK)之上,旨在提供用户友好且易于使用的接口,以构建和训练神经网络模型。Keras 的设计理念是使深度学习变得更加直观和高效,降低了构建和训练深度学习模型的门槛。

1. Keras 的核心概念

(1) 模型(model):在 Keras 中,模型是构建深度学习模型的核心概念。它由多个层(layer)组成,每个层包含一个或多个神经元(neuron)。层之间的连接定义了神经网络的拓扑结构。模型可以是序列模型(sequential model)或函数式模型(functional model),允许用户构建各种复杂的神经网络结构。

(2) 层:层是构建模型的基本组件,每个层执行特定的操作,如卷积、池化、全连接等。Keras 提供了多种类型的层,用户可以根据任务需求选择合适的层类型来构建模型。

(3) 损失函数(loss function):损失函数用于度量模型的性能,它是一个衡量模型输出与实际目标之间差距的函数。Keras 包括许多常用的损失函数,如均方误差(mean squared error)、交叉熵(cross entropy)等。

(4) 优化器(optimizer):优化器用于调整模型的权重和偏置,以减小损失函数的值。Keras 提供了多种优化器,如随机梯度下降(SGD)、Adam、RMSprop 等,用户可以选择适合其任务的优化器。

(5) 指标(metrics):指标用于衡量模型的性能,与损失函数不同,指标可以是人类可读的度量标准,如准确率、精确度、召回率等。

2. Keras 的特点

(1) 简单易用:Keras 的 API 设计直观,易于理解和使用。它的高层次抽象使得用户可以快速构建、训练和调试深度学习模型,降低了学习曲线。

(2) 模块化:Keras 采用模块化设计,用户可以轻松地组合不同类型的层来构建模型。这种模块化的结构使得模型的构建和调整变得非常灵活。

(3) 支持多后端:Keras 支持多个深度学习框架的后端,包括 TensorFlow、Theano 和 CNTK。用户可以根据需要选择后端,无须更改模型代码。

(4) 快速轻便:Keras 具有高效的模型构建和训练特性,支持 GPU 加速,可以在短时间内得到准确的结果。

(5) 可扩展性:Keras 提供了丰富的可扩展性选项,用户可以轻松地添加新的层、损失函数和优化器,以实现更强大的操作。

(6) 开源社区支持:Keras 是一个开源框架,拥有庞大的社区支持,用户可以自由地使用、修改和共享代码。

3. Keras 的工作原理

Keras 的工作原理可以分为两个阶段:模型构建和模型训练。

(1) 模型构建:在这个阶段,用户使用 Keras 的 API 来定义深度学习模型的结构。用户可以创建模块、定义损失函数、选择优化器等,这些操作构建了模型的计算图。

(2) 模型训练:在这个阶段,用户使用大量数据来训练模型。通过将数据传递给模型并进行前向传播和反向传播,模型的参数会根据损失函数的梯度进行更新。用户可以

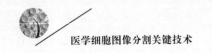

迭代多个周期来训练模型,直到达到满意的性能。

Keras 是一个功能强大且易于使用的深度学习框架,具有广泛的应用前景。其简单的 API 设计、高度模块化的结构和丰富的功能使得用户可以更轻松地构建和训练深度学习模型,同时还能享受多个深度学习框架的后端支持,以满足不同任务和需求。随着深度学习领域的不断发展,Keras 将继续扮演着重要的角色,推动深度学习技术的进步。

1.5.4 Caffe 框架

Caffe(convolutional architecture for fast feature embedding,快速特征嵌入的卷积结构)是一个流行的深度学习框架,最初由伯克利视觉和学习中心(BVLC)开发,它在深度学习领域取得了重大的成功。Caffe 因其高效性、灵活性和易用性而备受欢迎,广泛应用于图像分类、目标检测、语义分割、人脸识别和各种计算机视觉任务中。

1. Caffe 的核心概念

(1) 层:在 Caffe 中,模型由多个层组成,每个层执行特定的操作,如卷积、池化、全连接等。层之间的连接定义了神经网络的拓扑结构。用户可以使用 Caffe 提供的标准层来构建模型,同时也可以自定义层以满足特定任务的需求。

(2) 模型:模型是 Caffe 中的一个重要概念,它由多个层组成,并且可以包括多个数据输入和输出。Caffe 支持多种类型的模型,包括前馈模型、CNN、RNN 等。

(3) 损失函数:损失函数用于度量模型的性能,它是一个衡量模型输出与实际目标之间差距的函数。Caffe 包括多种损失函数,如均方误差(mean squared error)、交叉熵(cross entropy)等。

(4) 优化器:优化器用于调整模型的权重和偏置,以减小损失函数的值。Caffe 提供了多种优化器,如 SGD、Adam、RMSprop 等,用户可以选择适合其任务的优化器。

(5) 数据层(data layer):数据层用于加载训练和测试数据,它可以从不同的数据源中读取数据,如 LMDB、HDF5、ImageNet 等。数据层将训练和测试数据提供给模型的输入层。

2. Caffe 的特点

(1) 高效性:Caffe 因其高效的设计而著称,它能够高效地利用 CPU 和 GPU 资源,加速深度学习模型的训练和测试。Caffe 的 C++ 实现以及 CUDA 支持使其在性能方面表现出色。

(2) 轻量级:Caffe 的代码库相对较小,启动和加载速度快,这使得它非常适合用于嵌入式设备和移动应用中。

(3) 模块化:Caffe 采用模块化设计,用户可以轻松地组合不同类型的层来构建模型。这种模块化的结构使得模型的构建和调整变得非常灵活。

(4) 支持多后端:Caffe 支持多个深度学习框架的后端,包括 CPU、GPU 和多 GPU,并且可以在不同的硬件设备上运行,从而满足各种计算需求。

(5) 易于使用:Caffe 提供了简单易用的命令行工具和 Python 接口,方便用户构建、训练和测试深度学习模型。

（6）开源社区支持：Caffe 是一个开源框架，拥有庞大的用户社区和开发者支持，用户可以自由地使用、修改和共享代码。

3. Caffe 的工作原理

Caffe 的工作原理可以分为模型定义、数据加载、前向传播和反向传播四个阶段。

（1）模型定义：用户使用 Caffe 的配置文件定义深度学习模型的结构，包括模型的层、损失函数、优化器等。这个配置文件通常是一个文本文件，描述了模型的拓扑结构。

（2）数据加载：在训练和测试过程中，Caffe 通过数据层将训练和测试数据加载到模型中。数据可以来自不同的数据源，如 LMDB、HDF5、ImageNet 等。

（3）前向传播：在前向传播阶段，Caffe 将数据传递给模型，计算模型的输出。数据从输入层流经各个层，直到达到输出层。前向传播的结果将用于计算损失函数的值。

（4）反向传播：反向传播阶段用于计算模型参数的梯度，以便优化器可以更新模型的权重和偏置。Caffe 使用链式法则来计算梯度，然后根据优化器的选择来更新参数。

Caffe 是一个高效、灵活和易用的深度学习框架，它在图像处理和计算机视觉等领域取得了显著的成就。其模块化设计和多后端支持使得用户能够轻松构建、训练和部署深度学习模型。无论是在学术研究还是实际应用中，Caffe 都是一个强大的工具，为深度学习领域的进步做出了重要贡献。

1.6 本章小结

本章提供了关于医学显微细胞图像分割研究的深入背景和意义，以及医学图像的分类和不同类型的显微成像技术的概述。对医学显微细胞图像分割的研究现状进行了详细介绍，并介绍了深度学习网络和框架。

医学成像在现代医疗诊断中起着重要作用，为临床分析提供了人体内部和器官的可视化功能。不同类型的医学成像技术，例如 X 射线成像、显微成像、MRI、超声成像和光学相干层析成像等被广泛应用于疾病的诊断和研究。医学成像包括图像的形成与重建、图像的处理与分析两个主要部分，而本书主要关注了图像的处理与分析，特别是医学显微细胞图像分割技术。

在计算机视觉领域，图像分割是将图像分为多个区域的过程，通常用于简化和改变图像的表示，使之更容易分析。医学显微细胞图像分割是其中一个重要的研究课题，因为不同类型的细胞对象在显微镜下通常具有相似的形状和结构，识别和分割它们对于疾病诊断和生物医学研究至关重要。医学显微细胞图像分割技术可用于定量分析细胞的形态特征，如面积、圆度和数量等，从而推动了生物医学研究从定性分析向定量分析的转变。

本书的研究工作主要集中在医学显微细胞图像分割技术上，特别是针对口腔黏膜细胞的连续闭合边界和粘连问题。这项研究的目标是提供一种全自动、高效且准确的计算机辅助工具，以分析口腔黏膜细胞图像并提取有关细胞增殖、遗传损伤和细胞死亡的重要信息。这项技术在血液学、癌症研究、伤口愈合和 DNA 损伤检测等领域具有广泛的应用前景。

本章还介绍了医学图像的分类和不同类型的显微成像技术，以及医学显微细胞图像分割技术的研究现状。分割技术可以分为手动、半自动和全自动三类，每一类都有其优缺点。最后,本章提到了深度学习网络,包括 CNN、FCN、U-Net、SegNet 和 PSPNet 等,这些网络在医学显微细胞图像分割中发挥着重要作用。

此外,深度学习框架也在本书中得到了强调,包括 TensorFlow、PyTorch、Keras 和 Caffe。这些框架为构建、训练和测试深度学习模型提供了有力的支持,它们具有不同的特点和优势,可以根据具体的应用场景和需求进行选择。深度学习框架已经成为计算机视觉和人工智能领域不可或缺的工具,有望在医学显微细胞图像分割等领域取得重要的突破。

参考文献

[1] Wang G. A Perspective on Deep Imaging[J]. IEEE Access, 2016, 4: 8914-8924.

[2] Linda G S, George C S. Computer Vision[M]. New Jersey: Prentice-Hall, 2001: 279-325.

[3] Costrarido L. Medical Image Analysis Methods: Medical-image Processing and Analysis for CAD Systems[J]. Taylor & Francis, United Stated of America, 2005: 51-86.

[4] 林晨. 血细胞图像分割算法研究[D]. 武汉: 华中科技大学, 2011.

[5] 张瑞华. 医学显微细胞图像分割研究[D]. 武汉: 武汉科技大学, 2014.

[6] 王康、李晓春. 基于多空间图像融合的白细胞自动分割[J]. 计算机仿真, 2015, 32: 258-262.

[7] Ledig C, Theis L, Huszar F, et al. Photo-Realistic Single Image Super-Resolution Using a Generative Adversarial Network[J]. Computer Vision and Pattern Recognition, 2017: 105-114.

[8] 张灵、李静立、陈思平, 等. 异常宫颈细胞核的自适应局部分割[J]. 中国图象图形学报, 2013, 18(10): 1329-1335.

[9] Complete Blood Count, 2007 Available at Wikipedia [EB/OL]. [2019-10-20]. http:// en. wikipedia.org.

[10] 赵理莉. 宫颈细胞图像智能分析关键技术研究[D]. 北京: 国防科学技术大学, 2017.

[11] Philip T, Michael F. Buccal Micronucleus Cytome Assay[J]. Methods in Molecular Biology (Clifton, N.J.), 2011, 682: 235-248.

[12] Claudia B, Paola R, Monica R, et al. Buccal Micronucleus Cytome Assay: Results of an Intra and Inter-Laboratory Scoring Comparison [J]. Mutagenesis, 2015, 30(4): 545-555.

[13] Singh M, Thomas P, Hor M, et al. Genome Stability of Infants as Measured by the Cytokinesis Block Micronucleus Cytome Assay and Influence of Type of Feeding[J]. Journal of Nutrition & Intermediary Metabolism, 2016, 4(C): 45.

[14] Franois M, Fenech M F, Thomas P, et al. High Content, Multi-Parameter Analyses in Buccal Cells to Identify Alzheimer's Disease[J]. Current Alzhmer Research, 2016, 13(7): 787-799.

[15] Fenech M, Kirsch-Volders M, Natarajan A T, et al. Molecular Mechanisms of Micronucleus, Nucleoplasmic Bridge and Nuclear Bud Formation in Mammalian and Buman Cells [J]. Mutagenesis, 2011, 26(1): 125-132.

[16] Haque I R I, Neubert J. Deep Learning Approaches to Biomedical Image Segmentation[J]. Informatics in Medicine Unlocked, 2020, 18. doi: https://doi.org/10.1016/j.imu.2020.100297.

[17] N. I. of H.-C. Center. Chest X-Ray NIHCC[EB/OL]. 2017. Available: https://nihcc.app.box.com/v/ChestXray-NIHCC, 019-1.

[18] T. M. I. of T. (MIT)'s L. for C. Physiology [EB/OL]. MIMIC-Chest X-Ray Database (MIMIC-CXR). Available: https://physionet.org/content/mimic-cxr/2.0.0/. 019-12-1.

[19]　Yan K，Wang X，Lu L，et al. DeepLesion：Automated Mining of Large-Scale Lesion Annotations and Universal Lesion Detection with Deep Learning[J]. Journal of Medical Imaging，2018，5(3)：1-9.

[20]　Fotenos A F，Snyder A Z，Girton L E，et al. Normative Estimates of Cross-Sectional and Longitudinal Brain Volume Decline in Aging and AD[J]. Neurology，2005，64(6)：1032-1039.

[21]　Mercan C，Aksoy S，Mercan E，et al. Multi-Instance Multi-Label Learning for Multi-Class Classification of Whole Slide Breast Histopathology Images[J]. IEEE Trans Med Imaging，2018，37(1)：316-325.

[22]　Mccullough D P，Gudla P R，Harris B S，et al. Segmentation of Whole Cells and Cell Nuclei From 3-D Optical Microscope Images Using Dynamic Programming[J]. IEEE Transactions on Medical Imaging，2008，27(5)：723-734.

[23]　Bengtsson E，Wählby C，Lindblad J. Robust Cell Image Segmentation Methods[J]. Pattern Recognition and Image Analysis，2004，14(2)：157-167.

[24]　Steingart K R，Henry M，Ng V，et al. Fluorescence Versus Conventional Sputum Smear Microscopy for Tuberculosis：A Systematic Review[J]. Lancet Infectious Diseases，2006，6(9)：570-581.

[25]　吴美瑞. 结构光照明荧光显微成像系统研究[D]. 长春：中国科学院研究生院(长春光学精密机械与物理研究所)，2014.

[26]　Bailey B，Farkas D L，Taylor D L，et al. Enhancement of Axial Resolution in Fluorescence Microscopy by Standing-Wave Excitation[J]. Nature，1993，366：44-48.

[27]　Neil V，Juskaitis R，Wilson T. Method of Obtaining Optical Sectioning by Using Structured Light in a Conventional Microscope[J]. Optics Letters，1997，22(24)：1905-1907.

[28]　Gustafsson M G. Surpassing the Lateral Resolution Limit by A Factor of Two Using Structured Illumination Microscopy[J]. Journal of Microscopy，2000，198(2)：82-87.

[29]　L M G，Shao L，Carlton P M，et al. Three-Dimensional Resolution Doubling in Wide-Field Fluorescence Microscopy by Structured Illumination[J]. Biophysical Journal，2008，94(12)：4957-4970.

[30]　陈廷爱,陈龙超,李慧,等. 结构光照明超分辨光学显微成像技术与展望[J]. 中国光学，2018，11(3)：307-328.

[31]　Işın A，Direkoğlu C，Şah M. Review of MRI-based Brain Tumor Image Segmentation Using Deep Learning Methods[J]. Procedia Computer Science，2016，102：317-324.

[32]　Millioni R，Sbrignadello S，Tura A，et al. The Inter and Intra-Operator Variability in Manual Spot Segmentation and Its Effect on Spot Quantitation in Two-Dimensional Electrophoresis Analysis[J]. Electrophoresis，2010，31(10)：1739-1742.

[33]　Iglesias J E. Globally Optimal Coupled Surfaces for Semi-automatic Segmentation of Medical Images [C]// International Conference on Information Processing in Medical Imaging. Cham：Springer，2017：610-621.

[34]　Fan M,Lee T C M. Variants of Seeded Region Growing[J]. IET Image Processing,2015,9(6)：478-485.

[35]　Stewart R D，Fermin I，Opper M. Region Growing with Pulse-Coupled Neural Networks：An Alternative to Seeded Region Growing[J]. IEEE Transactions on Neural Networks，2002，13(6)：

1557-1562.

[36] 周宏琼,汪增福,林万洪,等. 一种面向细胞骨架图像的区域分割算法[J]. 模式识别与人工智能, 2008, 21(2): 269-274.

[37] Otsu N. A Threshold Selection Method from Gray-Level Histograms [J]. IEEE Transactions on System, Man and Cybernetics, 1979, 9(1): 62-66.

[38] Chan T F, Vese I A. Active Contours without Edges[J]. IEEE Transactions on Image Processing, 2001, 10(2): 266-277.

[39] 姜慧研,司岳鹏,雏兴刚. 基于改进的大津方法与区域生长的医学图像分割[J]. 东北大学学报(自然科学版), 2008, 27(4): 399-406.

[40] Beucher S, Lantuéjoul C. Use of Watersheds in Contour Detection[C]//International Workshop on Image Processing: Real-Time Edge and Motion Detection. Rennes, France, September 1979.

[41] Meyer F, Beucher S. Morphological Segmentation[J]. Journal of Visual Communication & Image Representation, 1990, 1(1): 21-46.

[42] Vincent L. Morphological Grayscale Reconstruction in Image Analysis: Applications and Efficient Algorithms[J]. IEEE Transactions on Image Processing, 1993, 2(2): 176-201.

[43] Beucher S. The Watershed Transformation Applied to Image Segmentation [J]. Scanning Microscopy, 1992, 6: 299-314.

[44] Landini G, Othman I E. Estimation of Tissue Layer Level by Sequential Morphological Reconstruction[J]. Joural of Microscopy, 2003, 209(2): 118-125.

[45] Lockett S J, Sudar D, Thompson C T, et al. Efficient, Interactive, and Three-Dimensional Segmentation of Cell Nuclei in Thick Tissue Sections[J]. Cytometry, 1998, 31: 275-286.

[46] Stoev S L, Strasser W. Extracting Regions of Interest Applying A Local Watershed Transformation[C]// IEEE Visualization. Salt Lake City, 2000: 21-28.

[47] Fan J, Wang R, Li S, et al. Automated Cervical Cell Image Segmentation Using Level Set Based Active Contour Model[C]//International Conference on Control Automation Robotics & Vision. IEEE, 2013: 877-882.

[48] Kass M, Witkin A, Terzopolous D. Snakes: Active Contour Models[J]. International Journal of Computer Vision, 1988, 1(4): 321-331.

[49] Caselles V, Catté F, Coll T, et al. A Geometric Model for Active Contours in Image Processing[J]. Numerische Mathematik, 1993, 66(1): 1-31.

[50] Sethian J A. A Fast Matching Level Set Method for Monotonically Advancing Fronts [J]. Proceedings of the National Academy of Sciences of the United States of America, 1996, 93(4): 1591-1595.

[51] Shyu K K, Pham V T, Tran T T, et al. Global and Local Fuzzy Energy-Based Active Contours for Image Segmentation[J]. Nonlinear Dynamics, 2011, 67(2): 1559-1578.

[52] Li C, Xu C, Gui C, et al. Level Set Evolution without Reinitialization: A New Variational Formulation[C]// Computer Vision and Pattern Recognition, 2005. CVPR 2005. IEEE Computer Society Conference on. IEEE, 2005:430-436.

[53] Lankton S, Tannenbaum A. Localizing Region-Based Active Contours[J]. IEEE Transactions on Image Processing, 2008, 17(11): 2029-2039.

[54] Jae K Y, Hyun L S, Min P C, et al. Evaluation of Semi-Automatic Segmentation Methods for Persistent Ground Glass Nodules on Thin-Section CT-Scans [J]. Healthcare Informatics

Research，2016，22(4)：305-315.

[55]　Kaur J，Jindal A. Comparison of Thyroid Segmentation Algorithms in Ultrasound and Scintigraphy Images[J]. International Journal of Computer，2012，50(23)：24-27.

[56]　章毓晋. 图像分割[M]. 北京：科学出版社，2001.

[57]　Mingoti S A，Lima J O. Comparing SOM Neural Network with Fuzzy C-means，K-means and Traditional Hierarchical Clustering Algorithms[J]. European Journal of Operational Research，2006：174(3)：1742-1759.

[58]　Bezdek J C. Cluster Validity with Fuzzy Sets[J]. Journal of Cybernetics，1973，3(3)：58-73.

[59]　Roth H R，Shen C，Oda H，et al. Deep Learning and Its Application to Medical Image Segmentation[J]. Medical Imaging Technology，2018，36(2)：63-71.

[60]　Silva F H S. Deep learning for Corpus Callosum Segmentation in Brain Magnetic Resonance Images[J]. Medical Imaging Technology，2018，36(2)：63-71.

[61]　Zhou X，Yamada K，Takayama R，et al. Performance Evaluation of 2D and 3D Deep Learning Approaches for Automatic Segmentation of Multiple Organs on CT Images[C]// Computer-Aided Diagnosis. 2018，10575：83.

[62]　Shen D，Wu G，Suk H I. Deep Learning in Medical Image Analysis[J]. Annual Review of Biomedical Engineering，2017，19(1)：221-248.

[63]　Long J，Shelhamer E，Darrell T. Fully Convolutional Networks for Semantic Segmentation[J]. IEEE Transactions on Pattern Analysis and Machine Intelligence，2015，39(4)：640-651.

[64]　Noh H，Hong S，Han B. Learning Deconvolution Network for Semantic Segmentation[C] // Proceedings of the IEEE international Conference on Computer Vision. 2015：1520-1528.

[65]　Ronneberger O，Fischer P，Brox T. U-net：Convolutional Networks for Biomedical Image Segmentation[C]//International Conference on Medical Image Computing and Computer-Assisted Intervention. Cham：Springer，2015：234-241.

[66]　Chen H，Qi X，Yu L，et al. DCAN：Deep Contour-Aware Networks for Object Instance Segmentation from Histology Images[J]. Medical Image Analysis，2017，36：135-146.

[67]　Hatipoglu N，Bilgin G. Classification of Histopathological Images Using Convolutional Neural Network [C]//2014 4th International Conference on Image Processing Theory，Tools and Applications (IPTA). IEEE，2014：1-6.

[68]　Song Y，Ling Z，Chen S，et al. Accurate Segmentation of Cervical Cytoplasm and Nuclei Based on Multiscale Convolutional Network and Graph Partitioning[J]. IEEE Transactions on Bio-Medical Engineering，2015，62(10)：2421-2433.

[69]　Xu J，Luo X，Wang G，et al. A Deep Convolutional Neural Network for Segmenting and Classifying Epithelial and Stromal Regions in Histopathological Images[J]. Neurocomputing，2016，191：214-223.

[70]　Jia Z，Huang X，Chang，E I，et al. Constrained Deep Weak Supervision for Histopathology Image Segmentation[J]. IEEE Transactions on Medical Imaging，2017，36(11)：2376-2388.

[71]　Zhao Z，Yang L，Zheng H，et al. Deep Learning Based Instance Segmentation in 3D Biomedical Images Using Weak Annotation：21st International Conference，Granada，Spain，September 16-20，2018，Proceedings，Part IV[M]// MICCAI 2018，11073 LNCS：352-360.

[72]　Yi J，Jiang M，Wu P，et al. Attentive Neural Cell Instance Segmentation[J]. Medical Image Analysis，2019，55：228-240.

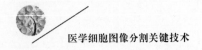

［73］ 李策,陈海霞,汉语等.深度学习算法中卷积神经网络的概念综述[J].电子测试,2018(23)：61-62.

［74］ 朱明君.基于卷积神经网络的图像语义分割技术[J].电子技术与软件工程,2019(1)：69-70.

［75］ 高凯珺.夜间机器人场景识别与运动决策研究[D].上海：东华大学,2018.

［76］ 毋立芳,贺娇瑜,简萌,等.局部聚类分析的 FCN-CNN 云图分割方法[J].软件学报,2018,29(4)：157-167.

［77］ 郭亚男.基于全卷积神经网络的图像语义分割技术的发展及应用综述[J].数码世界,2019(7)：1.

［78］ 王海鸥,刘慧,郭强,等.面向医学图像的超像素 U-Net 网络设计[J].计算机辅助设计与图形学学报,2019,31(6)：141-151.

［79］ Badrinarayanan V，Kendall A，Cipolla R. SegNet：A Deep Covolutional Encoder-Decoder Architecture for Image Segmentation[J]. 2015，doi：10.48550/arXiv.1511.00561.

［80］ Zhao H，Shi J，Qi X，et al. Pyramid Scene Parsing Network［C］//Proceedings of the IEEE Conference on Computer Vision and Pattern Recognition. 2017：2881-2890.

［81］ Chen L C，Zhu Y，Papandreou G，et al. Encoder-Decoder with Atrous Separable Convolution for Semantic Image Segmentation［C］//Proceedings of the European Conference on Computer Vision （ECCV）. 2018：801-818.

第2章

基于双树复小波变换及形态学的
医学显微细胞图像增强算法

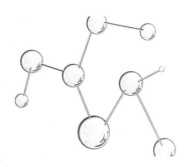

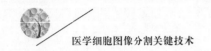

医学显微细胞图像分割在临床医学领域具有重要的意义。作为医学显微细胞图像处理的初始步骤,图像增强是必不可少的。针对口腔黏膜细胞显微图像对比度低、边缘模糊的问题,本章提出了一种基于双树复小波变换(dual-tree complex wavelet transform,DTCWT)及形态学法的医学显微细胞图像增强算法。算法的具体过程如下:首先对获取的医学显微细胞图像进行预处理;然后应用双树复小波变换对灰度医学显微细胞图像进行分解,得到高通子带和低通子带;接着对分解后的高通子带采用基于小波域的Contourlet变换的增强方法,对于低通子带,改进形态学的顶帽变换(top-hap)增加动态多尺度参数实现等效百分比的增强,同时实现了多方向、多尺度变换;最后对经过上述处理的增强的低频子图像和高频子图像采用逆 DTCWT 变换,得到增强后的医学显微细胞图像。本章的增强算法与 Adaptive Unsharp Masking (AUM),Histogram Equalization (HE)及 Multi-Scale Retinex (MSR)三个增强算法进行实验比较,对 300 幅课题组自建医学口腔黏膜细胞图像进行增强实验,实验结果表明,本章提出的算法能取得较好的效果,有助于医学显微细胞图像分割。

2.1　医学图像增强算法概述

本节将回顾现有的医学图像增强算法。近年来,国内外科研工作者提出很多医学图像增强算法,大致可以分为五类:基于直方图的算法(histogram-based methods)、基于 Retinex 的方法、基于小波变换的算法(wavelet-based methods)、基于数学形态学的算法(mathematical morphology-based methods)以及其他算法。

1. 基于直方图的医学图像增强算法

基于直方图的医学图像增强算法[1-4]是根据医学图像的先验信息等同于直方图分布这一条件展开的。常用的算法称为直方图均衡化(histogram equalization,HE)[1]算法,即根据直方图对单个像素的灰度进行变换,是医学图像增强的基本算法。然而,医学显微细胞图像增强需要更多关于细胞核的对比度和细节信息。Babu 和 Rajamani 提出了一种基于改进的直方图均衡化的灰度图像对比度增强算法[2],为了避免噪声的过度增强,在背景噪声仍然存在的情况下,采用了区域间对比度限制的方法。由于 HE 算法可以提取不同目标内部的局部细节,越来越多的改进 HE 算法被提出,用于改善局部细节,例如多峰直方图均衡化算法[5],基于 HE 算法提高磁共振图像的视觉质量[6],以及亮度保持的动态直方图均衡化算法[7]。然而,这些对比增强的算法存在一定的缺陷[2]。

2. 基于 Retinex 的医学图像增强算法

基于 Retinex 的医学图像增强算法[8-11]属于图像域算法,已被提出用于增强图像的对比度。Retinex 概念是由 Land 提出的[9],它是人类视觉对亮度和颜色感知的一个模型。近年来,Marius 和 Orly[10]提出了改进的多尺度 Retinex (modified multi-scale Retinex,MSR)算法,该方法通过去除光照,在得到高质量的增强结果方面显示出其优越性。该基于 Retinex 的增强方法应用于宽场动态范围的场景和点,通过调整直方图提高全局亮度对比度。然而,对于深度不光滑的场景,简单地去除光照是不合理的[12]。

3. 基于小波变换的医学图像增强算法

基于小波变换的医学图像增强算法[13-17]在医学图像处理方面得到了广泛的应用。Mallat[13]提出了一种快速离散小波变换方法在图像增强领域的应用,Fu 等提出了一种基于小波的直方图均衡化增强超声图像的算法[14]。小波变换可以将输入的医学图像分解为不同分辨率的高频细节和低频分量,然而,小波变换具有边缘光滑、存在噪声、方向选择性差等缺点。为了充分利用小波变换的优点,有学者提出了一些新的小波变换。轮廓波变换(contourlet transform)[15]和双树复小波变换(dual-tree complex wavelet transform,DTCWT)[16],它们在稀疏表示自然图像方面优于小波变换。DTCWT 在提供复小波的优点的同时还可以实现完美的重构[16-17],它还具有一些重要的附加特性,包括近似的平移不变性、具有 Gabor 滤波器的二维(2-D)中更好的方向选择性,以及更低的计算复杂度[17]。因此,DTCWT 算法可以更准确地刻画纹理信息。本章提出一种基于 DTCWT 的医学显微细胞图像增强算法,因为 DTCWT 能够提供具有有限冗余(2^m∶1,对于 m 维信号)的近似位移不变性,以及可以提高角度分辨率(包括六个方向子带:$\pm 15°$、$\pm 45°$、$\pm 75°$)。

4. 基于数学形态学的医学图像增强算法

基于数学形态学的医学图像增强算法[18-22]已广泛应用于图像处理操作,已成为生物医学计算的基础。Bangham 等[18]提出了用于图像分析的多维形态学的多尺度保空间变换算法,Bai[19]提出了一种基于多尺度形态学 top-hat 变换的图像增强算法,Liao 和 Zhao[20]提出了一种结合形态学变换和直方图拟合拉伸的视网膜血管增强新算法。此外,多尺度理论可用于数学形态学,以增强有用的图像细节,成功地实现目标[21]。最近,在文献[22]中,提出了一种基于数学形态学的多尺度圆帽(bowler-hat)变换的血管增强算法,其主要缺点是对噪声敏感和计算量大。

5. 其他医学图像增强算法

为了增强图像的边缘和细节信息,有学者提出了其他的医学图像增强算法,例如非锐化掩模算法(unsharp masking methods)[23-25]和 Ranklets 算法[26-27]。在文献[28]中,Ramponi 提出了一种用于增强对比度的三次非锐化掩模算法。他构造了著名的非锐化掩模(unsharp masking,UM)技术,并且该算法降低了噪声敏感度。文献[23]提出了自适应非锐化掩模(adaptive unsharp masking,AUM)算法,并引入了图像的对比度增强,该算法实现了避免噪声放大和细节区域过度调幅的双重目标,优于三次非锐化掩模方法[27]。但是,AUM 算法往往无法在细节和自然性之间取得良好的折中,因此需要重新调整尺度才能获得最佳结果[29]。Smeraldi 引入了一个新的等级特征家族,称为 Ranklets,其具有方向选择性和多尺度特性,用于特征向量的分类[25]。Masotti 等[27]在计算机辅助下提出了基于灰度不变的 Ranklet 纹理特征的假阳性减少检测。

现有的许多医学图像增强方法在面对对比度变化、噪声水平高、图像尺寸大(计算时间长)、参数空间复杂等问题时,仍然存在较大的问题。

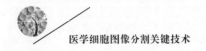

2.2　医学显微细胞图像增强算法流程

本节将对本章提出的基于双树复小波变换及形态学的医学显微细胞图像增强算法进行描述,该算法的处理过程如下:首先对获取的口腔黏膜细胞图像进行预处理(基于文献[15]),将其从 RGB 转换到灰度,即提取该彩色图像的绿色通道,然后对口腔黏膜细胞灰度图像进行直方图拉伸,并对预处理后的口腔黏膜细胞灰度图像进行双树复小波变换(DTCWT),将基于 DTCWT 方法的口腔黏膜细胞灰度图像分解为 6 个高通子带和 2 个低通子带。随后,分别对高通子带和低通子带进行处理。对于高通子带,采用基于小波域 Controulet 变换方法去噪,得到增强的高通子带图像;对于低通子带,采用改进的形态学 top-hat 变换方法进行增强,得到增强的低通子带图像。最后,将双树复小波逆变换应用于获得的子图像,得到增强的口腔黏膜细胞图像。本章提出的细胞图像增强算法流程图如图 2.1 所示。

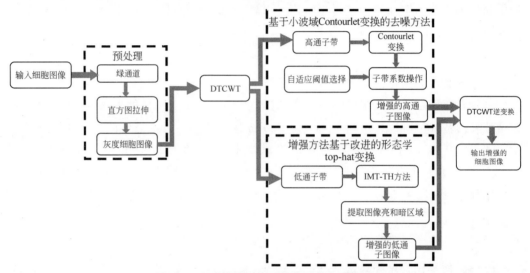

图 2.1　医学显微细胞图像增强算法流程图

2.3　双树复小波变换的基本原理

采用二维双树复小波变换[16]对医学显微细胞图像在四个尺度上进行分解,每个尺度产生 6 个高通子带和 2 个低通子带,如图 2.2 所示。在图 2.2 中,DTCWT 使用两个不同的树表示小波系数的实部(树 a)和虚部(树 b),$\downarrow_2$ 表示隔点采样。设 $h_0(n)$,$h_1(n)$ 表示上方滤波器组(filter bank,FB)的低通/高通滤波器对,$g_0(n)$,$g_1(n)$ 表示下方滤波器组的低通/高通滤波器对。

DTCWT 使用解析滤波器来执行小波分析,根据复移位,扩张的母小波 $\Psi(t)$ 和尺度函数 $\phi(t)$ 进行信号分解[17]。DTCWT 是基于复小波得到的,其定义为

$$\Psi(t) = \Psi_h(t) + j\Psi_g(t) \qquad (2\text{-}1)$$

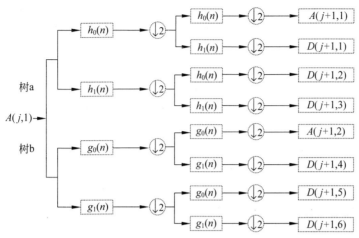

图 2.2　二维双树复小波变换图

其中,$j=\sqrt{-1}$,$\Psi_h(t)$ 和 $\Psi_g(t)$ 分别为小波的实部和虚部,都是小波基函数。

为了降低移位灵敏度,实现理想的重构,传统的离散小波变换 CWT 逐步进阶为双树复小波变换 DTCWT。在位移灵敏度问题上,低通滤波器和高通滤波器必须满足两个条件。首先,它们需要构成 Hilbert 变换对,相位差为 $90°$。Hilbert 变换对中的信号通过 Hilbert 变换相互关联,并且复信号的模($\sqrt{\text{signal}_1^2+\text{signal}_2^2}$)是不变的,组合到信号(作为复信号)的幅度也是不变的。其次,在连续小波变换理论中,移位不变性仅在局部和近似情况下成立。根据 Selesnick 定理,两个低通滤波器($h_0(n)$,$g_0(n)$)应满足一个非常简单的性质:其中一个滤波器应近似于另一个滤波器的半样本移位[17],即

$$g_0(n) \approx h_0(n-0.5) \tag{2-2}$$

在这种情况下,相应的小波基 $\Psi_h(t)$ 和 $\Psi_g(t)$ 可以形成一个近似的 Hilbert 变换对,即

$$\Psi_g(t) \approx \widetilde{H}\{\Psi_h(t)\} \tag{2-3}$$

由于 $g_0(n)$ 和 $h_0(n)$ 仅在整数范围内定义,这种说法有点不正式,所以可以使用傅里叶变换使陈述变得严格。文献[17]表明,如果

$$G_0(e^{j\omega}) = e^{-0.5j\omega}H_0(e^{j\omega}) \tag{2-4}$$

那么,$\Psi_g(t)=H\{\Psi_h(t)\}$。

这里将分析滤波器定义为 $h_0(n)$ 和 $h_1(n)$,将合成滤波器定义为 $\widetilde{h}_0(n)$ 和 $\widetilde{h}_1(n)$。假设分析滤波器和合成滤波器是真实的有限脉冲响应(FIR)滤波器,如果 $h_0(n) \times \widetilde{h}_0(n)$ 是低通半带滤波器,则可以满足完美重构条件[17]。具体来说,如果定义产品过滤器为

$$p(n) = h_0(n) * \widetilde{h}_0(n) \tag{2-5}$$

其中,$*$ 为离散时间卷积。对于完全重建(带有 n_0 个样本延迟),须令

$$p(2n+n_0) = \delta(n) = \begin{cases} 1, & n=0 \\ 0, & n \neq 0 \end{cases} \tag{2-6}$$

其中,定义两个高通滤波器为

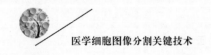

$$h_1(n) = (-1)^{n+d} \widetilde{h}_0(n-d) \tag{2-7}$$

$$\widetilde{h}_1(n) = -(-1)^{n+d} h_0(n+d) \tag{2-8}$$

其中,当 n 是奇数(或偶数)时,d 是偶数(奇数)。

与这些滤波器相关的分析小波 $\Psi(t)$ 定义为

$$\Psi(t) = \sqrt{2} \sum_n h_1(n) \varphi(2t-n) \tag{2-9}$$

其中,$\varphi(t)$ 被称为缩放函数,隐式给出为[17]

$$\varphi(t) = \sqrt{2} \sum_n h_0(n) \varphi(2t-n) \tag{2-10}$$

公式(2-10)称为扩张方程,是小波基理论中的一个重要方程,自小波变换出现以来得到了广泛的研究[30]。

为了解释 DTCWT 如何产生定向小波,考虑二维小波

$$\Psi(x,y) = \Psi(x) \Psi(y) \tag{2-11}$$

结合小波变换的行列实现,其中 $\Psi(x)$ 是由公式(2-1)给出的复小波,即 $\Psi(x) = \Psi_h(x) + j\Psi_g(x)$,可以得到 $\Psi(x,y)$ 的表达式为

$$\begin{aligned}
\Psi(x,y) &= (\Psi_h(x) + j\Psi_g(x))(\Psi_h(y) + j\Psi_g(y)) \\
&= \Psi_h(x)\Psi_h(y) - \Psi_g(x)\Psi_g(y) + j(\Psi_g(x)\Psi_h(y) + \Psi_h(x)\Psi_g(y))
\end{aligned} \tag{2-12}$$

二维双树复小波变换(2D DTCWT)在每一级分解中产生 6 个高通子带和 2 个低通子带。结果表明,小波在方向 $\pm 15°$、$\pm 45°$、$\pm 75°$ 上定向,并在这些方向上捕获图像信息。

2.4 基于 DTCWT 及形态学的医学显微细胞图像增强算法

将基于 DTCWT 方法的灰度口腔黏膜细胞图像分解为 6 个高通子带和 2 个低通子带,本节分别对高通子带和低通子带进行增强处理。对于高通子带,采用基于小波域 Controulet 变换方法进行去噪,得到增强的高通子带图像;对于低通子带,采用改进的形态学 top-hat 变换方法进行增强,得到增强的低通子带图像。最后,给出本章提出的增强算法的实现过程。

2.4.1 WBCT 法对高通子带去噪

在文献[31]中,提出了基于小波域 Contourlet 变换(wavelet-based contourlet transform,WBCT)的图像去噪算法。WBCT 方法结合 Bayeshrink 理论对阈值进行估计,然后改进自适应阈值选取方法,最终得到最优阈值。对不同分解尺度和不同方向的 WBCT 变换系数进行自适应最优阈值选取,实现去噪。本章在二维 DTCWT 的基础上,对分解后的医学显微细胞图像的高通子带,采用 WBCT 方法进行增强,得到增强后的高频子图像。下面对 WBCT 算法进行总结概述[31]。

1. 阈值计算

医学显微细胞图像的加性噪声模型可定义为[32]

$$g(x,y) = f(x,y) + n(x,y) \tag{2-13}$$

其中，$g(x,y)$ 为观测到的原始信号；$f(x,y)$ 为无噪信号；$n(x,y)$ 为高斯白噪声，其均值为 0，方差为 σ^2。

在 WBCT 方法中，阈值函数和阈值的选择非常重要。常用的阈值处理函数有硬阈值函数(hard threshold)和软阈值函数(soft threshold)[32]。本节选择软阈值函数，其定义为

$$\delta_s(x) = \begin{cases} x - T, & x > T \\ x + T, & x < -T \\ 0, & -T \leqslant x \leqslant T \end{cases} \tag{2-14}$$

其中，T 为阈值。本节采用 Chang 提出的贝叶斯估计准则估计出的阈值[33]，其表达式为

$$T_{i,j} = \frac{\hat{\sigma}_V^2}{\hat{\sigma}_x} \tag{2-15}$$

其中，$\hat{\sigma}_V^2$ 为噪声信号的方差估计，$\hat{\sigma}_x$ 为无噪信号的方差估计。

将式(2-13)进行 WBCT 变换后的信号仍为两部分组成，表示为

$$C_{i,j} = X_{i,j} + V_{i,j} \tag{2-16}$$

其中，$C_{i,j}$ 为输入图像 $g(x,y)$ 经 Contourlet 变换分解后的子带系数，$X_{i,j}$ 为真实图像 $f(x,y)$ 经小波分解后的子带系数；$V_{i,j}$ 为噪声 $n(x,y)$ 经 Contourlet 变换分解后的子带系数。

图像 $f(x,y)$ 和噪声 $n(x,y)$ 相互独立，根据公式(2-16)得：

$$\sigma_C^2 = \sigma_X^2 + \sigma_V^2 \tag{2-17}$$

噪声方差 σ_V^2 是由第一个子带 HH_1 的系数估计的，其表达式为

$$\hat{\sigma}_V^2 = \frac{\text{Median}(|C_{i,j}|)}{0.6745}, \quad C_{i,j} \in HH_1 \tag{2-18}$$

实验证明，BayesShrink 的去噪效果得到了改进，但前提是小波系数为独立的，并没有考虑到系数间的相关性。因此，本节仍需进一步改进该方法。

2. 自适应阈值选择

根据中心极限定理，Contourlet 分解后的子带系数 $C_{i,j}$ 服从广义高斯分布，BayesShrink 去噪中估计子带的含噪图像方差 σ_C^2 公式为

$$\hat{\sigma}_C^2 = \frac{1}{m \times n} \sum_{k=1}^{m} \sum_{l=1}^{n} (C_{i,j}(k,l))^2 \tag{2-19}$$

其中，σ_C^2 为子带 $C_{i,j}$ 的方差，$\hat{\sigma}_C^2$ 为其估计。

由于 σ_C^2 依赖于子带内的所有系数，所以系数不具有局部性和邻域相关性。为了考虑系数的局部性和领域相关性，根据图像特性自适应地去噪，采用 WBCT 对图像进行分解，尽可能地保留图像各个方向的边缘、纹理等细节信息。

采用邻域窗口对小波系数进行处理，即通过计算窗口内的含噪图像方差估计当前系数的含噪图像方差。邻域窗口是边长为 N 的正方形，其中心是当前系数，N 的单元是垂直或水平方向上相邻小波系数的间隔，其取值可以是 3、5、7、9 等[34]。假设 $m \times n$ 的子带内，小波系数集合为 $\{w_{p,q}\}$，邻域窗口大小为 $N \times N$，中心位置的小波系数为 $w_{p,q}$，窗口

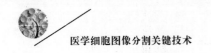

内含噪图像的方差估计 $\hat{\sigma}_{C,p,q}^2$ 为

$$\hat{\sigma}_{C,p,q}^2 = \frac{1}{N^2}\sum_{k,l=1}^{N}\left|C_{i,j}(k,l)\right|^2 \tag{2-20}$$

其中，$C_{i,j}(k,l)$ 为邻域窗口内小波系数的集合。

在 $m \times n$ 的子带内，定义含噪图像的邻域方差估计为

$$\hat{\sigma}_C^2(\mathrm{LD}) = \frac{1}{m \times n}\sum_{p=1}^{m}\sum_{q=1}^{n}\hat{\sigma}_{C,p,q}^2 \tag{2-21}$$

根据公式(2-20)和公式(2-21)估计的医学显微细胞高通子带图像邻域方差不依赖子带内的系数，而是基于邻域系数，满足邻域局部特性，因此该方法计算的无噪图像邻域方差 $\hat{\sigma}_C^2(\mathrm{LD})$ 具有邻域局部的相关性。

由公式(2-17)可求出无噪图像的邻域方差估计 $\hat{\sigma}_X^2(\mathrm{LD})$ 为

$$\hat{\sigma}_X^2(\mathrm{LD}) = \hat{\sigma}_C^2(\mathrm{LD}) - \hat{\sigma}_V^2 = \frac{1}{m \times n}\sum_{p=1}^{m}\sum_{q=1}^{n}\hat{\sigma}_{C,p,q}^2 - \frac{\mathrm{Median}(\left|C_{i,j}\right|)}{0.6745} \tag{2-22}$$

为了防止上式中 $\hat{\sigma}_X^2(\mathrm{LD})$ 出现负值，进一步修正公式(2-22)为

$$\hat{\sigma}_X^2(\mathrm{LD}) = \max\left((\hat{\sigma}_C^2(\mathrm{LD}) - \hat{\sigma}_V^2), 0\right) \tag{2-23}$$

修改公式(2-15)，得到 WBCT 自适应去噪最优阈值估计为

$$T_{i,j}(\hat{\sigma}_X(\mathrm{LD})) = \frac{\hat{\sigma}_V^2}{\hat{\sigma}_X(\mathrm{LD})} = \frac{\hat{\sigma}_V^2}{\sqrt{\max\left((\hat{\sigma}_C^2(\mathrm{LD}) - \hat{\sigma}_V^2), 0\right)}} \tag{2-24}$$

WBCT 去噪算法的阈值是对含噪图像数据进行统计分析获得的，在 WBCT 变换系数不同分解尺度 i 和不同方向 j 上选择自适应最优阈值 $T_{i,j}(\hat{\sigma}_X(\mathrm{LD}))$ 实现去噪，提高了 WBCT 变换去噪算法的自适应性，可以使观测的医学显微细胞图像获得更好的去噪效果。

下面给出了本节所提出的 WBCT 去噪算法的具体实现步骤。

算法 2.1　基于 WBCT 法的图像去噪算法

(1) 对高通子图像进行多尺度基于小波域的 Contourlet 变换，获得尺度 i 和方向 j 上的子带系数 $C_{i,j}$。

(2) 根据公式(2-18)估计出噪声方差 $\hat{\sigma}_V^2$。

(3) 对 N 个子带系数(低通子带系数除外)进行下面的处理：

① 对每个 WBCT 系数，根据公式(2-21)计算出相应邻域窗口内含噪图像的方差估计 $\hat{\sigma}_C^2(\mathrm{LD})$；

② 求出所有系数的含噪图像方差的平均值，根据该平均值估计这个子带的含噪图像的邻域方差；

③ 根据公式(2-24)估计子带系数 $C_{i,j}$ 的最优阈值 $T_{i,j}$；

④ 对子带系数 $C_{i,j}$ 应用公式(2-14)的软阈值函数，得到处理后的系数 $\widetilde{C}_{i,j}$。

(4) 对修正后的系数 $\widetilde{C}_{i,j}$ 进行 WBCT 逆变换得到去噪后的医学显微细胞高通子图像。

2.4.2　改进的形态学 top-hat 变换法对低通子带增强

1. 数学形态学

数学形态学在图像处理中得到了广泛的应用[21]，属于数学的一个分支。大多数形态学操作都是基于膨胀和腐蚀这两个基本操作。令 $f(x,y)$ 表示大小为 $M \times N$ 的灰度图

像，$B(u,v)$ 表示结构元素，将基于 $B(u,v)$ 对图像 f 的膨胀和腐蚀操作分别定义为 $f \oplus B$ 和 $f \ominus B$。基于膨胀和腐蚀操作，图像 f 的开运算和闭运算分别定义为 $f \circ B$ 和 $f \cdot B$。应用开运算和闭运算，基于 $B(u,v)$ 对图像 f 进行形态学 top-hat 变换定义为

$$\text{WTH}(x,y) = f(x,y) - f \circ B(x,y) \tag{2-25}$$

$$\text{BTH}(x,y) = f \cdot B(x,y) - f(x,y) \tag{2-26}$$

其中，$\text{WTH}(x,y)$ 被称为经典的白 top-hat 变换，用于提取明亮的医学显微细胞图像区域；$\text{BTH}(x,y)$ 被称为经典的黑 top-hat 变换，用于提取暗淡的医学显微细胞图像区域。

在传统的 top-hat 变换的基础上，可以通过对比度增强方法来增强医学显微细胞图像，即原始图像与亮图像区域相加，然后减去暗图像区域，具体公式为

$$f_{\text{en}} = f + f_{\text{w}} - f_{\text{b}} \tag{2-27}$$

其中，f 为原图像，f_{w} 为提取的亮图像区域，f_{b} 为提取的暗图像区域，f_{en} 为增强后的医学显微细胞图像。

传统的 top-hat 变换是白 top-hat 变换，其目的是增强灰度图像的阴影细节，突出前景对象。图 2.3 是对医学显微细胞图像进行白 top-hat 变换的增强图，其中，图 2.3(a) 和图 2.3(d) 是口腔黏膜细胞原图像；图 2.3(b) 和图 2.3(e) 分别对两幅原图像进行白 top-hat 变换；图 2.3(c) 和图 2.3(f) 是分别基于图 2.3(b) 和图 2.3(e) 进行对比增强的结果。

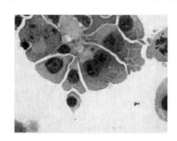 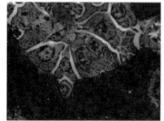 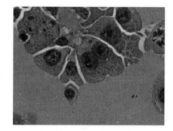

（a）获取的医学口腔黏膜细胞原图像1　　（b）白top-hat变换结果1　　（c）图像增强处理的结果1

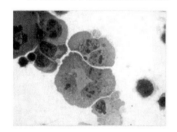 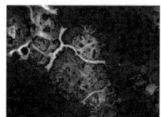 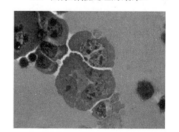

（d）获取的医学口腔黏膜细胞原图像2　　（e）白top-hat变换结果2　　（f）图像增强处理的结果2

图 2.3　白 top-hat 变换增强

由图 2.3 的实验结果可知，对于背景复杂、灰度图像强度不均匀、纹理细节丰富的细胞图像，白 top-hat 变换处理效果不佳。

2. 改进的形态学 top-hat 变换（IMT-TH）

为了有效地增强医学显微细胞图像的细节和边缘信息，改善医学显微细胞图像质量，这里提出一种改进的形态学 top-hat 变换（IMT-TH）方法来增强低通子带。

$\text{WTH}(x,y)$ 和 $\text{BTH}(x,y)$ 的定义表明，传统的 top-hat 变换中只使用了一个结构

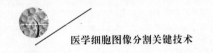

元素 B，因此感兴趣区域（region of interest，ROI）及其周边区域不可能有效地进行图像增强[19]。为了避免因结构元素使用不当而导致增强效果不理想，这里提出了一种基于多尺度 top-hat 变换的医学显微细胞图像的低通子带增强算法。

由于明暗区域需要不同的结构元素，而不同的细节区域也需要动态地改变结构元素，这无疑会增加 top-hat 变换的复杂度。因此，定义了一个结构元素序列 $B=\{B_0,\cdots,B_i,\cdots,B_n\}$，其中 B_0 为结构元素的初值，$B_i=\underbrace{B_0\oplus B_0\cdots\oplus B_0}_{i}$，且 $1\leqslant i\leqslant n$，即第 i 尺度的结构元素 B_i 由 B_0 做膨胀变换得到。

结构元素 B_i 对医学显微细胞图像 f 进行 top-hat 变换可以定义为

$$\begin{cases} \mathrm{WTH}_i(x,y)=f-f\circ B_i \\ \mathrm{BTH}_i(x,y)=f\bullet B_i-f \end{cases} \tag{2-28}$$

在医学显微细胞图像增强过程中，除了每个尺度上的图像区域需要增强外，尺度之间的细节也需要增强。尺度之间的细节包括亮区细节和暗区细节，多尺度图像的细节分别用 $\mathrm{DWTH}_i(x,y)$ 和 $\mathrm{DBTH}_i(x,y)$ 表示，即

$$\begin{cases} \mathrm{DWTH}_i(x,y)=\mathrm{WTH}_{i+1}(x,y)-\mathrm{WTH}_i(x,y) \\ \mathrm{DBTH}_i(x,y)=\mathrm{BTH}_{i+1}(x,y)-\mathrm{BTH}_i(x,y) \end{cases} \tag{2-29}$$

在公式（2-27）中，f_w 包含第 i 尺度上的亮细节 $\mathrm{WTH}_i(x,y)$ 和不同尺度之间的亮细节 $\mathrm{DWTH}_i(x,y)$；f_b 包含第 i 尺度上的暗细节 $\mathrm{BTH}_i(x,y)$ 和不同尺度之间的暗细节 $\mathrm{DBTH}_i(x,y)$。

在医学显微细胞图像中，ROI 通常是亮或暗的图像区域，而改进的白 top-hat 变换（$\mathrm{WTH}_i(x,y)$）可以提取出亮的图像区域。在改进的白 top-hat 变换结果中，所提取的亮图像区域的灰度值大于其他区域。那么，不同尺度之间的多尺度亮图像区域应具有最大的灰度值。同样，通过提取多尺度暗图像区域可以构造出最终的暗图像区域。因此，定义 f_w^R 和 f_b^R 分别表示最终亮、暗图像区域为

$$\begin{cases} f_w^R=\max_{1\leqslant i\leqslant n}\{\mathrm{WTH}_i(x,y)\} \\ f_b^R=\max_{1\leqslant i\leqslant n}\{\mathrm{BTH}_i(x,y)\} \end{cases} \tag{2-30}$$

其中，f_w^R 为最终的亮图像区域，f_b^R 为最终的暗图像区域。

同样地，也定义了最终亮、暗图像细节，分别用 f_w^D 和 f_b^D 表示为

$$\begin{cases} f_w^D=\max_{1\leqslant i\leqslant n}\{\mathrm{DWTH}_i(x,y)\} \\ f_b^D=\max_{1\leqslant i\leqslant n}\{\mathrm{DBTH}_i(x,y)\} \end{cases} \tag{2-31}$$

其中，f_w^D 为不同尺度之间的最终亮图像细节；f_b^D 为不同尺度之间的最终暗图像细节。

由公式（2-30）和公式（2-31），可得到所有提取的多尺度亮图像和暗图像区域，即

$$\begin{cases} f_w=f_w^D+f_w^R \\ f_b=f_b^D+f_b^R \end{cases} \tag{2-32}$$

为了达到同比例增强，以获得更好的细胞图像增强效果，使用了比例控制参数 λ。在医学显微细胞图像增强过程中，白 top-hat 变换和暗 top-hat 变换设置了相同的 λ，以实现

相同的比例增强。本节提出的 IMT-TH 方法表示为

$$
\begin{aligned}
f_{en} &= f + \lambda_i(f_w - f_b) \\
&= f + \lambda_i((f_w^R + f_w^D) - (f_b^R + f_b^D))
\end{aligned}
\tag{2-33}
$$

其中,λ_i 为医学显微细胞图像在每个尺度上的尺度控制参数。当眼睛完全适应光照条件时,通过测试相关神经元的光照刺激,得到类 S 形的响应曲线。根据这个特征,使用图像边缘梯度信息构造尺度控制参数 λ。因此,λ_i 定义为[35]

$$
\lambda_i = \text{Sigmoid}(E)
\tag{2-34}
$$

其中,$E(x,y)$ 为图像边缘检测算子,函数 Sigmoid() 是常见的 S 形函数:

$$
\text{Sigmoid}(x) = \frac{1}{1 + e^{-x}}
\tag{2-35}
$$

根据上述的形态学运算,本章提出一种用于图像边缘提取的形态学算法。然后,根据形态学膨胀操作,定义图像边缘检测算子 E_d 为

$$
E_d(x,y) = f \oplus B_i(x,y) - f
\tag{2-36}
$$

同样,根据形态学腐蚀操作,定义图像边缘检测算子 E_e 为

$$
E_e(x,y) = f - f \Theta B_i(x,y)
\tag{2-37}
$$

基于多结构膨胀-腐蚀型(也称为形态学梯度)的图像边缘检测算子 $G(x,y)$,定义为

$$
G(x,y) = f \oplus B_i(x,y) - f \Theta B_i(x,y)
\tag{2-38}
$$

基于膨胀操作的边缘检测会使图像的边缘变模糊,而基于腐蚀操作的边缘检测会使图像边缘丢失一些细节。为了减少图像的模糊边缘,保留更多的图像边缘细节,将公式(2-38)边缘检测算子修正为

$$
\begin{cases}
E_{max}(x,y) = \max\{E_d(x,y), E_e(x,y), G(x,y)\} \\
E_{min}(x,y) = \min\{E_d(x,y), E_e(x,y), G(x,y)\} \\
E_{dec}(x,y) = E_{max}(x,y) - E_{min}(x,y)
\end{cases}
\tag{2-39}
$$

因此,新的图像边缘检测算子定义为

$$
E(x,y) = E_d(x,y) + kE_{dec}(x,y)
\tag{2-40}
$$

其中,k 为增强的控制因子。把 $E(x,y)$ 带入公式(2-34),可得到尺度控制参数 λ_i。

综上所述,本节得到了修正后的边缘检测算子 $E(x,y)$,这将降低图像边缘检测的模糊性。在此基础上,提出的多尺度 top-hat 变换方法可以更有效地提高图像的抗噪声能力,有效地检测图像边缘。本节提出的 IMT-TH 算法在医学口腔黏膜细胞图像的增强处理结果如图 2.4 所示。以第一组图片为例说明,图 2.4(a)是获取的(预处理后的灰度图像)口腔黏膜细胞原图像,图 2.4(b)对图 2.4(a)进行了白 top-hat 变换,图 2.4(c)对图 2.4(a)进行了暗 top-hat 变换,图 2.4(d)是本章提出的 IMT-TH 算法(与白 top-hat 变换和暗 top-hat 变换相结合)的口腔黏膜细胞图像增强结果图。根据图 2.4 的结果,观察到可以对结构元素 B_0 和参数 n 进行权衡,获得更好的性能,具体设置 B_0 大小为 3×3,$n = 12$,这是通过多次实验选择出来的可接受的结果。

从图 2.4 的实验结果可知,本章提出的 IMT-TH 算法可以有效地增强医学显微细胞图像。该方法综合了白 top-hat 变换和暗 top-hat 变换的优点,在清晰度和视觉对比度上有很大提高。

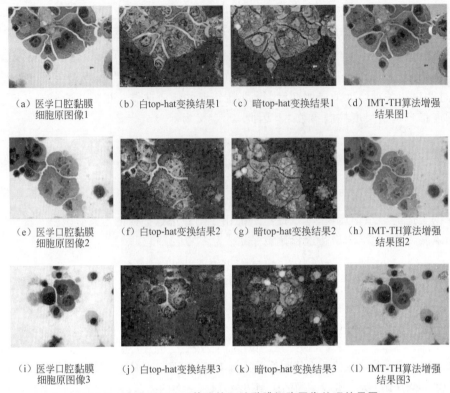

（a）医学口腔黏膜　　　（b）白top-hat变换结果1　（c）暗top-hat变换结果1　（d）IMT-TH算法增强
　　细胞原图像1　　　　　　　　　　　　　　　　　　　　　　　　　　　　　　　　结果图1

（e）医学口腔黏膜　　　（f）白top-hat变换结果2　（g）暗top-hat变换结果2　（h）IMT-TH算法增强
　　细胞原图像2　　　　　　　　　　　　　　　　　　　　　　　　　　　　　　　　结果图2

（i）医学口腔黏膜　　　（j）白top-hat变换结果3　（k）暗top-hat变换结果3　（l）IMT-TH算法增强
　　细胞原图像3　　　　　　　　　　　　　　　　　　　　　　　　　　　　　　　　结果图3

图 2.4　基于 IMT-TH 算法的口腔黏膜细胞图像处理结果图

2.4.3　医学显微细胞图像增强算法实现

算法 2.2 总结了本章提出的医学显微细胞图像增强算法的具体实现步骤。

算法 2.2　基于双数复小波及改进形态学的医学显微细胞图像增强算法

（1）预处理。输入获取的彩色口腔黏膜细胞图像并提取其绿色通道,然后应用直方图拉伸法得到灰度口腔黏膜细胞图像。

（2）进行 DTCWT 变换。灰度口腔黏膜细胞图像 $f(x,y)$ 被分解为 6 个高通子带（$D(j+1,i),i=1,2,\cdots,6$）和 2 个低通子带（$A(j+1,1),A(j+1,2)$）。

（3）获得增强后的低通细胞图像 f_{en}。根据 2.4.2 节提出的 IMT-TH 算法,2 个低通子带（$A(j+1,1),A(j+1,2)$）经处理得到低频子图像,根据公式（2-33）及 IMT-TH 算法最终得到增强的低频子图像。

（4）获得高通去噪的细胞图像 f_{hde}。经 DTCWT 变换得到的高通子带 D,根据 2.4.1 节的 WBCT 去噪方法,得到去噪的高通子图像 f_{hde}（具体实现过程见算法 2.1）。

（5）对获得的子图像采用逆 DTCWT 变换方法,最终得到增强的口腔黏膜细胞图像 $\hat{f}_{en}(x,y)$。

2.5　实验结果与分析

本节将根据获取的医学显微细胞图像（以口腔黏膜细胞图像为例）的应用,评估本章提出的增强算法的性能。实验中,将本章算法与其他 3 种医学图像增强算法 adaptive unsharp masking（AUM）[23]、histogram equalization（HE）[1] 及 multi-scale retinex（MSR）[10]进行比较。选择这 3 种医学图像增强算法是因为 AUM 算法对噪声的去除效果很好，HE 算法是一种经典的基于直方图的对比度和线特征增强方法，MSR 算法可以高质量地增强和恢复图像。

2.5.1　实验设置

本章的所有实验都是在 MATLAB R2016a 上实现的，并在一台 64 位个人计算机（Intel i7-7500U CPU @ 2.7 GHz，8.0 GB RAM，Microsoft Windows 10 操作系统）上运行。对口腔黏膜细胞图像进行数据处理，来验证本章增强方法的有效性，细胞图像增强作为医学显微细胞图像分割的预处理部分，其增强效果直接影响后续的图像分割过程。

本章增强算法中有几个参数：结构元素 B_0 的长度和增强比 k。结构元素 B_0 的选择主要考虑了算法中各向同性的要求，参数 k 决定了医学显微细胞图像中明暗细节特征比例，直接影响细胞图像的细节表现和视觉效果。一般来说，参数 k 的取值范围在 $[0.5,1]$，读者也可以根据具体的应用目标和增强细节特征的需要灵活选择。

2.5.2　细胞图像增强结果的主观评价

对医学显微细胞图像增强质量的主观评价是从可见度和图像对比度两个方面进行的。本实验测试了获取的口腔黏膜细胞图像，以评估本章提出的增强算法。对所有细胞图像使用相同的参数，参数设置为：$k=0.5$，$B_0=3\times 3$，$n=0.7$，这些参数通过实验选取，以获得视觉上可接受的结果。首先，采用本章提出的细胞图像增强算法与 AUM 算法[23]、HE 算法[1]和 MSR[10]算法分别进行增强处理实验，将得到的增强图像在视觉效果方面进行比较，图 2.5 给出了口腔黏膜细胞图像增强实验结果。由于口腔黏膜细胞图像

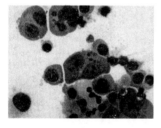 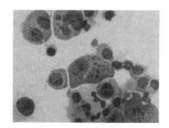 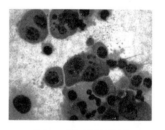

（a）医学口腔黏膜细胞原图　　（b）AUM算法增强结果　　（c）HE算法增强结果

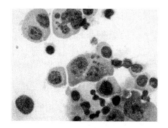 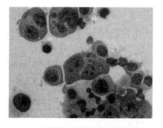

（d）MSR算法增强结果　　（e）本章提出算法的增强结果

图 2.5　采用 AUM、HE、MSR 与本章算法的细胞图像增强结果

结构复杂,存在各种细胞类型、核异常等,所以整幅图像上各区域的细胞(存在双核、微核及核芽等)分布是不均匀的。而 AUM 算法的增强结果如图 2.5(b)所示,存在暗淡区域的过度增强纹理。HE 算法的增强结果如图 2.5(c)所示,可以看出增强后图像的背景过亮,使增强图像中的细胞部分变得不清晰。MSR 算法的增强结果如图 2.5(d)所示,存在细胞细节信息丢失,有失真实性。如图 2.5(e)所示,本章提出的增强算法可以成功地去除噪声等因素的影响,并且恢复出更自然的细胞图像、清晰的细节和真实的细胞信息,细胞边缘没有光晕现象。

下面用 100 幅口腔黏膜细胞图像展开实验比较,为了省略篇幅,图 2.6 只列选了其中的 3 幅细胞图像。在图 2.6 中,第一列是原始灰度口腔黏膜细胞图像;第二列是 AUM 算法的增强结果,具有不均匀的背景灰度分布和在暗淡区域的过度增强纹理;第三列是 HE 算法的增强结果,具有更亮的背景,使增强图像中的细胞部分变得不清晰;MSR 算法的增强结果在第四栏,该算法增强后部分细胞细节信息丢失。本章提出算法的增强结果在最后一栏,该算法有效地增强了细胞与背景之间的对比度,使图像更自然地增强,具有更好的可视性、更清晰的细节、更高的清晰度。

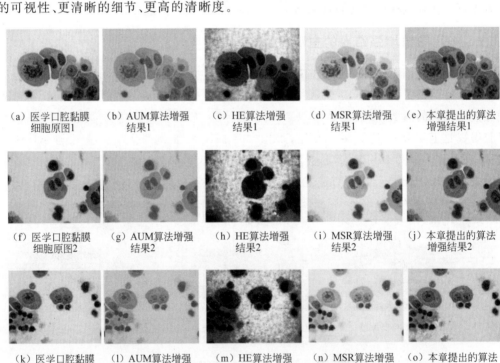

(a) 医学口腔黏膜 细胞原图1	(b) AUM算法增强 结果1	(c) HE算法增强 结果1	(d) MSR算法增强 结果1	(e) 本章提出的算法 增强结果1
(f) 医学口腔黏膜 细胞原图2	(g) AUM算法增强 结果2	(h) HE算法增强 结果2	(i) MSR算法增强 结果2	(j) 本章提出的算法 增强结果2
(k) 医学口腔黏膜 细胞原图3	(l) AUM算法增强 结果3	(m) HE算法增强 结果3	(n) MSR算法增强 结果3	(o) 本章提出的算法 增强结果3

图 2.6 口腔黏膜细胞原图像与 4 种算法增强后的细胞图像的对比结果图

为了更好地进行比较和定量分析,再通过 300 幅口腔黏膜细胞图像测试这 4 种增强算法,并观察其增强结果,增强结果及其对应的直方图如图 2.7 所示。从图中可以看出增强后的细胞图像直方图分布比较均匀且指导范围加大,图像对比度增强。随机选择一幅原始输入口腔黏膜细胞图像,如图 2.7 (a)所示。从图 2.7 (c)所示的 AUM 算法增强结果可以看出,细胞周围亮度不足,这通常会降低细胞增强精度的能力。如图 2.7 (e)所示,

HE 算法的增强结果有一些失真,特别是在细胞区域,这是因为明亮区域的一些细节被过度增强。如图 2.7 (g)所示,由于尺度估计不正确,MSR 算法的增强结果在细胞图像轮廓处有所失真。本章提出的增强算法的结果如图 2.7(i)所示,可以看到它在提高细胞内部和周围主要细胞的亮度的同时,自适应地提高了可见度,这清楚地表明了它优于其他 3 种方法。并且,细胞内部主要特征的视觉效果也有显著改善,特别是细胞内部和周围主要细胞的亮度大大提高。这些都有利于细胞图像分割、双核提取和细胞图像轮廓保存。

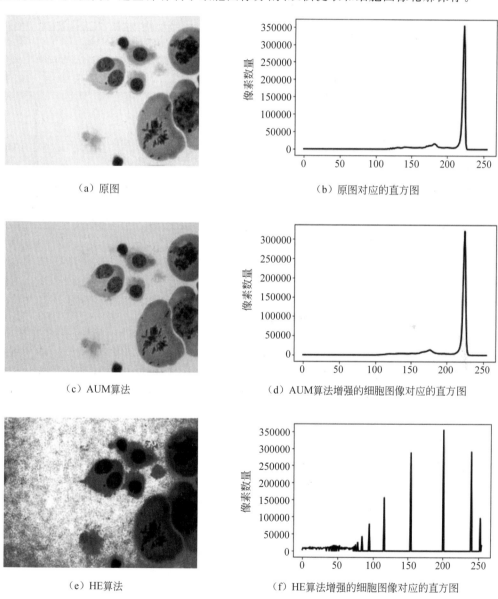

（a）原图   （b）原图对应的直方图

（c）AUM算法   （d）AUM算法增强的细胞图像对应的直方图

（e）HE算法   （f）HE算法增强的细胞图像对应的直方图

图 2.7 基于 4 种增强算法的对比增强结果图及增强后图像的直方图

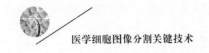

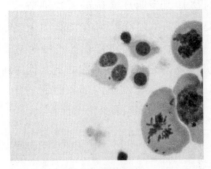

（g）MSR算法

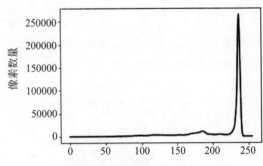

（h）MSR算法增强的细胞图像对应的直方图

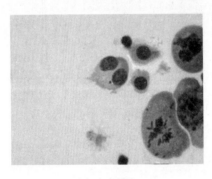

（i）本章算法

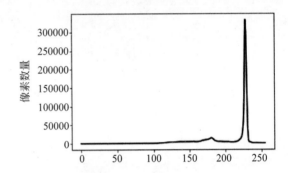

（j）本章算法增强的细胞图像对应的直方图

图 2.7 （续）

2.5.3 细胞图像增强结果的客观评价

虽然视觉效果可以提供一些关于细胞图像增强方法的有效性的信息,但仍然需要其他形式的定量验证。为了解决这个问题,本章采用了一种广泛使用的基于人类视觉系统特性的盲评估方法,分别是均值 E_{MV}、标准差 E_{SD} 和图像信息熵[36],用于客观评价现有的增强方法和本章提出的增强方法。

1. 均值 E_{MV}

E_{MV} 是图像像素的平均值,它反映了图像的亮度。E_{MV} 值越大,增强图像的亮度提高越强;E_{MV} 值越小,表明增强后图像的亮度提高较弱。均值 E_{MV} 的表达式为

$$E_{MV} = \frac{1}{MN} \sum_{x=1}^{M} \sum_{y=1}^{N} \hat{f}_{en}(x, y) \tag{2-41}$$

其中,(x, y) 为图像的像素坐标;$\hat{f}_{en}(x, y)$ 为增强后的图像;M 和 N 分别为图像 $\hat{f}_{en}(x, y)$ 的宽度和高度。

2. 标准差 E_{SD}

E_{SD} 是指图像像素灰度值和均值 E_{MV} 之间的离散度。用于度量图像的对比度,其值的大小反映了图像的清晰度。图像的标准差 E_{SD} 值越大,表明图像的灰度值在整个灰度阶范围内离散性越好,说明图像清晰度越高;反之,E_{SD} 值越小,表明图像灰度值过于集

中,得到的图像的清晰度越低。标准差 E_{SD} 定义为

$$E_{SD} = \sqrt{\frac{1}{MN} \sum_{x=1}^{M} \sum_{y=1}^{N} \left(\hat{f}_{en}(x,y) - E_{MV} \right)^2} \tag{2-42}$$

利用上式计算图 2.5(a)~图 2.5(e)所对应细胞图像的灰度均值 E_{MV}、细胞图像的标准差 E_{SD},结果如图 2.8 所示。从图 2.8 可以看出,细胞图像的灰度均值随着增强图像的亮度变化而改变,图像标准差随着图像增强处理后的清晰度变化而变化,这说明细胞图像基于不同增强算法进行增强处理后,其亮度和图像的清晰度有所改善。

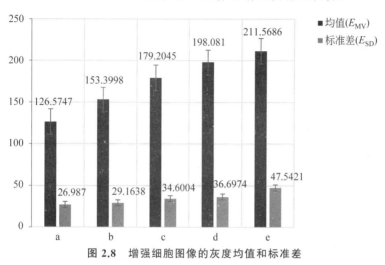

图 2.8　增强细胞图像的灰度均值和标准差

3. 图像信息熵 E_{IIE}

对于一个特定事件,Shannon 信息熵的定义只是对其概率取(自然)对数。对于图像信息,Shannon 将图像信息熵 E_{IIE} 定义为[36]

$$E_{IIE} = -\sum_{x=1}^{M} \sum_{y=1}^{N} p_{x,y} \log_2(p_{x,y}) \tag{2-43}$$

其中,$\sum_{x=1}^{M} \sum_{y=1}^{N} p_{x,y} = 1$。信息熵($E_{IIE}$)是图像中所含信息量的度量指标,表示图像灰度分布的聚集特性,单位是 bits/pixel。E_{IIE} 还描述了图像源的平均信息量,用于比较不同图像之间的图像信息差异。$p_{x,y}$ 表示第 (x,y) 级灰度在图像 $\hat{f}_{en}(x,y)$ 中出现的概率大小,$p_{x,y}$ 可以表示为

$$p_{x,y} = \frac{\hat{f}_{en}(x,y)}{M \times N} \tag{2-44}$$

一般来说,图像的信息熵 E_{IIE} 值越大,表明其包含的信息量越大,即图像细节纹理信息越丰富;图像的信息熵 E_{IIE} 值越小,表明其包含的信息量越小,图像的细节纹理信息越匮乏。

通过图像灰度级出现的概率统计,根据公式(2-43)和公式(2-44)可求出图像的信息熵,图 2.9 给出了图 2.5 中 5 幅图像的信息熵统计。可见,细胞原图像的信息熵 E_{IIE} 值最小,说明含噪声的细胞图像包含的信息量最小;增强处理后的细胞图像的信息熵增大,所

含图像信息量增加。因此,可以将图像信息熵作为参数,来评价增强图像的质量。

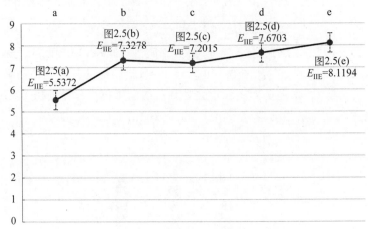

图 2.9 同一幅细胞图像的信息熵变化

为了避免单个口腔黏膜细胞图像测量中产生的误差,在 300 幅口腔黏膜细胞图像中随机选取了 9 幅细胞图像进行测量。为了验证本章提出的增强算法,将本章算法与原始显微细胞图像以及其他 3 种算法(AUM、HE 和 MSR 算法)进行了比较。实验结果的客观评价标准由 E_{MV}、E_{SD} 和 E_{IIE} 衡量,对比结果如表 2.1 所示。

表 2.1　增强细胞图像客观评价(E_{MV}、E_{SD} 和 E_{IIE})对比结果

图 像 名 称	评 价 指 标	原　　图	AUM	HE	MSR	本章算法
Img01	E_{MV}	193.1331	194.4642	137.1008	**216.7455**	198.2029
	E_{SD}	25.3604	25.0365	28.8756	25.6605	**30.5777**
	E_{IIE}	4.8801	5.0527	6.8451	5.2708	**7.0616**
Img02	E_{MV}	193.3434	194.7366	137.0209	**225.7953**	198.4503
	E_{SD}	26.3964	25.9042	28.6854	31.0191	**36.7527**
	E_{IIE}	4.8807	5.0180	5.8641	5.1082	**6.0274**
Img03	E_{MV}	195.3875	196.7177	137.5297	**216.4723**	200.3172
	E_{SD}	26.0591	25.5972	**29.2335**	25.9190	26.4063
	E_{IIE}	4.8508	4.9963	4.7970	4.6297	**5.1224**
Img04	E_{MV}	199.9945	201.4128	133.6139	203.8789	**205.0808**
	E_{SD}	33.1826	32.7164	**48.3685**	45.2146	43.7366
	E_{IIE}	5.5748	5.6521	7.2767	6.2525	**7.7746**
Img05	E_{MV}	193.0306	194.3378	138.6332	**217.8459**	198.0836
	E_{SD}	26.9030	26.4259	**38.9126**	30.6494	32.0452
	E_{IIE}	4.5966	4.7909	6.6897	5.1395	**7.7148**

根据表 2.1 中 E_{MV} 的结果,结合图 2.6 中给出的增强细胞图像,E_{MV} 值较低的 HE 和 AUM 算法在细胞核周围产生了不均匀的照度。与其他算法相比,本章提出的算法提高了细胞图像的对比度,从而获得了可见的细胞核内部细节信息。根据表 2.1 中关于 E_{SD} 的结果,结合图 2.6 中给出的增强细胞图像,E_{SD} 值最高的 HE 算法产生了不均匀的背景

灰色分布,导致部分细节不可见。E_{SD} 值较小的 AUM 算法在暗区产生了过度增强的纹理,本章提出的算法比 HE 和 AUM 算法能更好地增强对比度。根据表 2.1 中 E_{IIE} 的结果,结合图 2.6 中给出的增强细胞图像,HE 和 AUM 算法的 E_{IIE} 值较低,因为对比度过强。因此,本章提出的细胞图像增强算法比其他算法更能提高图像的清晰度和增加细胞的细节信息。

为了证明本章提出的增强算法的可靠性,将其与其他图像均方误差(MSE)进行比较[155]。MSE 计算为

$$\mathrm{MSE} = \frac{1}{MN} \sum_{x=1}^{M} \sum_{y=1}^{N} (\hat{f}_{en}(x,y) - f(x,y))^2 \tag{2-45}$$

其中,$\hat{f}_{en}(x,y)$ 为增强图像,$f(x,y)$ 为原图像。

每种算法所获得的增强结果和原细胞图像之间进行均方误差的计算,完成定量比较。MSE 值较低,表明图像增强结果更接近实际情况;MSE 值较高,表明增强效果不理想。因此,较小的 MSE 值表示较好的增强结果。图 2.10 显示了本章算法获取的口腔黏膜细胞图像对比增强结果(为了节省空间只列选 3 幅图像),表 2.2 中给出了所有测试数据的平均 MSE 值。此外,还绘制了 20 幅随机选取的增强细胞图像的 MSE 值计算结果的直方图比较,如图 2.11 所示,其中,较低的 MSE 值表示图像增强结果更接近真实无噪声图像,而较高的 MSE 值意味着增强效果不令人满意。与 AUM、HE 和 MSR 算法相比,本章算法的增强结果具有最低的 MSE 值,优于其他 3 种算法。通过以上定量与定性的实验,证明了本章提出的图像增强算法的有效性。

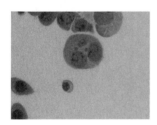
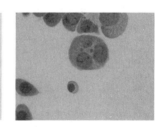

MSE=3.54

(a) 获取的口腔黏膜细胞图像1　　　(b) 灰度细胞图像1　　　(c) AUM方法获得的增强图1

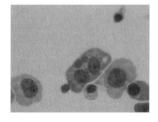
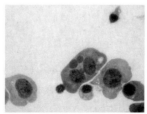
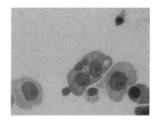

MSE=3.08

(d) 获取的口腔黏膜细胞图像2　　　(e) 灰度细胞图像2　　　(f) AUM方法获得的增强图2

图 2.10　采用 AUM、HE、MSR 与本章算法获得的口腔黏膜细胞图像增强结果

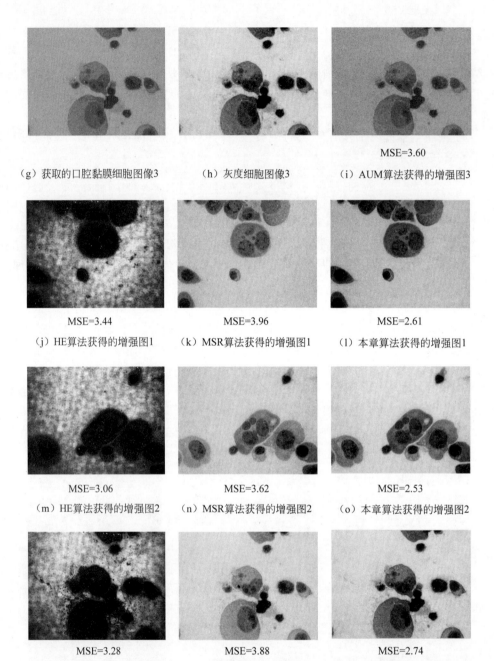

MSE=3.60

（g）获取的口腔黏膜细胞图像3　　（h）灰度细胞图像3　　（i）AUM算法获得的增强图3

MSE=3.44　　　　　　　　MSE=3.96　　　　　　　　MSE=2.61

（j）HE算法获得的增强图1　　（k）MSR算法获得的增强图1　　（l）本章算法获得的增强图1

MSE=3.06　　　　　　　　MSE=3.62　　　　　　　　MSE=2.53

（m）HE算法获得的增强图2　　（n）MSR算法获得的增强图2　　（o）本章算法获得的增强图2

MSE=3.28　　　　　　　　MSE=3.88　　　　　　　　MSE=2.74

（p）HE算法获得的增强图3　　（q）MSR算法获得的增强图3　　（r）本章算法获得的增强图3

图 2.10　（续）

表 2.2　四种增强算法的 MSE 平均值

算法名	AUM 算法	HE 算法	MSR 算法	本章算法
MSE 平均值/%	3.41	3.26	3.82	2.63

　　为验证本章所提出的增强算法对口腔黏膜细胞图像增强处理的实时性，使用

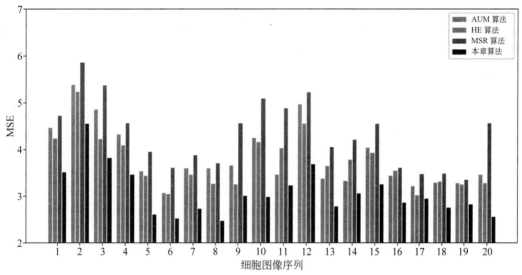

图 2.11　采用 AUM、HE、MSR 与本章算法获得增强细胞图像的 MSE 值

MATLAB R2016a 在主频 2.7 GHz、8.0 GB RAM 的 PC 上进行了实验,将本章算法与 AUM、HE 和 MSR 算法的细胞图像增强处理时间进行了对比分析,测试图像的尺寸为 536×356 像素与 1200×1600 像素,实验结果如表 2.3 所示。

表 2.3　细胞图像增强处理时间比较

图像尺寸/pixel	增强处理时间/s			
	AUM 算法	HE 算法	MSR 算法	本 章 算 法
536×356	8.231	4.064	10.225	4.327
1200×1600	15.016	2.502	17.713	2.607

从表 2.3 中可以看出,MSR 算法处理时间最长,AUM 算法处理时间较长,HE 算法处理时间最短,本章提出的增强算法的处理时间较短。由此可见,本章算法在执行时间上有较大提高,达到了医学应用的实时性要求。

2.6　本章小结

本章提出了一种基于 DTCWT 策略和数学形态学的医学显微细胞图像增强算法,该算法能有效地对高通子带去噪及低通子带增强。本章主要有 3 方面的成果,第一个成果是引入 DTCWT 策略,将预处理后灰度医学显微细胞图像分解为 6 个高通子带和 2 个低通子带,这有助于完成细胞图像分解和重建,同时保留了更多的图像细节;第二个成果是设计了基于小波域的 Contourlet 变换的高通子带去噪算法,结合 Bayesian Shrink 原理获得阈值,然后改进去噪算法,考虑邻域局部相关性,采用自适应最优阈值实现去噪;第三个成果是提出了基于 IMT-TH 法的低通子带增强,它可以自适应地实现等效百分比增强和多尺度多方向变换。在实验过程中,与 AUM 算法、HE 算法和 MSR 算法相比,本章算法

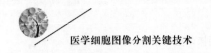

大大提高了医学显微细胞图像增强效果。同时，主客观实验结果表明，本章算法在特征恢复、图像对比度和清晰度等方面具有更好的增强效果。本章算法可用于细胞图像分割、特征提取和分类等预处理。

参考文献

[1] Pizer S M, Amburn E P, Austin J D, et al. Adaptive Histogram Equalization and Its Variations[J]. Computer Vision Graphics & Image Processing, 1987, 39(3): 355-368.

[2] Babu P, Rajamani V. Contrast Enhancement Using Real Coded Genetic Algorithm Based Modified Histogram Equalization for Gray Scale Images[J]. International Journal of Imaging Systems & Technology, 2015, 25(1): 24-32.

[3] Anand S, Gayathri S. Mammogram Image Enhancement by Twostage Adaptive Histogram Equalization[J]. Optik-International Journal for Light and Electron Optics, 2015, 126 (21): 3150-3152.

[4] Raffei M, Asmuni H, Hassan R, et al. A Low Lighting or Contrast Ratio Visible Iris Recognition Using Iso-Contrast Limited Adaptive Histogram Equalization [J]. Knowledge-Based Systems, 2015, 74(1): 40-48.

[5] Wongsritong K, Kittayaruasiriwat K, Cheevasuvit F, et al. Contrast Enhancement Using Multipeak Histogram Equalization with Brightness Preserving[C]//IEEE. APCCAS 1998. 1998 IEEE Asia-Pacific Conference on Circuits and Systems. Microelectronics and Integrating Systems. Proceedings (Cat. No. 98EX242). IEEE, 1998: 455-458.

[6] Kong N S P, Ibrahim H. Improving the Visual Quality of Abdominal Magnetic Resonance Images Using Histogram Equalization[C]//2008 International Conference on Information Technology and Applications in Biomedicine. IEEE, 2008: 138-139.

[7] Kong N S P, Ibrahim H. Color Image Enhancement Using Brightness Preserving Dynamic Histogram Equalization [J]. IEEE Transactions on Consumer Electronics, 2008, 54 (4): 1962-1968.

[8] Chen B. Enhancement of Optical Remote Sensing Images by Subband Decomposed Multiscale Retinex with Hybrid Intensity Transfer Function[J]. IEEE Geoscience & Remote Sensing Letters, 2011, 8(5): 983-987.

[9] Land E H. An Alternative Technique for the Computation of the Designator in the Retinex Theory of Color Vision[C]//Proceedings of the National Academy of Sciences of the United States of America, 1986, 83(10): 3078-3080.

[10] Herscovitz M, Yadid-Pecht O. A Modified Multi Scale Retinex Algorithm with An Improved Global Impression of Brightness for Wide Dynamic Range Pictures[J]. Machine Vision and Applications, 2004, 15(4): 220-228.

[11] Meylan L, Susstrunk S. High Dynamic Range Image Rendering with a Retinex-Based Adaptive Filter[J]. IEEE Transactions on Image Processing, 2006, 15(9): 2820-2830.

[12] Li B, Wang S, Geng Y. Image Enhancement Based on Retinex and Lightness Decomposition[C]//2011 18th IEEE International Conference on Image Processing. IEEE, 2011: 3417-3420.

[13] Mallat G S. A Theory for Multiresolution Signal Decomposition: The Wavelet Representation[J].

IEEE Transactions on Pattern Analysis and Machine Intelligence,1989,11(7)：674-693.

[14] Fu J C，Chai J W，Wong S T. Wavelet-based Enhancement for Detection of Left Ventricular Myocardial Boundaries in Magnetic Resonance Images[J]. Magnetic Resonance Imaging，2000，18(9)：1135-1141.

[15] Feng P，Pan Y，Wei B，et al. Enhancing Retinal Image by The Contourlet Transform[J]. Pattern Recognition Letters，2007，28(4)：516-522.

[16] Kingsbury N. The Dual-tree Complex Wavelet Transform：A New Technique for Shift Invariance and Directional Filters[J]. Image Processing，1998：319-322.

[17] Selesnick I，Baraniuk R G，Kingsbury N C. The Dual-tree Complex Wavelet Transform[J]. IEEE Signal Processing Magazine，2005，22(6)：123-151.

[18] Bangham A，Harvey R，Ling P D，et al. Morphological Scale-Space Preserving Transforms in Many Dimensions[J]. Journal of Electronic Imaging，1997，5(3)：283-299.

[19] Bai X，Zhou F，Xue B. Image Enhancement Using Multi Scale Image Features Extracted by Top-hat Transform[J]. Optics & Laser Technology，2012，44(2)：328-336.

[20] Liao M，Zhao Y，Wang X，et al. Retinal Vessel Enhancement Based on Multi-Scale Top-hat Transformation and Histogram Fitting Stretching[J]. Optics & Laser Technology，2014，58：56-62.

[21] Bai X，Zhou F，Xue B. Fusion of Infrared and Visual Images Through Region Extraction by Using Multi Scale Center-Surround Top-hat Transform[J]. Optics Express，2011，19(9)：8444-8457.

[22] Sazak Ç，Nelson C J，Obara B. The Multiscale Bowler-Hat Transform for Blood Vessel Enhancement in Retinal Images[J]. Pattern Recognition，2019，88：739-750.

[23] Polesel A，Ramponi G，Mathews V J. Image Enhancement via Adaptive Unsharp Masking[J]. IEEE Transactions on Image Processing，2000，9(3)：505-510.

[24] Lu L，Yang G，Xia M. Anti-forensics for Unsharp Masking Sharpening in Digital Images[J]. International Journal of Digital Crime and Forensics，2015，5(3)：53-65.

[25] Luft T，Colditz C，Deussen O. Image Enhancement by Unsharp Masking the Depth Buffer[J]. Acm Transactions on Graphics，2006，25(3)：1206-1213.

[26] Smeraldi F. Ranklets：Orientation Selective Non-Parametric Features Applied to Face Detection [C]// The 16th International Conference on Pattern Recognition，2002：379-382.

[27] Masotti M，Lanconelli N，Campanini R. Computer-aided Mass Detection in Mammography：False Positive Reduction via Gray-scale Invariant Ranklet Texture Features[J]. Medical Physics，2009，36(2)：311-316.

[28] Ramponi G. A Cubic Unsharp Masking Technique for Contrast Enhancement [J]. Signal Processing，1998，67(2)：211-222.

[29] Wang S，Zheng J，Hu H M，et al. Naturalness Preserved Enhancement Algorithm for Non-uniform Illumination Images [J]. IEEE Transactions on Image Processing，2013，22(9)：3538-3548.

[30] Strang G. Wavelets and Dilation Equations：A Brief Introduction[J]. Siam Review，1989，31(4)：614-627.

[31] Li D，Zhang L，Yang J，et al. Research on Wavelet-based Contourlet Transform Algorithm for Adaptive Optics Image Denoising[J]. Optik-International Journal for Light and Electron Optics，2016，127(2)：5029-5034.

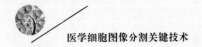

［32］ 张丽娟，李东明，杨进华，等. 基于自适应光学的大气湍流退化图像复原技术研究［M］. 北京：清华大学出版社，2017.

［33］ Chang S G，Yu B，Vetterli M. Adaptive Wavelet Thresholding for Image Denoising and Compression［J］. IEEE Transactions on Image Processing，2000，9(9)：1532-1546.

［34］ 张稳稳. 基于变换域的图像去噪算法研究［D］. 杭州：浙江大学，2013.

［35］ Li D，Zhang L，Sun C，et al. Robust Retinal Image Enhancement via Dual-Tree Complex Wavelet Transform and Morphology-Based Method［J］. IEEE Access，2019，7：47303-47316.

［36］ Shannon C E. A Mathematical Theory of Communication［J］. The Bell System Technical Journal，2001，5(3)：3-55.

第 3 章

基于 MRF 医学细胞图像自动分割

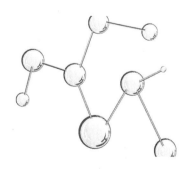

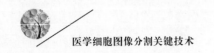
医学图像分割算法的不确定性源于图像本身的复杂性，以及医学图像的质量和噪声。为了解决这些问题，统计学图像模型被广泛应用，即马尔可夫随机场（MRF）模型。MRF模型通过引入先验信息，充分考虑了图像像素之间的关联性，有助于提高分割的准确性和鲁棒性。

MRF模型的起源可以追溯到马尔可夫过程概念的产生。20世纪70年代末，研究发现Gibbs随机场和马尔可夫随机场具有等价性，这个发现为理解MRF提供了便利。Gibbs随机场是一种概率分布，它与MRF一样可以用于描述像素之间的相互作用，从而形成了MRF的数学基础。通过引入Gibbs分布，就可以利用贝叶斯估计建立MRF的先验概率模型，进一步增强了模型的鲁棒性和适用性。

自从这一理论发现以来，MRF模型在图像处理领域得到了广泛的应用，它在图像分析、图像分割、模型构建等各个图像处理方向都发挥着关键作用。在医学图像分割中，MRF模型的应用尤为突出。这个模型不仅可以提高分割的准确性，还能够充分考虑医学图像中的结构信息和空间相关性。然而，尽管MRF模型在医学图像分割中取得了重要成就，但仍然存在一些挑战和不足之处。例如，在细胞图像分割方面，MRF模型在处理复杂背景和噪声时可能存在一定的困难。因此，研究者们不断改进MRF模型，与其他技术相结合，以充分发挥其优势。本章首先对MRF模型进行详细介绍，然后对基于MRF模型的细胞图像分割做阐述，指出医学细胞图像分割中的不足，最后在此基础上提出一种MRF医学细胞图像自动分割方法。

3.1 马尔可夫随机场

马尔可夫随机场是一种概率图模型，它结合了马尔可夫过程和随机场的概念，用于描述随机现象在空间中的分布和相互关系。下面对这两个概念以及它们在MRF中的作用进行介绍。

（1）马尔可夫过程。

马尔可夫过程是一种随机过程，其中，当前状态值只与前一个状态的值有关，而与其他时刻的状态无关。这意味着未来的状态仅依赖于当前状态，而不依赖于过去的状态。在数学上，可以表示为：如果对于一系列随机变量 $\{X_n, n \in T\}$，对于所有 $n \in T$，以及 i_0，$i_1, \cdots, i_{n+1} \in I$，其中，$I$ 表示状态空间的集合，T 表示时间序列的集合，满足条件概率 $P\{X_{n+1} = i_{n+1} | X_0 = i_0, i_1, \cdots, X_n = i_n\}$，那么这个随机过程 $\{X_n, n \in T\}$ 被称为马尔可夫过程。这意味着当前时刻的状态只与前一时刻的状态有关。

（2）随机场。

随机场是一个数学概念，用于描述空间中的随机性分布。它可以看作是在某个区域内按照某种分布随机赋值的过程。例如，可以将某个区域比喻为一块土地，而分布在这个土地上的值可以表示不同位置上的一些属性或特性，例如农作物的类型或像素的灰度值。

马尔可夫随机场将这两个概念结合在一起，它描述了一个随机场，其中每个位置的值是一个随机变量，并且这些随机变量之间存在相邻性关系，类似于相邻位置上的农作物类型之间的关系。马尔可夫性质确保了每个位置的值只依赖相邻位置的值，而不受其他位置的影响。这使得马尔可夫随机场成为处理空间数据的有力工具,特别是在图像处理和图像分割等领域。

3.2　基于 MRF 的图像分割

MRF 与吉布斯(Gibbs)分布是等价的[1],即一个随机场关于领域系统 MRF,当且仅当这个随机场也是关于领域系统的 Gibbs 分布,从而用 Gibbs 分布求解 MRF 中的概率分布,运用局部图像运算即可得到全局处理结果,因此对于 MRF 模型的结构信息可以用 Gibbs 分布的表达式描述为

$$p(x_s \mid x_r, r \in \delta(s)) = \frac{\exp\left[-\left(\sum_{c \in C} V_c(x_s \mid x_r)\right)\right]}{\sum_{x_s=1}^{L} \exp\left[-\left(\sum_{c \in C} V_c(x_s \mid x_r)\right)\right]} \tag{3-1}$$

在 MRF 模型中,有几个关键的概念和元素,需要进行进一步的解释,其中,$\delta(s)$ 表示定义在像素位置 $S = \{(i,j) \mid 1 \leqslant i \leqslant N, 1 \leqslant j \leqslant M\}$ 上的二维随机场的领域系统的集合,这意味着其考虑了图像中的像素位置及其周围的邻点;$r \in \delta(s)$ 代表了领域系统 S 的邻点,即与当前像素位置 S 相邻的其他像素点;$c \subset S$ 表示一个势团,C 则表示所有势团 c 的集合,势团通常用于表示图像中的连通区域或者特定的结构;L 代表状态空间,即随机场的相空间,在图像分割中,L 通常表示将图像分割成不同区域的数目。状态空间的选择直接影响到能否准确地划分图像区域。能量函数(也称作势能函数)用于描述随机场的状态和结构,它可以量化不同标记(分割结果)对应的能量级别。

在图像处理中基于统计学概率模型的图像分割问题可以转化为图像的标记问题,从而将图像分割要解决的问题转换为求出满足最大后概率准则对每个像素的分类标号,称为标号场,记为 X。对于图像,可知标号场用来对图像的像素进行跟踪标记,特征场用于拟合原始的观测数据,图像数据的像素值就是观测数据,使图像分割的结果中能够保留更多的细节信息,尽可能准确地反映每一个像素位置的特征信息。根据贝叶斯估计准则和最大后验概率准则,将后验概率转换为先验概率与似然函数的乘积,其中,似然函数是一个高斯分布,而先验概率则是通过 MRF 转换为 Gibbs 分布得到,然后更新标号场使得成绩最大,得到最佳分割[2]。根据贝叶斯准则,最佳分割准则为

$$\hat{x} = \arg\max P(X \mid Y) = \arg\max \frac{P(Y \mid X)P(X)}{P(X)} \tag{3-2}$$

其中,Y 为图像的灰度值,$P(Y)$ 为常数;X 是由 MRF 通过能量函数确定的条件概率,从而使其在全局上具有一致性,通过单个像素及其领域的简单的局部交互,计算局部的 Gibbs 分布得到全局的统计结果,可以获得 MRF 模型复杂的全局行为。考虑到计算效率,采用条件迭代模式(ICM)方法来实现 MRF 在图像分割上的应用,可以将 ICM 表示为

$$\hat{x}_i = \arg\max f(y_i \mid x_i) * f(x_i \mid x_{Ni}) \tag{3-3}$$

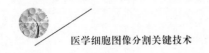
3.3 基于 MRF 细胞图像自动分割

3.3.1 中国餐厅过程

中国餐厅过程（Chinese restaurant process，CRP）是狄利克雷过程（dirichlet process，DP）的一种无限混合模型表示方法，这种方法是一种无监督分类，可以提前估计聚类个数，根据数据的大小自动调整聚类数目，最终会趋向一个有限的固定值[3]。在进行数据分析分类时，能够快速找到潜在聚类数目。中国餐厅过程是关于 n 个顾客在同一个餐厅选择座位的随机过程。假设一家中国餐馆的餐桌数量不限，第一位顾客抵达后坐在第一张桌子上，第二位顾客以一定概率选择坐在第一张桌子或者一张新的桌子上，第三位顾客以一定概率选择坐在第一、第二张桌子或者新的桌子上，以此类推，具体的概率分布[4]为

$$P\left(Z_n = k \mid Z^-\right) = \begin{cases} \dfrac{n_k}{n-1+\alpha} \\[2mm] \dfrac{\alpha}{n-1+\alpha} \end{cases} \tag{3-4}$$

其中，Z_n 表示第 n 个顾客所选的桌子；n_k 表示 k 个桌子上已有的顾客数；α 为先验参数，是一个正常数。中国餐厅过程的优势是"客人越多的桌子，越有可能被新客人选择"。所以，桌子的最终数量会趋向一个有限的固定值。根据图像中的像素信息，顾客代表像素，桌子数代表分割数目，即桌子的个数等于被分割像素的区域数，图像中相同或者相似的像素点会被分到同一个桌子，直到像素被分完，最后桌子数就对应于聚类数目。

中国餐厅过程是狄利克雷过程的一种描述性形式，整个过程运用的是狄利克雷过程混合模型。中国餐厅过程在狄利克雷混合过程模型中扮演数据的先验分布，假设存在观察数据 $\{y_1, y_2, \cdots, y_n\}$，建立分布为 $y_i \mid \theta_i \sim F(\theta_i)$。

那么，每张桌子也有一个分布来描述，记为 $F(\theta)$，这里的分布等同于用中国餐馆过程构造参数 θ 的分布，因此图像数据集服从参数为 $\theta \sim F(\theta)$ 分布，求解这种非解析表达式的概率问题，一般没有具体的解析式来计算，都是一个迭代收敛或者极限过程，所以运用马尔科夫链蒙特卡洛（MCMC）方法的吉布斯算法把图像的像素值聚类到不同的分量分布上，实现数据的聚类[5-7]，聚类数目的最大值就是分割区域 w 的数目。

3.3.2 实现细胞图像自动分割

图像分割要对位置、相空间以及有它们的数量进行描述，通过公式（3-1）可知，参数 L 表示图像分割为不同区域的数目，这个分割区域的数目的准确性，将直接影响分割图像效果，因此在 MRF 图像分割中通过人工设置初始参数 L。中国餐馆模型是一种无监督分类，可以提前估计聚类个数，当细胞图像染色不均匀、图像中细胞的大小不均、处理大量图像等问题出现时[8]，可以通过中国餐厅过程根据数据的大小自动调整聚类数目，通过中国餐厅过程模型得到的 W 参数数目代入公式（3-1）中得到公式（3-5）：

$$p(x_s \mid x_r, r \in \delta(s)) = \frac{\exp\left[-\left(\sum\limits_{c \in C} V_c(x_s \mid x_r)\right)\right]}{\sum\limits_{x_s=1}^{W} \exp\left[-\left(\sum\limits_{c \in C} V_c(x_s \mid x_r)\right)\right]} \tag{3-5}$$

此方法无须人为给定初始分割区域,可自动生成区域数目,有效地解决了人为误分割问题,节省时间。

3.4　实验结果与分析

3.4.1　实验过程

本次研究的对象是人类口腔黏膜细胞,先使用细胞提取和染色方法获取了细胞图像,分辨率为 1600 * 1200 像素。实验使用了 Matlab 8.0 进行算法实现,配置为 64GB 内存、Intel(R) Core(TM) i7-1165G7 @ 2.80GHz 处理器和 Windows 10 操作系统,本算法的基本流程如图 3.1 所示。

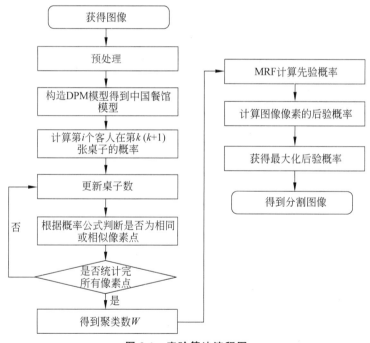

图 3.1　实验算法流程图

先对细胞图像进行灰度化处理,考虑到图像中可能存在噪声,采用了融合滤波来进行去噪和平滑处理。实验证明,与其他滤波算法相比,这种算法在去噪效果上表现更优秀。基于图像的灰度化和混合滤波预处理中采用中国餐馆过程模型来自动确定分割时的聚类数目,这个值被称为 W 值。通过 MRF 和 Gibbs 分布之间的等价关系,运用 Gibbs 分布来估计 MRF 中的概率分布。这将细胞分割问题转换为图像的标记问题。最终,通过更新标号场来实现最佳分割。

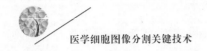

本节采用贝叶斯公式来获得最佳分割标准,使用 ICM(迭代条件模式)方法在细胞图像上执行分割操作。这一过程将复杂的细胞分割问题转换为一个更容易处理的问题,利用统计学概率模型来提高分割的准确性和效率。

3.4.2　实验效果对比

本节对用于细胞图像分割的区域分割方法进行了主观评价[9],并与传统的 MRF 算法进行效果对比,如图 3.2 和图 3.3 所示。

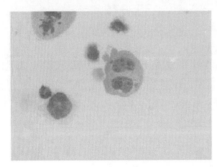
（a）原图

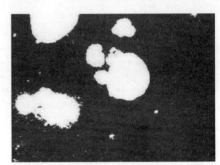
（b）传统算法聚类数为2

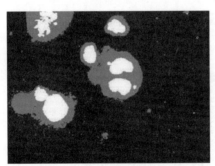
（c）本章得到聚类数为3

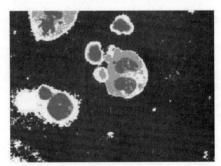
（d）传统算法聚类数为4

图 3.2　对比实验效果

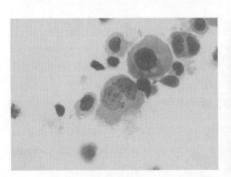
（a）原图

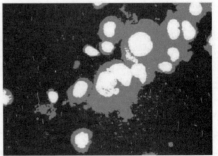
（b）传统算法聚类数为3

图 3.3　不同种类对比实验效果

从图 3.2 和图 3.3 可以明显看出,本章算法在自动生成的聚类数下实现了更出色的图像分割效果,相比传统的 MRF 算法,本章算法在图像分割上的表现更为准确。传统的 MRF 算法在图像分割中受到人为主观因素的影响,而本章算法通过自动生成聚类数,降低了这种主观性,因此在大规模图像处理中具有显著的优势。

下面还将 FCM 算法和 K-means 算法与本章算法进行了对比实验,部分细胞图像分割实验结果如图 3.4、图 3.5 和图 3.6 所示。

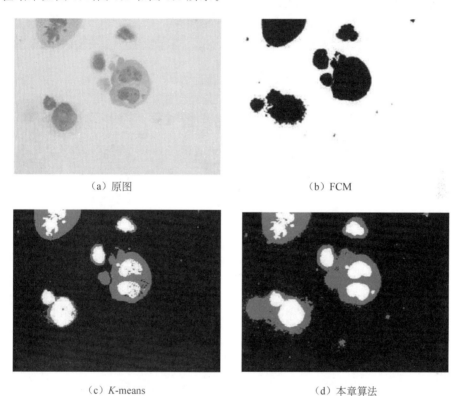

（a）原图　　　　　　　　　　　　　　（b）FCM

（c）K-means　　　　　　　　　　　　（d）本章算法

图 3.4　不同算法的对比实验效果图 1

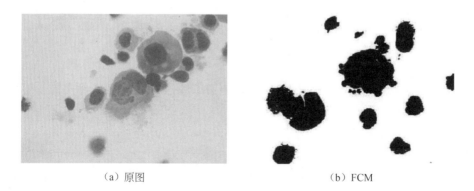

（a）原图　　　　　　　　　　　　　　（b）FCM

图 3.5　不同算法的对比实验效果图 2

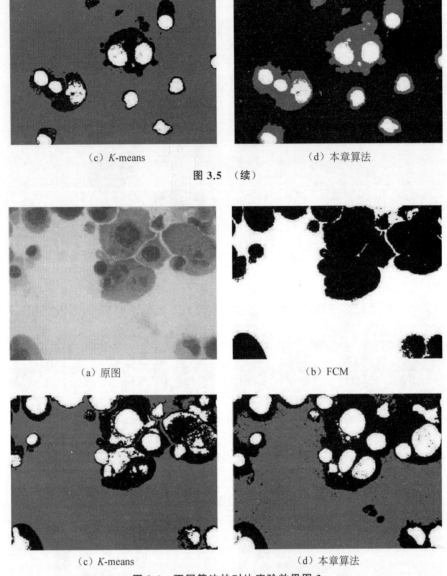

（c）*K*-means （d）本章算法

图 3.5 （续）

（a）原图 （b）FCM

（c）*K*-means （d）本章算法

图 3.6 不同算法的对比实验效果图 3

图 3.4、图 3.5 和图 3.6 展示了对同一幅细胞图像进行的定量分析，将几种基于区域的聚类分割算法与本章的分割算法进行了比较。在这些图中，图 3.4(a)、图 3.5(a)、图 3.6(a)是原始的口腔黏膜细胞灰度图像；图 3.4(b)、图 3.5(b)、图 3.6(b)展示了无监督式聚类分割的 FCM 结果，FCM 聚类分割算法旨在将样本点划分为多个子空间，其特征是数据点对聚类中心的隶属程度；图 3.4(c)、图 3.5(c)、图 3.6(c)是基于 *K*-means 聚类分割方法的分割结果，选择 $k=3$ 作为聚类中心数(实验证明，$k=3$ 相对于其他聚类中心数具有更好的效果)；图 3.4(d)、图 3.5(d)、图 3.6(d)则是本章算法的分割结果，它使用了中国餐厅过程聚类自动确定的聚类数作为 MRF 分割算法的区域参数，通过 ICM 迭代来更新像素值，

从而获得了最佳的分割结果。

3.4.3　实验效果差异评价

本节使用 Precision、Dice、MSE 三个指标进行评估细胞图像的分割效果,以手动标记分割口腔黏膜细胞图像作为金标准,并将本章提出算法、K-means 算法、FCM 算法与金标准进行对比,Precision 表示为

$$Precision = \frac{|\ \{relevant\ documenrs\}\ \bigcap\ \{retrieved\ documents\}\ |}{|\ retrieved\ documents\ |} \tag{3-6}$$

其中,Precision 表示正确结果的像素值除以所有返回结果的像素值,其值越大证明精确度越高,分割效果越好。

Dice[8] 表示为

$$M^k = \frac{2\ V_{ae}^k}{(V_a^k + V_e^k)} \tag{3-7}$$

其中,M 值越大表示分割精度越好。

MSE 表示为

$$MSE = \frac{1}{N}\sum_{t=1}^{N}(absverved_t - predicted_t)^2 \tag{3-8}$$

其中,MSE 是参数估计值(absverved)与参数真值(predicted)之差的平方期望差,MSE 值越小表示分割效果越好。

表 3.1 给出了对上面 3 组口腔黏膜细胞图像的分割评价结果,图 3.7 给出三种算法在不同定量评价中的效果图。

表 3.1　3 组口腔黏膜细胞图像的分割评价结果

	Precision	Dice	MSE
图 3.4(b)	0.8985	0.9466	0.0956
图 3.4(c)	0.9136	0.9201	0.1055
图 3.4(d)	0.9899	0.9949	0.0167
图 3.5(b)	0.8024	0.7042	0.4064
图 3.5(c)	0.9594	0.7920	0.3073
图 3.5(d)	0.9989	0.8647	0.1726
图 3.6(b)	0.7981	0.7127	0.3925
图 3.6(c)	0.8576	0.6741	0.4042
图 3.6(d)	0.9994	0.8493	0.2280

实验结果表明,基于中国餐厅过程模型的 MRF 细胞图像自动分割算法在大部分情况下接近于金标准。通过对 200 张不同的细胞图像进行对比分析,本章算法成功找到并

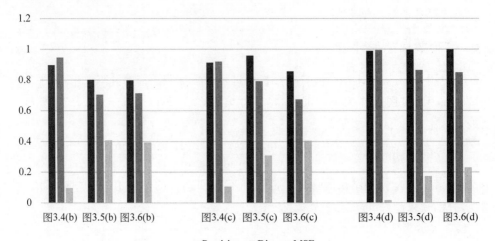

图 3.7　3 种算法在不同定量评价中的效果图

准确分割了细胞核、双核细胞以及微核细胞,其分割精度显著优于 FCM 和 K-means 聚类算法的结果。

3.5　本章小结

本章提出了一种基于 MRF 的医学细胞图像分割算法,并针对医学细胞图像分割中的不精确性等问题,引入了中国餐厅过程模型,提出了一种自动获取初始分割区域的方法。这一方法有效解决了人工设定初始参数时的不确定性和误分割区域的问题,减少了主观因素对结果的影响。本章算法能够清晰地分割细胞核,包括双核细胞和微核细胞,同时能够准确估计初始参数,降低了误分割的风险,提高了效率,可以准确锁定目标区域。相比传统的区域分割方法,本章算法获得了更光滑的分割图像,从而得到更精确的分割结果。

参考文献

［1］ 标本. 基于马尔科夫随机场、模糊理论、D-S 理论的医学图像融合分割方法及研究［D］.昆明:昆明理工大学,2017.

［2］ 李长春,都伟冰,马潇潇,等.改进马尔可夫模型的 SAR 图像分割［J］.遥感信息,2017,32(6):85-89.

［3］ 王婵.基于 Dirichlet 过程混合模型的话题识别与追踪［D］.北京:北京邮电大学,2013.

［4］ 李天彩,王波,席耀一,等.基于分层狄利克雷过程模型的文本分割［J］.数据采集与处理,2017,32(2):408-416.

［5］ 周建英,王飞跃,曾大军.分层 Dirichlet 或称及其应用综述［J］.自动化学报,2011,37(4):389-407.

［6］ Neal R M. Markov Chain Sampling Methods for Dirichlet Process Mixture Models［J］. Journal of Computational and Graphical Statistics,2000,9(2):249-265.

［7］ Wang X G. Learning Motion Patterns Using Hierarchical Bayesian Model［M］. Cambridge：Massachusetts Institute of Technology，2009.

［8］ 王开义，张水发，杨锋，等.基于分水岭和改进 MRF 的马铃薯丁粘连图像在线分割[J]. 农业机械学报，2013，44(9)：187-192.

［9］ 冯云丛.基于信息融合的医学图像阈值分割及评价方法研究[D]. 长春：吉林大学，2017.

第 4 章

基于加权曲率和灰度距离变换的粘连
医学显微细胞图像分割算法

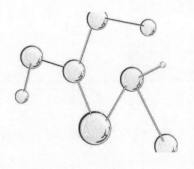

图像分割在医学显微细胞图像分析任务中起着十分重要的作用,而粘连细胞图像分割是其中的热点和难点问题。对于口腔黏膜细胞显微图像而言,良好的分割效果将有助于后续过程中核芽、微核、介质桥的识别与检测。与显微镜配套的分割软件(例如,Molecular Devices 的 MetaMorph 成像软件)通常是基于阈值化或形态学运算,这些方法的擦除作用太强,容易使图像严重受损,从而限制了细胞图像在生物学研究中的使用[1]。细胞图像分割的难点主要在于对粘连细胞的分割:细胞之间往往会有重叠或者交叉的情况出现。分水岭变换以其快速、简单、可并行化、可以获得单个像素宽的闭合轮廓等优点,目前已被广泛用于医学显微图像分割中[2]。

本章将针对口腔黏膜细胞显微图像细胞间存在粘连、重叠导致的分割困难问题,研究粘连细胞图像分割算法,具体研究内容如下:首先,提出了一种快速的双阈值标记的分水岭变换分割算法,实现医学显微细胞图像初分割;然后,提出了一种基于加权曲率和灰度距离变换的粘连细胞分割算法,对初分割处理后的医学显微细胞图像进行二次分割。实验结果证明,本章提出的分割算法对口腔黏膜细胞显微图像有较好的分割效果,特别是二次分割算法能有效地对粘连细胞进行识别与分离,粘连细胞分割准确率与其他算法相比有大幅提高。

4.1　分水岭变换

分水岭变换(watershed transform,WST)是一种数学形态学领域的图像分割算法,由 Beucher 和 Lantuejoul[3]提出并扩展到一般框架,并给出了分水岭和分割线的定义。传统的分水岭分割算法,是一种基于拓扑理论的数学形态学的分割算法,其基本思想是把图像看作是测地学上的拓扑地貌,图像中每一像素的灰度值表示该点的海拔高度,每个局部极小值及其影响区域称为集水盆地,而集水盆地的边界则形成分水岭。分水岭的概念和形成可以通过模拟浸入过程来说明。在每个局部极小值表面,刺穿一个小孔,然后把整个模型慢慢浸入水中,随着浸入深度增加,每个局部极小值的影响域慢慢向外扩展,在两个集水盆汇合处构筑大坝,如图 4.1 所示,即形成分水岭[4]。

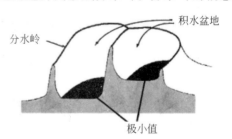

图 4.1　分水岭变换的拓扑地貌图

分水岭变换的计算主要分为两个步骤:一是对每个像素的灰度级由低到高进行排序;二是从低到高实现淹没,并在淹没的过程中对每一个局部极小值在 h 阶高度的影响域采用先进先出结构进行判断及标注。分水岭变换得到的是输入图像的集水盆图像,分水岭即为集水盆之间的边界点,所以分水岭所表示的是图像灰度级中的极大值点[5]。

因此,为得到图像的边缘信息,通常把梯度图像作为输入图像。基于梯度图像的直接分水岭算法容易导致图像的过分割,产生这一现象的原因主要是输入的图像存在过多的极小区域而产生许多小的集水盆地,从而导致分割后的图像不能将图像中有意义的区域表示出来。

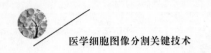

为了解决过分割问题通常采用以下办法：

（1）在分水岭变换前进行图像预处理操作，如通过图像滤波消除噪声、通过图像平滑使物体灰度均匀化。

（2）在分水岭变换过程中加入约束条件，人为地引导其进行合理的分割。最典型的就是使用控制标记符，通过设定阈值的方法来铺平梯度图像的局部极小值。但阈值的设定涉及梯度的高度，不合适的阈值只会使分割结果更差。

（3）在分割完毕后采用区域合并的操作，即在分水岭变换后依照某种准则对过分割区域进行合并。

4.2 快速双阈值标记分水岭变换的图像分割算法

传统的分水岭变换对噪声十分敏感，特别是口腔黏膜细胞显微图像的前景和背景复杂程度不一，这将导致严重的过分割问题。为了解决过分割问题，本章提出了一种快速的双阈值标记分水岭变换的细胞图像分割算法。它使用预定义标记来引导图像分割，原理是对细胞图像的部分像素做标记，表明它的所属区域是已知的，分水岭变换可以根据这个初始标签确定其他像素所属的区域。传统的基于梯度的分水岭变换和改进后基于标记的分水岭变换算法示意图如图 4.2 所示。

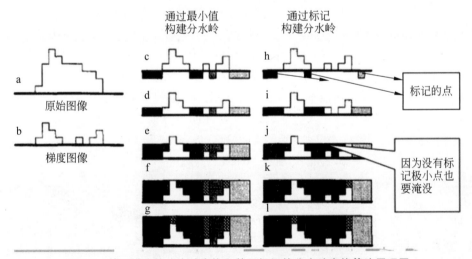

图 4.2　基于梯度的分水岭变换和基于标记的分水岭变换算法原理图

从图 4.2 可知，传统的基于梯度图像的分水岭变换算法由于局部最小值过多造成分割后的分水岭较多。而基于标记的分水岭算法，水淹过程从预先定义好的标记图像（像素）开始，较好地克服了过度分割的不足。

本节主要研究医学显微细胞图像的初分割问题，提出了一种快速的双阈值标记分水岭变换的细胞图像分割算法。

4.2.1　双阈值迭代法构建标记图像

标记控制的分水岭变换分割结果很大程度上取决于标记图像的构建,而标记图像是由阈值分割后,经形态学处理获得的。由此可见,获取最佳阈值是获取最佳标记的关键。阈值法是图像分割中的经典方法,它利用图像中要提取的目标与背景在灰度上的差异,通过设置阈值来把像素级分成若干类,从而实现目标与背景的分离。口腔黏膜细胞显微图像的分割目标是将图像分割成背景、细胞、细胞核三类,属于多分类分割问题。双阈值方法[6]能够根据灰度图的像素级,在图像中获取两个阈值(T_1,T_2),恰好符合三类分割要求。两个阈值分别对应细胞和细胞核的分割,其中,区间$[0,T_1]$用来描述细胞核,区间$[T_1,T_2]$用来描述细胞,区间$[T_2,255]$用来描述背景。由于细胞图像间的像素级存在差异,每幅图像分割对应的双阈值也不尽相同,因此,采用双阈值迭代法来自动获取阈值(T_1,T_2)。算法 4.1 总结了双阈值迭代法的具体实现步骤。

算法 4.1　双阈值迭代法的实现步骤

(1) 为 T_1,T_2 赋初值。

$$T_1 = (\text{int})((\text{minlevel} + \text{maxlevel})/3)$$
$$T_2 = (\text{int})(2 * (\text{minlevel} + \text{maxlevel})/3)$$

其中,minlevel 为大于 5 个像素点的最小灰度值;maxlevel 为大于 5 个像素点的最大灰度值。

(2) 迭代计算。

while(true){

(a) TT_1,TT_2 的值。

$$TT_1 = \frac{1}{2} \times \left(\frac{\sum\limits_{k=1}^{T_1} h_k \times k}{\sum\limits_{k=1}^{T_1} h_k} + \frac{\sum\limits_{k=T_1}^{T_2} h_k \times k}{\sum\limits_{k=T_1}^{T_2} h_k} \right) \qquad (4\text{-}1)$$

$$TT_2 = \frac{1}{2} \times \left(\frac{\sum\limits_{k=T_1}^{T_2} h_k \times k}{\sum\limits_{k=T_1}^{T_2} h_k} + \frac{\sum\limits_{k=T_2}^{255} h_k \times k}{\sum\limits_{k=T_2}^{255} h_k} \right) \qquad (4\text{-}2)$$

其中,k 表示灰度值,h_k 表示灰度值为 k 的像素点个数。

(b) if($TT_1 = T_1$ && $TT_2 = T_2$) break;　　　　//算法结束

else{

$T_1 = TT_1$; $T_2 = TT_1$;

}

}

(3) 获得最终阈值 T_1,T_2,算法结束。

4.2.2　双阈值标记分水岭变换的图像分割算法实现

对于医学显微细胞图像的初分割问题,本节提出了一种快速的双阈值标记分水岭变

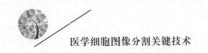
换的细胞图像分割算法,算法的流程图如图 4.3 所示。

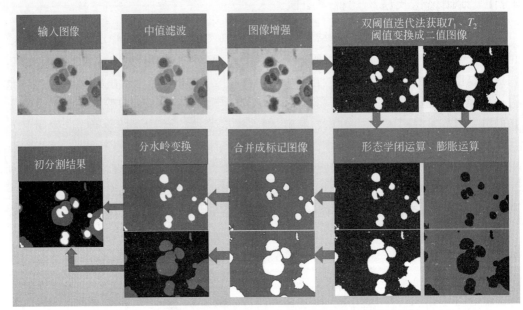

图 4.3　双阈值标记分水岭变换的细胞图像初分割算法流程图

如图 4.3 所示,本节提出的初分割算法,首先采用中值滤波(5×5 模板)对细胞图像进行去噪处理。中值滤波是一种典型的非线性滤波,是基于排序统计理论的一种能够有效抑制噪声的非线性信号处理技术,基本思想是用像素点邻域灰度值的中值来代替该像素点的灰度值,让周围的像素值接近真实的值从而消除孤立的噪声点。然后,将去噪后的图像采用第 2 章提出的图像增强方法进行增强处理,提高图像分割质量。接着,采用双阈值迭代法获取灰度图像的分割阈值 T_1 和 T_2。最后,采用标记控制的分水岭变换分别对细胞和细胞核进行分割,得到初分割的细胞图像。

算法 4.2　双阈值标记分水岭变换的图像初分割算法的实现步骤

(1) 使用 T_1 作为阈值分割细胞核,使用 T_2 作为阈值分割细胞,采用阈值法分割灰度图,获得二值图像;

(2) 对二值图像进行闭运算填充物体内细小空洞、连接邻近物体,获取前景;

(3) 对二值图像进行两次锚点为结构元素中心点的形态学膨胀运算,用来连通相似颜色或强度的区域,获得背景;

(4) 将前景图、背景图合成标记图像;

(5) 将标记图像设置为参数后,进行分水岭变换,分别获得细胞核和细胞的分水岭分割图;

(6) 将细胞核与细胞的分割图进行合并,得到初步分割结果。

基于 4.2.1 节获取的双阈值 T_1、T_2,算法 4.2 总结了本节提出的双阈值标记分水岭变换的图像初分割算法的实现步骤。图 4.4 为原始输入图像及分割结果图。

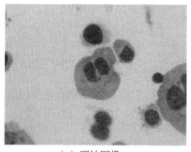
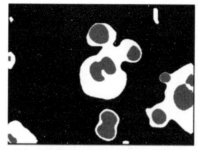

（a）原始图像　　　　　　　（b）双阈值标记分水岭变换初分割结果

图 4.4　双阈值标记分水岭变换分割结果

4.3　基于加权曲率和灰度距离变换的粘连细胞图像分割算法

　　双阈值标记分水岭变换分割算法对于单细胞图像分割效果最好,对于多细胞和密集细胞图像的粘连细胞分割能力较弱。特别是高聚集的粘连细胞图像需要在初次分割基础上进行二次分割。因此,本节提出了一种基于加权曲率和灰度距离变换的粘连细胞图像分割算法,具体研究内容为：首先,通过计算加权曲率找到粘连细胞的凹点,通过探针法建立分割线；然后,采用提出的灰度距离变换获取区域最大值位置；最后,根据分割线以及区域最大值信息构建新的标记图像,在初分割基础上对细胞图像进行二次分水岭变换,从而达到分离粘连细胞的目的。

4.3.1　判断粘连细胞

　　医学显微细胞图像经初分割处理后,将原图像分离出背景、细胞以及细胞核。在初分割结果中不能确定哪些轮廓是粘连细胞(核),因此,在粘连细胞(核)分离之前需要判断粘连细胞(核)。这里采用了面积、周长、固性、凸性四个标准来判断某一轮廓是否为粘连细胞(核),具体过程为：首先,通过计算面积和周长方法进行判断,根据实际测定和综合计算,设定细胞周长和面积的阈值分别为 400 和 10000,细胞核周长和面积的阈值为 200 和 3000,周长和面积小于阈值的轮廓将被去除。接着,对剩余轮廓计算固性,做进一步判断,固性(solidity)的定义为

$$\text{solidity} = \frac{S_a}{S_b} \tag{4-3}$$

其中,S_a 为当前粘连细胞簇区域面积,S_b 为该区域最小凸多边形面积,固性的取值范围是 $[0,1)$。若为粘连细胞(核),则固性值将明显小于 1。本节设置固性阈值为 0.9。

　　最后,再采用对轮廓计算凸性的方法进行最终筛选,凸性(convexity)的定义为

$$\text{convexity} = \frac{C_a}{C_b} \tag{4-4}$$

其中,C_a 为当前粘连细胞区域周长；C_b 为该区域最小凸多边形周长；凸性的值为大于等于 1 的正数；若为粘连细胞(核),则凸性值将明显大于 1。经过多次实验,本节设置凸性

阈值为 1.2。

4.3.2　曲率计算及确定凹点

细胞的正常轮廓一般为椭圆形,因此多数文献采用椭圆拟合方法分离粘连细胞[7]。而口腔黏膜细胞显微图像粘连细胞(核)中的细胞大多数呈现不规则形状,椭圆拟合方法很难得到正确的分割结果。医学显微细胞图像中细胞(核)粘连处会有凹形轮廓产生,因此,寻找凹点就成为分割口腔黏膜细胞显微图像粘连细胞的突破口。如图 4.5 所示为医学显微细胞图像和分割后的粘连细胞(核)及凹形轮廓,图 4.5(a)是原细胞图像,图 4.5(b)是初分割后的细胞图像,在图 4.5(b)中方框区域内为粘连细胞(核),椭圆区域内为凹形轮廓,即为粘连细胞(核)的分离点所在区域。

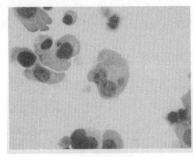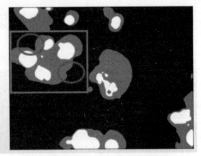

（a）原细胞图像　　　　　　　　　（b）细胞图像的初分割结果

图 4.5　医学显微细胞图像和分割后的粘连细胞(核)及凹形轮廓

寻找凹点的算法步骤描述如下:首先,从初分割的图像中对粘连细胞提取轮廓;然后,计算轮廓上每个点的曲率和方向,以当前点 A 及轮廓上当前点两侧相邻的第 15 个点 B、C 为顶点构成三角形(若三点在一条直线上,则曲率值为 0),如果 BC 边的中点 D 在轮廓之外,则当前点 A 定义为凹点,其曲率值 k 为 A 点到 D 点的欧氏距离,如图 4.6(a)所示;如果 BC 边的中点 D 在轮廓之内,则当前点 A 定义为凸点,其曲率值 k 为负 A 点到 D 点的欧氏距离,如图 4.6(b)所示。凹点和凸点的曲率方向为点 D 到当前点 A 的方向,即凹点的方向指向轮廓内部,凸点的方向指向轮廓的外部。曲率值 k 的计算公式为

$$k = \begin{cases} \mathrm{dist}(A,D), & \text{凹点} \\ -\mathrm{dist}(A,D), & \text{凸点} \end{cases} \tag{4-5}$$

其中,dist() 为两点的欧式距离。

为了使曲率计算在算法中更容易使用,在计算轮廓上所有点的曲率之后,将曲率值(CV_i)归一化到 $(0,100)$ 区间,即

$$CV_i = \begin{cases} \dfrac{100 \times (k_i - \min(k_1,k_2,\cdots,k_n))}{\max(k_1,k_2,\cdots,k_n) - \min(k_1,k_2,\cdots,k_n)}, & k_i > 0 \\ 0, & \text{其他} \end{cases} \tag{4-6}$$

其中,k_i 表示曲率归一化之前的第 i 点的曲率值。

轮廓上的点经曲率归一化计算后,会出现连续多个凹点的情况,那么如何确定最终凹点呢?首先,对非零曲率点的曲率值进行加权处理,即当前点的加权曲率值等于相邻 10

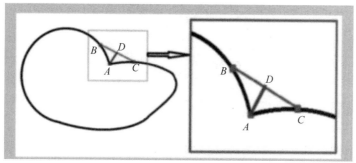

（a）点 A 为凹点

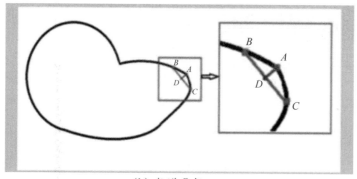

（b）点 A 为凸点

图 4.6　寻找凹点示意图

个点与当前点的曲率之和；然后，找出连续超过 10 个点的非零加权曲率最大点，将其余连续非零点加权曲率设置为零；最后，轮廓上所有加权曲率值大于 50 的点即为真实凹点。

图 4.7 是真实细胞图像寻找凹点的情况。图 4.7(a) 和图 4.7(d) 是原细胞图像，图 4.7(b) 和图 4.7(e) 是经初分割后背景、细胞、细胞核的分割结果，图 4.7(c) 和图 4.7(f) 是细胞轮廓经加权曲率计算后确定的凹点信息。

4.3.3　建立分割线

轮廓上确定凹点之后，需要通过凹点的权值和方向建立分割线，因此，本节提出了一种探针式搜索策略建立分割线算法。首先，以凹点为起点，以凹点方向为探针方向做长度为 15 的线段（探针），该探针可调整 5 个方向，即 $0°$（当前探针方向）、向左偏移 $30°$、向右偏移 $30°$、向左偏移 $45°$、向右偏移 $45°$。以深度优先搜索策略完成分割线的建立，具体函数定义为

SearchSeqLine(Point p_c，Point p_p，int count)

{

通过前一个点 p_p 和当前点 p_c 计算下一个 0 度方向点 p_0 的位置，计算公式为

$$p_0.x = p_p.x + \frac{(p_c.x - p_p.x) * (\mathrm{dist}(p_c, p_p) + 15)}{\mathrm{dist}(p_c, p_p)} \tag{4-7}$$

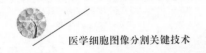
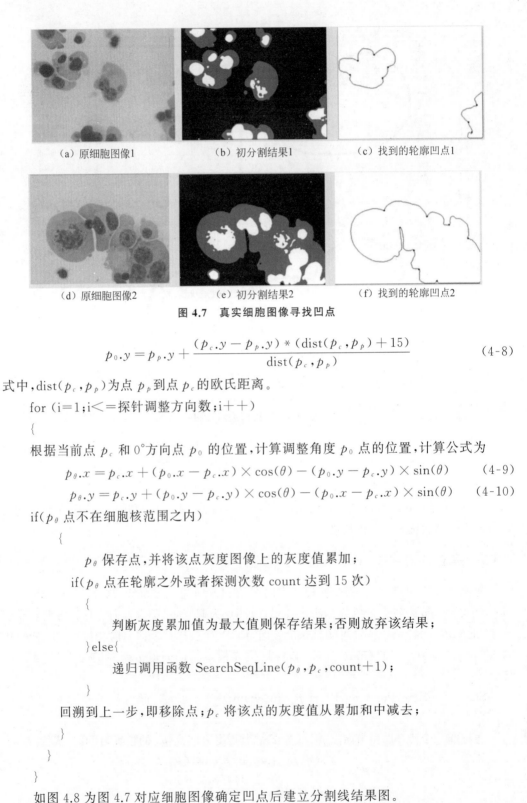

(a) 原细胞图像1　　　　　(b) 初分割结果1　　　　　(c) 找到的轮廓凹点1

(d) 原细胞图像2　　　　　(e) 初分割结果2　　　　　(f) 找到的轮廓凹点2

图 4.7　真实细胞图像寻找凹点

$$p_0.y = p_p.y + \frac{(p_c.y - p_p.y) * (\mathrm{dist}(p_c, p_p) + 15)}{\mathrm{dist}(p_c, p_p)} \tag{4-8}$$

式中,$\mathrm{dist}(p_c, p_p)$为点 p_p 到点 p_c 的欧氏距离。

for (i=1;i<=探针调整方向数;i++)

{

根据当前点 p_c 和 0°方向点 p_0 的位置,计算调整角度 p_0 点的位置,计算公式为

$$p_\theta.x = p_c.x + (p_0.x - p_c.x) \times \cos(\theta) - (p_0.y - p_c.y) \times \sin(\theta) \tag{4-9}$$

$$p_\theta.y = p_c.y + (p_0.y - p_c.y) \times \cos(\theta) - (p_0.x - p_c.x) \times \sin(\theta) \tag{4-10}$$

if(p_θ 点不在细胞核范围之内)

　　{

　　　　p_θ 保存点,并将该点灰度图像上的灰度值累加;

　　　　if(p_θ 点在轮廓之外或者探测次数 count 达到 15 次)

　　　　{

　　　　　　判断灰度累加值为最大值则保存结果;否则放弃该结果;

　　　　}else{

　　　　　　递归调用函数 SearchSeqLine(p_θ,p_c,count+1);

　　　　}

　　　　回溯到上一步,即移除点;p_c 将该点的灰度值从累加和中减去;

　　}

　}

}

如图 4.8 为图 4.7 对应细胞图像确定凹点后建立分割线结果图。

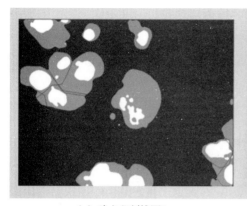 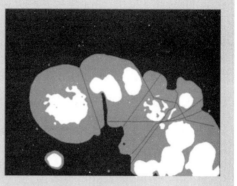

（a）建立分割线图1　　　　　　　　　　（b）建立分割线图2

图 4.8　探针式深度优先搜索法建立分割线的结果图

4.3.4　关联灰度细胞图像的距离变换

距离变换也称为距离函数或者斜切算法，它描述的是图像中像素点与某个区域块的距离，区域块中的像素点值为 0，临近区域块的像素点有较小的值，离它越远值越大，传统的距离变换如图 4.9 所示。自 1966 年以来，研究者提出了许多距离变换方法，但大多数方法只应用于二进制图像[8]。

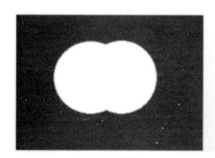 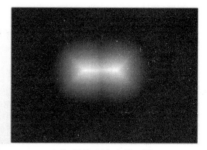

（a）输入图像　　　　　　　　　　（b）传统距离变换图像

图 4.9　传统的距离变换

在本节中，需要通过距离变换获得粘连细胞的区域极大值，由于口腔黏膜细胞显微图像中粘连细胞不规则，传统的距离变换定位的区域极大值误差较大。为此，本节提出了一种与灰度细胞图像相关联的距离变换算法（Gray-Distance，GD 法），以解决参数输入及区域最极值不正确等问题。GD 法主要具有以下特征：

（1）GD 法可以应用于二进制图像和灰度图像；

（2）GD 法的输出是距离图，其中更靠近图像背景的像素具有较小的距离值；

（3）对于具有相同距离的像素，具有较高强度的像素具有较高的距离值。

算法 4.3 总结了关联灰度细胞图像的距离变换算法的具体实现步骤，图 4.10 是示例图像的 GD 法实现步骤和结果。

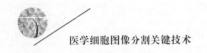
算法 4.3　GD 法的实现步骤

（1）获取灰度细胞图像的距离变换图像 D 和灰度图像 G；

（2）由公式（4-7）建立灰度距离变换图像 GD：

$$GD_{i,j} = D_{i,j} \times 0.8 + G_{i,j} \times 0.2 \qquad (4\text{-}11)$$

其中，$GD_{i,j}$ 表示灰度距离变换细胞图像像素点的灰度值，$D_{i,j}$ 表示变换图像 D 对应点的灰度值，$G_{i,j}$ 表示灰度图像 G 对应点的灰度值。

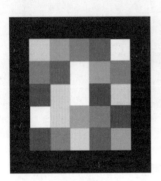 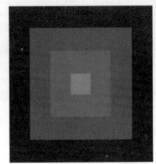 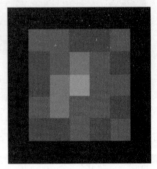

　　（a）输入图像　　　　　　　　（b）经距离变换后的图像　　　　（c）经GD法距离变换的输出图像

0	0	0	0	0	0	0
0	5	4	3	2	6	0
0	3	2	6	4	3	0
0	1	5	6	1	5	0
0	6	5	4	3	1	0
0	1	3	5	2	4	0
0	0	0	0	0	0	0

0	0	0	0	0	0	0
0	1	1	1	1	1	0
0	1	2	2	2	1	0
0	1	2	2	1	1	0
0	1	2	2	1	1	0
0	1	1	1	1	1	0
0	0	0	0	0	0	0

0	0	0	0	0	0	0
0	2	2	1	1	2	0
0	1	2	3	2	1	0
0	1	3	4	2	2	0
0	2	3	2	2	1	0
0	1	1	2	1	2	0
0	0	0	0	0	0	0

（d）输入图像像素的强度　　　　（e）距离变换图像像素的强度　　　　（f）输出图像像素的强度

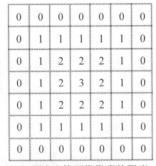

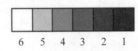

6　　5　　4　　3　　2　　1

图 4.10　GD 法距离变换实现步骤和结果

　　图 4.11 是传统距离变换法分割结果与 GD 法距离变换分割结果比较情况。其中图 4.11（a）是输入的细胞图像，图 4.11（b）是距离变换得到的输出图像，图 4.12（c）是由图 4.11（b）作为标记获取的分水岭变换分割结果，图 4.11（d）是 GD 法距离变换得到的输出图像，图 4.11（e）是由图 4.11（d）作为标记获得的分水岭变换分割结果。如图 4.11 所示，可以看到，GD 法变换为后续的分割提供更多的细节信息，图 4.11（e）中圆圈标记部分是在传统距离变换分割结果中被漏掉的小细胞。由此可见，GD 法将距离信息与灰度信息相结合，具有更准确的分割结果。

4.3.5　基于加权曲率和灰度距离变换的粘连细胞图像分割算法实现步骤

　　算法 4.4 给出了本章所提出的基于加权曲率和灰度距离变换的粘连细胞分割算法的

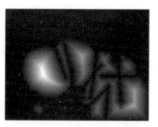

（b）距离变换得到的输出图像

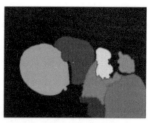

（c）由图（b）作为标记获取的
分水岭变换分割结果

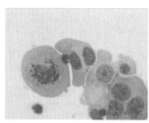

（a）输入图像细胞

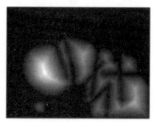

（d）GD 法距离变换得到的输出
图像

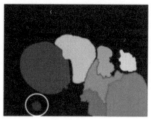

（e）由图（d）作为标记获得的
分水岭变换分割结果

图 4.11　传统距离变换法与 GD 法距离变换分割结果比较

具体实现步骤。图 4.12、图 4.13 为粘连细胞图像分割实现步骤的结果图。

算法 4.4　粘连细胞图像分割算法的实现步骤

（1）获取轮廓。分别对分割后的细胞、细胞核取轮廓；

（2）判断是否为粘连细胞。

① 获取每个轮廓的最小凸多边形；

② 采用面积、周长、固性（面积比＜0.9）、凸性（周长比＞1.2）判断是否为粘连细胞；

（3）寻找轮廓上的凹点。

① 以当前点及两侧相邻的第 15 个点为顶点做三角形；

② 根据当前点为顶点的三角形对角边中点是否在轮廓外部判断当前点是否为凹点；将以当前点为顶点的中线长度作为当前点的曲率值；以对角边中点到当前点的方向为当前点的方向；

③ 将每个点的曲率值归一化到（0,100）区间；

④ 计算加权曲率值，轮廓上每个非 0 曲率点的权重等于以该点为中心的相邻 10 个点的曲率之和；

⑤ 加权曲率值连续大于 0 的点数超过 10 个，则该区域中加权曲率值最高且大于 50 的点为凹点；

（4）探针法建立分割线，参见 4.3.3 节；

（5）对建立了分割线的图像采用灰度距离变换确定粘连细胞区域极大值，经阈值变换后获得标记图像；

（6）将标记图像作为参数设置后，进行二次分水岭分割，完成粘连细胞分割，得到最终分割结果。

由图 4.12、图 4.13 可知，本节提出的基于加权曲率和灰度距离变换的粘连细胞图像分割算法可以取得较好的分割结果。

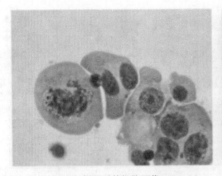
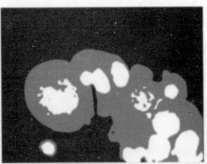

（a）增强后的细胞图像 （b）初次分割结果

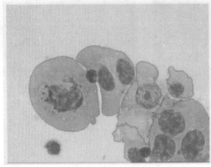
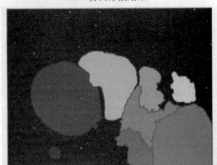

（c）粘连细胞分割轮廓图 （d）粘连细胞分割结果

图 4.12 粘连细胞图像分割实现步骤的结果图 1

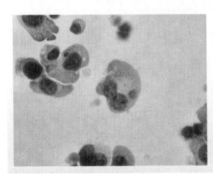
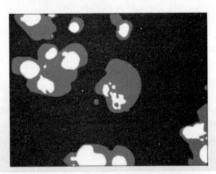

（a）增强后的细胞图像 （b）初次分割结果

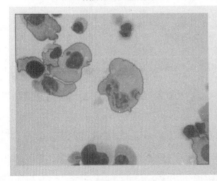
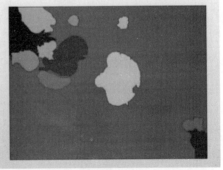

（c）粘连细胞分割轮廓图 （d）粘连细胞分割结果

图 4.13 粘连细胞图像分割实现步骤的结果图 2

4.3.6　粘连细胞核的分割算法

细胞核存在于细胞之内,粘连细胞核的粘连复杂度较粘连细胞要低得多,因此,对于粘连细胞核的分割,采用相对简单的方法完成。细胞核分割算法的具体步骤为:首先,判断细胞核轮廓是否为粘连细胞核(判断方法见 4.3.1 节);然后,采用分离点对的方法进行分割,即轮廓上的分离点一般出现在狭窄部位[9],对粘连区域进行瓶颈率检测,可以获得分离点对。

对于轮廓上任意的两个像素点 p_a 和 p_b,它们之间的瓶颈率 bottle_rate(p_a, p_b) 定义为[9]

$$\text{bottle\_rate}(p_a, p_b) = \frac{\text{dist}(p_a, p_b)}{\min(\text{length}(p_a, p_b), \text{length}(p_b, p_a))} \tag{4-12}$$

其中,dist(p_a, p_b) 为点 p_a 与 p_b 的欧氏距离;length(p_a, p_b) 为点 p_a 沿着细胞轮廓顺时针行进至点 p_b 的路径长度;min() 表示取两条路径中长度较小的值。计算轮廓上所有像素点两两之间的瓶颈率,瓶颈率最小的点对即为分离点对。

获得分离点对之后,需要建立分割线,下面分两种情况介绍建立分割线的过程,如图 4.14 所示。

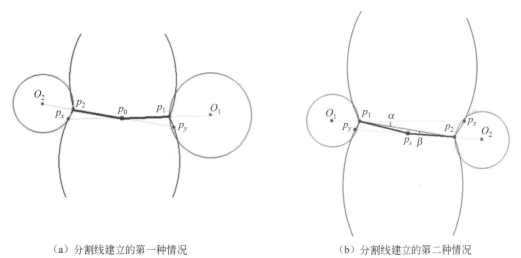

　　　（a）分割线建立的第一种情况　　　　　　　　　（b）分割线建立的第二种情况

图 4.14　分离点对建立分割线的过程

在图 4.14(a)中,现有分离点对 (p_1, p_2),在 p_1 两侧各取两点,两个相邻点间隔为 10,在轮廓上共获得 5 个点,过 5 个点做拟合圆,拟合圆圆心为 O_1,做射线 $O_1 p_1$ 与轮廓相交于点 p_x;同理过 p_2 点的拟合圆圆心 O_2 做射线 $O_2 p_2$ 与轮廓相交点 p_y;若 $O_1 p_1$ 与 $O_2 p_2$ 的相交点 p_0 在轮廓内部,则线段 $p_0 p_1$ 与 $p_0 p_2$ 为分割线。

在图 4.14(b)中,若射线 $O_1 p_1$ 与 $O_2 p_2$ 在轮廓内部不相交,则连接线段 $p_1 p_2$,分别计算射线 $O_1 p_1$、$O_2 p_2$ 与线段 $p_1 p_2$ 的夹角 α、β,若 $\alpha < \beta$,取线段 $p_1 p_x$ 的中点 p_α,则线段 $p_1 p_\alpha$、$p_2 p_\alpha$ 为分割线;若 $\alpha > \beta$,取线段 $p_2 p_y$ 的中点 p_β,则线段 $p_1 p_\beta$、$p_2 p_\beta$ 为分割线。

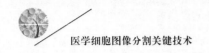

4.4　粘连细胞图像分割实验结果及分析

基于分水岭变换的算法和基于水平集的算法是目前医学显微细胞图像分割中使用较广泛的两种算法,本节将本章提出的算法与这两种分割算法进行比较。

本章在分水岭算法[10]的基础上改进,提出了基于曲率加权计算和灰度距离变换的粘连细胞分割算法(adhesion cells segmentation based on curvature weighted calculation and gray distance transform),简称为 CWC-GDT 分割算法。Ren 等[12]提出了一种结合分水岭算法及区域相似度合并的磨粒图像自适应分割算法(segmentation method combines watershed algorithm and regional similarity)实现图像分割处理,简称为 WSRS 分割算法。Fan 等[47]采用水平集活动轮廓模型提取细胞(核)轮廓曲线的算法(segmentation using level set based active contour model)实现图像分割处理,简称为 LSACM 分割算法。由于 CWC-GDT 分割算法与 WSRS 分割算法类似,均是结合分水岭算法来实现图像分割。CWC-GDT 分割算法与 LSACM 分割算法类似,均是通过建立细胞图像轮廓模型提取细胞(核)轮廓曲线实现图像分割。因此将本章提出的 CWC-GDT 分割算法分别与以上两种算法(WSRS 分割算法[12]、LSACM 分割算法[11])进行比较,以确定 CWC-GDT 分割算法的有效性与优越性。

实验数据图像以口腔黏膜细胞图像为例,来验证本章提出的 CWC-GDT 分割算法的有效性。选取了 200 幅口腔黏膜细胞图像构成实验数据集,数据集中兼顾了各种类型的细胞图像,每幅图像大小为 640×480 像素。实验过程中,使用相同参数测试 CWC-GDT 分割算法。根据 CWC-GDT 分割算法的原理,具有大量细胞的图像会对处理速度产生一定影响,但不会带来进一步的技术问题。在本章研究中,所有实验都是在集成开发环境 Visual Studio 2017、openCV 3.4 上实现的,并在一台 64 位个人计算机(Intel i7-7500U CPU @ 2.7 GHz,8.0 GB RAM,Microsoft Windows 10 操作系统)上进行。

4.4.1　粘连细胞图像分割结果主观评价

首先,将 CWC-GDT 分割算法在口腔黏膜细胞图像上进行处理,初分割结果与粘连细胞图像分割结果如图 4.15 所示。在图 4.15 中,以图 4.15(a)~图 4.15(d)为例进行说明,图 4.15(a)是增强后的细胞图像;图 4.15(b)为初次分割处理后得到的分割结果图像;图 4.15(c)为粘连细胞分割图像;图 4.15(d)为最终分割轮廓图。可以看出,本章提出的 CWC-GDT 分割方法能够准确找到凹点,采用探针法建立分割线,获取细胞(核)轮廓信息,实现粘连细胞图像的准确分割。提出的分割方法按不同像素点的不同区域有针对性地分割粘连细胞,分割后的图像整体轮廓较为准确。

其次,CWC-GDT 分割算法是在分水岭分割算法[10]基础上改进的,所以将 CWC-GDT 与 WSRS 算法[12]、LSACM[11]算法分别进行分割实验,比较分割结果,如图 4.16 所示。图 4.16 给出了 4 幅口腔黏膜细胞图像,并通过 WSRS 分割算法、LSACM 分割算法、CWC-GDT 分割算法得到了图像分割处理结果。图 4.16(a)~图 4.16(d)是增强的细胞图像;图 4.16(e)~图 4.16(h)是专家手动分割结果;图 4.16(i)~图 4.16(l)是 WSRS 算法分

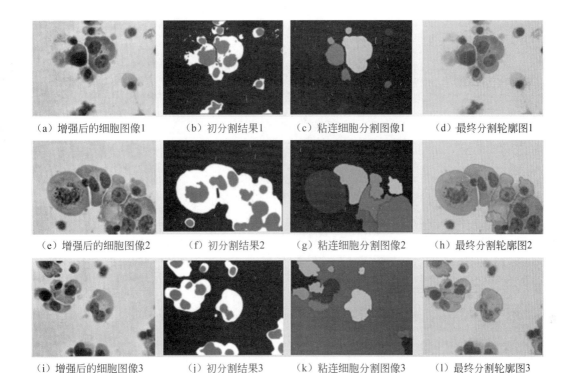

（a）增强后的细胞图像1	（b）初分割结果1	（c）粘连细胞分割图像1	（d）最终分割轮廓图1
（e）增强后的细胞图像2	（f）初分割结果2	（g）粘连细胞分割图像2	（h）最终分割轮廓图2
（i）增强后的细胞图像3	（j）初分割结果3	（k）粘连细胞分割图像3	（l）最终分割轮廓图3

图 4.15　粘连细胞图像分割结果

割结果;图 4.16(m)～图 4.16(p)是 LSACM 算法分割结果;图 4.16(q)～图 4.16(t)是 CWC-GDT 算法分割结果。可以看出,当细胞密度很高时,WSRS 方法无法提取正确的标记,因此图像过分割严重。而 LSACM 分割算法对于粘连细胞的分割能力有限,存在粘连细胞的误分割、欠分割等情况。相比以上两种算法,采用 CWC-GDT 分割算法得到的粘连细胞分割图像没有分割过度或不足的问题,并且分割后的图像整体轮廓准确,对于粘连细胞的分割明显优于其他两种算法。

4.4.2　粘连细胞图像分割结果客观评价

为了对本章提出的 CWC-GDT 分割算法做出定量评价,采用精确率(precision)、召回率(recall)和准确率(accuracy)三个指标对分割算法进行定量评价,具体定义为

$$\text{precision} = \frac{TP}{TP + FP} \tag{4-13}$$

$$\text{recall} = \frac{TP}{TP + FN} \tag{4-14}$$

$$\text{accuracy} = \frac{\text{precision} + \text{recall}}{2} \tag{4-15}$$

其中,TP(true positive)是检测到的真实细胞(核)的数目;FP(false positive)是检测到的伪细胞(核)的数目;FN(false negative)是错误地检测为细胞(核)的数目。

对于医学显微细胞图像分割,可使用上述三个客观评价指标 precision、recall 和 accuracy 来客观地评价 WSRS 分割算法、LSACM 分割算法和本节提出的 CWC-GDT 分

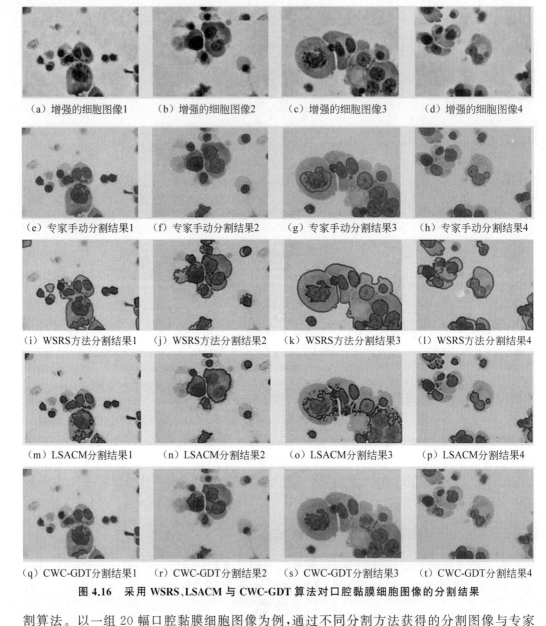

（a）增强的细胞图像1　　（b）增强的细胞图像2　　（c）增强的细胞图像3　　（d）增强的细胞图像4

（e）专家手动分割结果1　（f）专家手动分割结果2　（g）专家手动分割结果3　（h）专家手动分割结果4

（i）WSRS方法分割结果1　（j）WSRS方法分割结果2　（k）WSRS方法分割结果3　（l）WSRS方法分割结果4

（m）LSACM分割结果1　　（n）LSACM分割结果2　　（o）LSACM分割结果3　　（p）LSACM分割结果4

（q）CWC-GDT分割结果1　（r）CWC-GDT分割结果2　（s）CWC-GDT分割结果3　（t）CWC-GDT分割结果4

图 4.16　采用 WSRS、LSACM 与 CWC-GDT 算法对口腔黏膜细胞图像的分割结果

割算法。以一组 20 幅口腔黏膜细胞图像为例，通过不同分割方法获得的分割图像与专家手动分割结果进行比较，计算分割质量评价指标，结果参见表 4.1。

表 4.1　WSRS、LSACM、CWC-GDT 三种算法分割结果及评价指标计算

分割算法	WSRS 算法		LSACM 算法		CWC-GDT 算法	
	细　胞	细胞核	细　胞	细胞核	细　胞	细胞核
TP	71	123	62	134	126	185
FP	27	33	45	72	22	45

续表

分割算法	WSRS 算法		LSACM 算法		CWC-GDT 算法	
	细 胞	细 胞 核	细 胞	细 胞 核	细 胞	细 胞 核
FN	76	136	85	125	20	60
precision	0.7245	0.7885	0.5794	0.6505	0.8514	0.8043
recall	0.483	0.4749	0.4218	0.5174	0.863	0.7551
accuracy	0.6038	0.6317	0.5006	0.584	0.8572	0.7797

由图 4.17 可以看到,对于粘连细胞的分割,CWC-GDT 算法的准确率比 WSRS 算法和 LSACM 算法分别提高了 25.3% 和 35.5%;由图 4.18 可以看到,对于细胞核的分割,CWC-GDT 算法的准确率比 WSRS 算法和 LSACM 算法分别提高了 14.8% 和 19.6%。

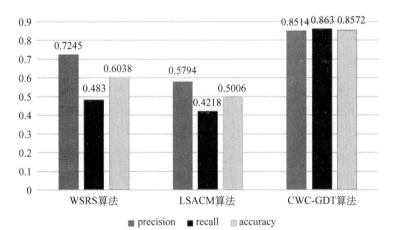

图 4.17 三种算法对粘连细胞分割质量指标结果比较柱状图

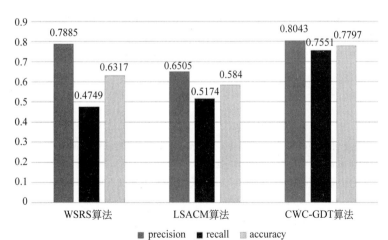

图 4.18 三种算法对细胞核分割质量指标结果比较柱状图

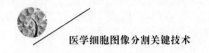

4.5　本章小结

本章的主要研究内容有两方面。

（1）提出了一种双阈值迭代法与基于标记的分水岭变换相结合的算法，实现口腔黏膜细胞显微图像的背景、细胞、细胞核的三类初分割。

（2）在初分割基础上，提出了一种基于加权曲率和灰度距离变换的粘连细胞图像分割算法，具体研究内容包括：首先，通过加权曲率计算找到粘连细胞的凹点，通过探针法建立分割线；然后，采用提出的灰度距离变换获取区域极大值位置；最后，根据分割线以及区域极大值信息构建新的标记图像，最终采用标记控制的分水岭变换进行二次分割，从而达到分离粘连细胞的目的。实验过程中，将本章提出的 CWC-GDT 分割算法分别与WSRS 分割算法[165]、LSACM 分割算法[47]进行比较，实验结果表明 CWC-GDT 分割算法对于粘连细胞分割与细胞核分割的精准率、召回率、准确率有较大幅度的提高。

参考文献

［1］　廖苗,赵于前,曾业战,等. 基于支持向量机和椭圆拟合的细胞图像自动分割[J]. 浙江大学学报（工学版）, 2017, 51(4)：722-728.

［2］　张红民,王一博.一种改进的细胞图像分水岭分割方法[J].重庆理工大学学报:自然科学, 2012, 26(11)：59-62.

［3］　Beucher S, Lantuéjoul C. Use of Watersheds in Contour Detection[C]//International Workshop on Image Processing：Real-Time Edge and Motion Detection. Rennes，France，September 1979.

［4］　Beucher S. Use of Watersheds in Contour Detection［C］//Proceedings of the International Workshop on Image Processing. CCETT，1979.

［5］　Bieniek A，Moga A. An Efficient Watershed Algorithm Based on Connected Components[J]. Pattern Recognition，2000,33(6)：907-916.

［6］　闫学昆,张洪涛,陈英,等. 基于迭代方法的单细胞凝胶电泳彗星图像自动双阈值分割[J]. 军事医学科学院院刊, 2008, 32(6)：567-570.

［7］　Fitzgibbon A，Pilu M，Fisher R B. Direct Least Square Fitting of Ellipses[J]. IEEE Transactions on Pattern Analysis and Machine Intelligence，1999，21(5)：476-480.

［8］　Ali K，Jalil A，Gull M U，et al. Medical Image Segmentation Using H-minima Transform and Region Merging Technique［C］// Frontiers of Information Technology，Islamaba. IEEE，2011：127-132.

［9］　Wang H，Zhang H，Ray N. Clump Splitting via Bottleneck Detection and Shape Classification[J]. Pattern Recognition，2012，45(7)：2780-2787.

［10］　沈夏炯,吴晓洋,韩道军.分水岭分割算法研究综述[J].计算机工程,2015,41(10)：26-30.

［11］　Fan J，Wang R,Li S，et al. Automated Cervical Cell Image Segmentation Using Level Set Based Active Contour Model［C］//International Conference on Control Automation Robotics & Vision. IEEE，2013：877-882.

［12］　任松,徐雪茹,赵云峰,等.一种高效的油液磨粒图像自适应分割方法[J].北京航空航天大学学报, 2019, 45(5)：873-882.

第5章

基于颜色模型极小值运算的
细胞图像分割算法

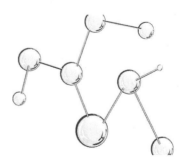

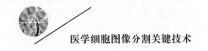

　　传统的图像分割算法在处理图像时无须大量的数据进行漫长的训练,对设备要求较低,易于实现,因此在一些场景中仍然具有广泛的应用。本章通过对分水岭算法、颜色模型、图像梯度优化以及区域合并等技术的研究,修正图像梯度,改善传统分水岭算法在分割图像中产生的过分割现象,充分利用图像自身的特征在不需要复杂计算和诸多数据的情况下实现细胞图像的准确分割。

5.1　细胞分割算法原理

　　为了能够对细胞以及细胞核进行快速准确的分割,本章提出了一种基于梯度修正及区域合并的分水岭细胞图像分割算法(SMH-WRM)。首先,将输入的彩色图像转换成HSV通道图像[1],并选择其中纹理特征最显著的S分量;然后,对S分量进行形态学[2]、H-minima技术以及图像增强技术处理[3],修正图像梯度进行分水岭变换分割[4],在得到分割结果后,根据实际分割的大小情况,在不同的区域中选取背景、细胞和细胞核的种子区域,并计算其各部分的灰度分布直方图;接着,将选取的种子区域与其他部分进行匹配[5];最后,通过形态学后处理技术,消除图像区域合并后存在的虚假噪点,得到最终的分割图像。该算法综合运用了多种图像处理技术,使得在对细胞和细胞核的分割过程中,可以取得比较好的效果。算法流程如图5.1所示。

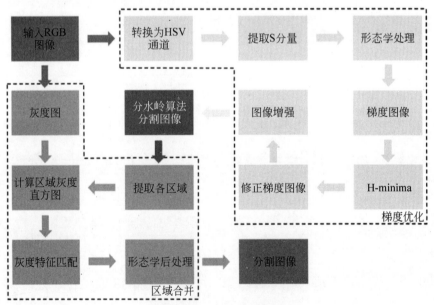

图 5.1　SMH-WRM 算法流程

5.2　基于颜色模型极小值的细胞图像分割算法

5.2.1　形态学梯度重构

传统的分水岭算法对图像的变化十分敏感,但这也使算法极易受到图像中噪声的影响[6],尤其是对细胞及细胞核内部复杂的纹理而言,很容易产生严重的过分割现象。根据所要分割的图像纹理复杂度,利用形态学重构的方法可以很有效地减少因噪声而产生的过分割现象。本章在结合图像实际情况进行形态学重构时,为了提取到对感兴趣区域特征明显的图像,首先对 RGB 颜色空间的图像进行转换,得到 HSV 颜色空间图像,转换过程如公式(5-1)～公式(5-3)所示[7]。

$$H = \begin{cases} 0°, & \Delta = 0 \\ 60° \times \left(\dfrac{G' - B'}{\Delta} \bmod 6 \right), & C_{max} = R' \\ 60° \times \left(\dfrac{B' - R'}{\Delta} + 2 \right), & C_{max} = G' \\ 60° \times \left(\dfrac{R' - G'}{\Delta} + 4 \right), & C_{max} = B' \end{cases} \tag{5-1}$$

$$S = \begin{cases} 0, & C_{max} = 0 \\ \dfrac{\Delta}{C'_{max}}, & C_{max} \neq 0 \end{cases} \tag{5-2}$$

$$V = C_{max} \tag{5-3}$$

其中,H、S、V 分别表示 HSV 颜色空间中的色调、饱和度、明度;R 为 RGB 颜色空间中红色分量、G 为绿色分量、B 为蓝色分量;式中 $R', G', B' = R, G, B/255$;$C_{max} = \max(R', G', B')$;$C_{min} = \min(R', G', B')$;$\Delta = C_{max} - C_{min}$。

在对待处理图像的颜色空间进行转换后,根据图像特征情况选取 HSV 颜色空间中感兴趣区域特征最明显的 S 分量图像,运用形态学梯度算子[8]对该分量图像进行运算得到梯度图像,运算过程为

$$g(x,y) = f(x,y) \oplus B(x,y) - f(x,y) \Theta B(x,y) \tag{5-4}$$

其中,$f(x,y)$ 表示待运算的图像;$g(x,y)$ 为 (x,y) 处的形态学梯度;$\oplus$、Θ 分别表示图像的膨胀和腐蚀;$B(x,y)$ 为形态学处理的结构元素。

由于所选择的分量图像依然存在因为噪声、色彩分布不平均等情况,导致梯度图像中产生局部极值,使最终的分割图像发生过分割的现象。为解决这种问题,利用形态学梯度重构的方法依次对图像进行开闭重构运算[9],将梯度进行修正调整,改善图像梯度的局部极值,提取出图像轮廓的重要信息。开闭运算[10]的过程可以表示为

$$f(x,y) \circ B(x,y) = [f(x,y) \Theta B(x,y) \oplus B(x,y)] \tag{5-5}$$

$$f(x,y) \bullet B(x,y) = [f(x,y) \oplus B(x,y) \Theta B(x,y)] \tag{5-6}$$

其中,∘为开运算,可以将图像中亮度较高的微小区域消除,平滑图形边界;•为闭运算,可以对细小的黑色空洞进行填充,将临近的物体相互连接起来。

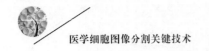

5.2.2 自适应 H-minima 的分水岭图像分割

因为所需分割的细胞图像中,细胞的复杂背景在经过形态学重构后,依然会存在部分的噪声,导致最终分割结果依旧存在过分割的情况。为减少噪声的影响,本节使用了 H-minima 技术来对形态学处理后的图像进行进一步的梯度修正(如图 5.2 所示)。H-minima 通过阈值 H 来对图像进行强制最小运算,使形态学重构图像中的极小值处只出现在阈值 H 标记过的地方,该过程可以表示为

$$g^{\text{mark}} = H\min(g \mid H) \tag{5-7}$$

$$g^{\text{am}} = IM\min(g \mid g^{\text{mark}}) \tag{5-8}$$

其中,g^{mark} 为经过 H-minima 技术修正过的图像;g^{am} 为经过强制最小运算后的图像;$H\min(\cdot \mid \cdot)$ 表示利用阈值 H 对图像进行 H-minima 技术修正;$IM\min(\cdot \mid \cdot)$ 表示利用修正后的图像对重构梯度进行强制最小运算。

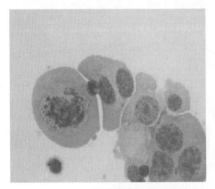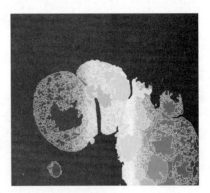

(a) 口腔黏膜细胞图像　　　　　　　(b) H-minima修正后的分割图像

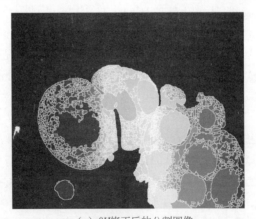

(c) βH修正后的分割图像

图 5.2　H-minima 修正梯度图像

在 H-minima 对图像梯度进行修正的过程中,阈值 H 是决定修正后梯度的关键参数,直接关系到最终的图像是否存在过分割及欠分割的情况。因为阈值 H 往往是人工设置的、固定不变的,所以对不同的图像没有普遍的适用性,为了使阈值 H 能够根据所要分割的图像进行自我调整,本章使用了一种自适应阈值的计算方法[11],如公式(5-9)所示。

$$H = \frac{(M_2 - M_0)^2 + (M_0 - M_1)^2}{M_2 - M_1} \tag{5-9}$$

其中,M_0 为灰度图像的均值;M_1 为灰度图像局部极小值的均值;M_2 为局部极大值的均值;为了能够得到效果更佳的修正图,本节将均值 M_0 替换为形态学重构图像的中值,最终得到的结果如图 5.2(b)所示。

通过自适应阈值的 H-minima 方法修正过后的图像会存在着一定欠分割的问题,这是因为阈值 H 偏高,所以这里使阈值 H 降低,利用公式(5-10)来实现。

$$H' = \beta H \tag{5-10}$$

在经过了大量的测试之后发现,当 β 为 0.4 时,可以对所有的图像拥有较好的适应度,使得修正后的图像在经过分水岭算法分割之后只存在少部分的过分割现象,且分割得到的每一部分都不同时包括前景和背景部分。如图 5.2(c)所示。同时为了使修正后的图像梯度更加明显,对修正后的图像进行了图像增强处理。

5.2.3　基于灰度一致性的区域合并

对梯度修正后的图像使用分水岭算法分割后,在允许的范围内,图像依然存在着少量的过分割现象,使得分割的结果被分成了若干不规则的子区域,如图 5.3(a)所示。

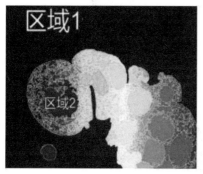
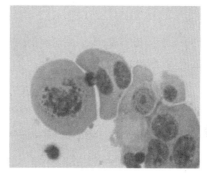

　(a) 分水岭分割图像　　　　　　　　　　(b) 灰度图像

图 5.3　基于灰度一致性的区域合并

为了解决这种问题,本节提取图 5.3(b)灰度图像中各部分的灰度特征来对图 5.3(a)中的各部分区域进行合并。首先,对图 5.3(a)中所有子区域面积的大小进行排列,根据实际分割情况,在所有区域中最大的子区域即为背景(区域 1),第二大的区域是其中的一个细胞核的部分(区域 2),区域面积过小的部分大多数为细胞的非核部分,极个别区域分属于细胞核部分,可以忽略不计,以此来选择出不同目标的种子。

在得到了图像的背景、细胞、细胞核的种子区域后,分别描述在灰度图中对应区域的灰度直方图,以便后续基于灰度一致性区域进行合并,其中在图 5.3 中所得到的背景、细胞、细胞核的灰度直方图如图 5.4 所示。

在得到了图像背景、细胞核及细胞的灰度直方图后,再利用公式(5-11)[12] 来分别计算分水岭算法分割后图像中每个区域与这 3 部分的差异,并选取公式(5-11)中左侧数值

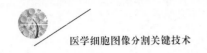
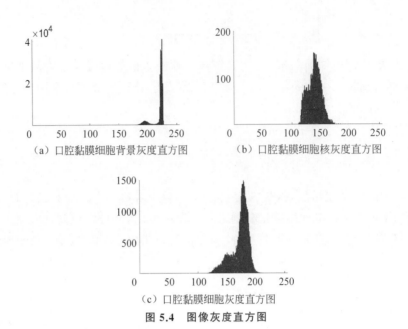

（a）口腔黏膜细胞背景灰度直方图　　　（b）口腔黏膜细胞核灰度直方图

（c）口腔黏膜细胞灰度直方图

图 5.4　图像灰度直方图

最小的匹配情况对所计算区域进行归类，直到将所有的区域分类完毕。

$$\delta(R_M^\mu, R_M^\upsilon) = \frac{\|R_M^\mu\| \cdot \|R_M^\upsilon\|}{\|R_M^\mu\| + \|R_M^\upsilon\|} [\mu(R_M^\mu) - \mu(R_M^\upsilon)]^2 \qquad (5\text{-}11)$$

其中，R_M 为分割所得到的某一区域的像素集合；μ、υ 表示为两个不同的区域；$\mu(R_M^k)$ 表示区域 R_M^k 像素集的均值。

根据图像灰度特征进行合并之后，合并图像往往会出现一些虚假的噪点，且合并后图形出现了不规整的现象。为了解决这一问题，本节在对图像进行了区域合并之后利用公式(5-5)、公式(5-6)进行了形态学后处理，消除了合并结果之中虚假的噪点，使所得结果更加光滑真实，如图 5.5 所示。

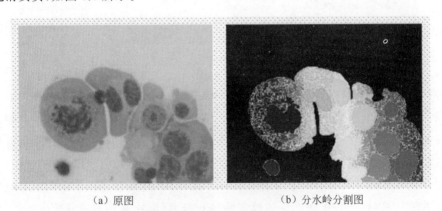

（a）原图　　　　　　　　　　　（b）分水岭分割图

图 5.5　区域合并后的结果图

5.3　细胞图像分割与评价

5.3.1　显微细胞图像的分割

本节使用基于颜色模型极小值运算的细胞图像分割算法对人类口腔黏膜细胞图像和人类血液细胞图像进行分割实验。其中,人类口腔黏膜细胞图像数据集来源于澳大利亚联邦科工组织,数据集中包含 400 张人类口腔黏膜细胞高清显微图像,这些图像都经过不同辐射计量照射,从而呈现出不同的特征。人类血液细胞数据集来源于网络公开数据,包括 100 张血液细胞图像,由专业人员使用了 labelme 软件对这些图像进行手动标记作为评判标准。全程实验环境为：Windows 10,Intel® Core™ i5-9400 CPU @ 2.9GHz 2.9GHz,16GB,GeForce GTX 1650,Matlab R2017a 软件环境。在算法实现过程中,形态学处理重构梯度的结构元素半径为 12,H-minima 的 β 选择为 0.4,合并后的形态学处理部分结构元素半径为 10。本节选取 4 组图进行对比,人类口腔黏膜细胞图像和血液图像

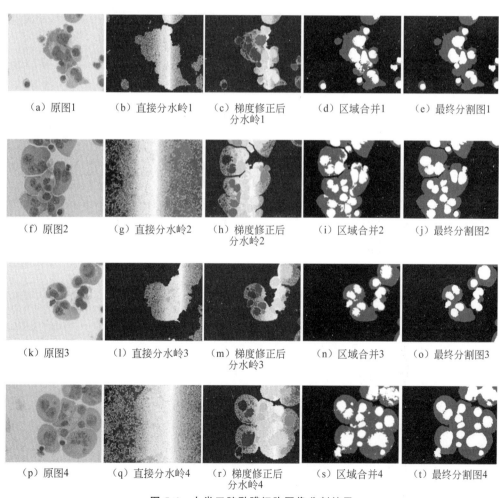

　（a）原图1　　　（b）直接分水岭1　　（c）梯度修正后　　（d）区域合并1　　（e）最终分割图1
　　　　　　　　　　　　　　　　　　　 分水岭1

　（f）原图2　　　（g）直接分水岭2　　（h）梯度修正后　　（i）区域合并2　　（j）最终分割图2
　　　　　　　　　　　　　　　　　　　 分水岭2

　（k）原图3　　　（l）直接分水岭3　　（m）梯度修正后　　（n）区域合并3　　（o）最终分割图3
　　　　　　　　　　　　　　　　　　　 分水岭3

　（p）原图4　　　（q）直接分水岭4　　（r）梯度修正后　　（s）区域合并4　　（t）最终分割图4
　　　　　　　　　　　　　　　　　　　 分水岭4

图 5.6　人类口腔黏膜细胞图像分割结果

的分割结果分别如图 5.6 和图 5.7 所示。以图 5.6(a)～图 5.6(e)与图 5.7(a)～图 5.7(e)为例,其中图 5.6(a)和图 5.7(a)分别是口腔黏膜细胞与人类血液细胞图像的原图 1;图 5.6(b)和图 5.7(b)是细胞图像直接进行分水岭变换的分割结果;图 5.6(c)和图 5.7(c)是使用本章方法修正梯度后的分割结果;图 5.6(d)和图 5.7(d)是基于灰度一致性的区域合并结果图像;图 5.6(e)和图 5.7(e)是经过形态学后处理得到的最终分割结果。

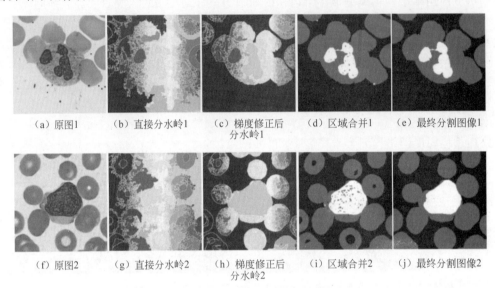

(a) 原图1　　(b) 直接分水岭1　　(c) 梯度修正后　　(d) 区域合并1　　(e) 最终分割图像1
　　　　　　　　　　　　　　　　分水岭1

(f) 原图2　　(g) 直接分水岭2　　(h) 梯度修正后　　(i) 区域合并2　　(j) 最终分割图像2
　　　　　　　　　　　　　　　　分水岭2

图 5.7　人类血液细胞图像分割结果

由图 5.6 和图 5.7 可以得知,对显微细胞图像直接进行分水岭变换会存在很严重的过分割现象,无法辨别前景与背景区域,因此对图像的梯度修正是十分必要的。经过本章算法修正过梯度的图像仍然会存在一定的过分割现象,但是已可以大致区分出前景与背景,为选取种子区域进行合并做出了准备。在经过基于灰度一致性的区域合并后,图像可以得到细胞、细胞核以及背景区域,但是图像中虚假的噪点、不平滑的细胞边界等情况对细胞分割的准确性产生了影响。经过形态学后处理则可以消除这些噪声并平滑轮廓,使得分割结果更加真实准确。

5.3.2　细胞分割结果的主观评价

使用本章提出的 SMH-WRM 算法进行分割实验,并与基于文献[13]的 CI-levelset 算法和基于文献[14]的 TS-PSO 算法进行比较,不同算法的分割结果如图 5.8 和图 5.9 所示。图 5.8 给出了 3 幅人类口腔黏膜细胞图像的分割结果;图 5.9 给出了 3 幅人类血液细胞图像的分割结果。本节为了节省篇幅,仅对其中一幅图进行分析,其中图 5.8(a)为原始口腔黏膜细胞图像;图 5.9(a)为原始血液细胞图像;图 5.8(b)和 5.9(b)为手动精准标记图像;图 5.8(c)和 5.9(c)为 TS-PSO 算法的分割结果;图 5.8(d)和 5.9(d)为 CI-levelset 算法的分割结果;图 5.8(e)和 5.9(e)为本章 SMH-WRM 算法分割结果。可以看出 TS-PSO 算法[14]对图像表面的纹理变化过于敏感,尤其是对细胞核会产生很多的虚假噪点;CI-levelset 算法[13]对于细胞的分割能力欠佳,存在着过分割和误分割等问题。相比以上两种算法,使用 SMH-WRM 算法则可以准确地分割出细胞与细胞核,分割结果更加准确,效果明显优于其他两种算法。

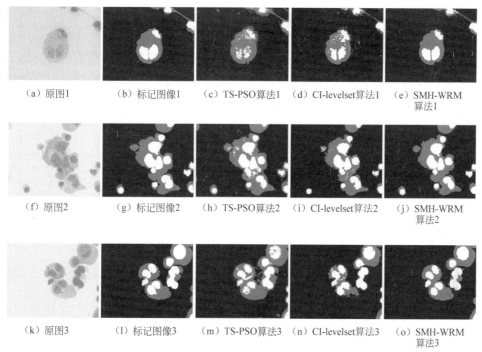

（a）原图1　　（b）标记图像1　　（c）TS-PSO算法1　（d）CI-levelset算法1　（e）SMH-WRM 算法1

（f）原图2　　（g）标记图像2　　（h）TS-PSO算法2　（i）CI-levelset算法2　（j）SMH-WRM 算法2

（k）原图3　　（l）标记图像3　　（m）TS-PSO算法3　（n）CI-levelset算法3　（o）SMH-WRM 算法3

图 5.8　采用 TS-PSO、CI-levelset、SMH-WRM 对人类口腔黏膜细胞图像的分割结果

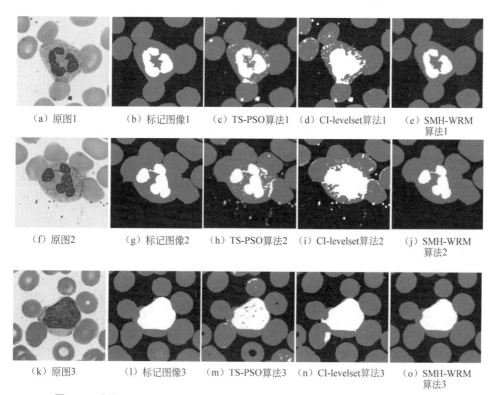

（a）原图1　　（b）标记图像1　　（c）TS-PSO算法1　（d）CI-levelset算法1　（e）SMH-WRM 算法1

（f）原图2　　（g）标记图像2　　（h）TS-PSO算法2　（i）CI-levelset算法2　（j）SMH-WRM 算法2

（k）原图3　　（l）标记图像3　　（m）TS-PSO算法3　（n）CI-levelset算法3　（o）SMH-WRM 算法3

图 5.9　采用 TS-PSO、CI-levelset、SMH-WRM 对人类血液细胞图像的分割结果

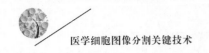

5.3.3　细胞分割结果的客观评价

为了对 SMH-WRM 算法做出客观的定量评价,本章引入了精密度(Pre)、灵敏度(SE)、准确度(Acc)和 Dice 系数(DSC)作为算法的评价指标[15,16],如公式(5-12)~公式(5-15)所示:

$$\text{Pre} = \frac{TP}{TP + FP} \tag{5-12}$$

$$\text{SE} = \frac{TP}{TP + FN} \tag{5-13}$$

$$\text{Acc} = \frac{TP + TN}{TP + TN + FP + FN} \tag{5-14}$$

$$\text{DSC} = \frac{2 \times TP}{2 \times TP + FP + FN} \tag{5-15}$$

其中,TP 为真阳性,表示正确预测为细胞及细胞核的像素数量;FP 为假阳性,表示错误预测为细胞及细胞核的像素数量;TN 和 FN 分别为真阴性和假阴性,表示预测背景的正确像素数量和错误像素数量。

此外,可以通过公式(5-16)~公式(5-17)计算精密度、灵敏度、准确度和 Dice 系数的平均值(μ)及标准差(σ),用于衡量算法的稳定性[17]。

$$\mu = \frac{\sum\limits_{i=1}^{N} x_i}{N} \tag{5-16}$$

$$\sigma = \sqrt{\frac{1}{N} \sum\limits_{i=1}^{N} (x_i - \mu)^2} \tag{5-17}$$

其中,x_i 为第 i 个图像的参数;N 为数据的总个数。

对于人类口腔黏膜细胞图像和人类血液细胞图像的分割,可以使用上述指标客观地评价 CI-levelset 算法[13]、TS-PSO 算法[14]与 SMH-WRM 算法。从数据集中各随机选取 30 张图像,使用不同的算法进行分割,并与手动精准分割结果进行比较,计算各评价指标。人类口腔黏膜细胞图像分割参数的平均数据及标准差见表 5.1 和表 5.2,图 5.10 为各算法对口腔黏膜细胞分割的结果图,图 5.11 为各算法对口腔黏膜细胞核分割的结果图。

表 5.1　不同算法对人类口腔黏膜细胞分割的指标

分割算法	TS-PSO		CI-levelset		SMH-WRM	
	细　胞	细胞核	细　胞	细胞核	细　胞	细胞核
Pre	0.8968	0.8834	0.9729	0.8814	0.9867	0.9378
SE	0.9881	0.7848	0.8771	0.8166	0.9321	0.8672
Acc	0.9794	0.9760	0.9767	0.9781	0.9867	0.9865

续表

分 割 算 法	TS-PSO		CI-levelset		SMH-WRM	
	细 胞	细 胞 核	细 胞	细 胞 核	细 胞	细 胞 核
DSC	0.9393	0.8223	0.9194	0.8375	0.9582	0.8991
Time/s	1.4792		22.5569		2.4331	

表 5.2　不同算法对人类口腔黏膜细胞分割指标的标准差

分 割 算 法	TS-PSO		CI-levelset		SMH-WRM	
	细 胞	细 胞 核	细 胞	细 胞 核	细 胞	细 胞 核
Pre	0.0625	0.0852	0.0306	0.0981	0.0176	0.0624
SE	0.0198	0.1087	0.0895	0.1051	0.0353	0.0406
Acc	0.0138	0.0177	0.0142	0.0161	0.0091	0.0091
DSC	0.0405	0.0539	0.0505	0.0473	0.0208	0.0315
Time	0.0604		0.2121		0.7067	

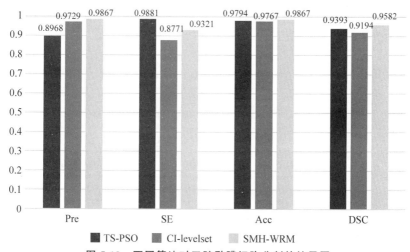

图 5.10　不同算法对口腔黏膜细胞分割的结果图

由图 5.10 可以得知,对于人类口腔黏膜细胞的分割,SMH-WRM 算法的准确率比 TS-PSO 算法和 CI-levelset 算法分别提升了 0.73% 和 1%,Dice 系数分别提升了 1.89% 和 5.88%。由图 5.11 可以得知,对于人类口腔黏膜细胞核的分割,SMH-WRM 算法的准确率比 TS-PSO 算法和 CI-levelset 算法分别提升了 1.05% 和 0.84%,Dice 系数分别提升了 7.68% 和 5.16%。在人类血液细胞图像分割方面,三种算法的分割参数的平均数据及标准差可见表 5.3 和表 5.4。图 5.12 为各算法对血液细胞分割的结果图;图 5.13 为各算法对白血细胞核分割的结果图。

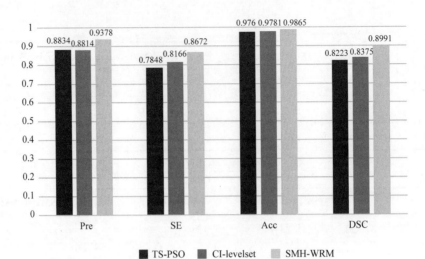

图 5.11　不同方法对口腔黏膜细胞核分割的结果图

表 5.3　不同算法对人类血液细胞分割的指标

分割算法	TS-PSO		CI-levelset		SMH-WRM	
	细　胞	细 胞 核	细　胞	细 胞 核	细　胞	细 胞 核
Pre	0.9077	0.9441	0.9525	0.7964	0.9741	0.9856
SE	0.7919	0.8301	0.8465	0.9862	0.8864	0.9366
Acc	0.8781	0.9764	0.9237	0.9689	0.9469	0.9923
DSC	0.8272	0.8755	0.8934	0.8746	0.9271	0.9598
Time/s	1.5092		11.6816		2.0452	

表 5.4　不同算法对人类血液细胞分割指标的标准差

分割算法	TS-PSO		CI-levelset		SMH-WRM	
	细　胞	细 胞 核	细　胞	细 胞 核	细　胞	细 胞 核
Pre	0.0817	0.0825	0.0440	0.1317	0.0216	0.0340
SE	0.2058	0.1226	0.0960	0.0092	0.0662	0.0245
Acc	0.1014	0.0244	0.0498	0.0286	0.0330	0.0038
DSC	0.1562	0.1015	0.0660	0.0873	0.0437	0.0168
Time	0.0475		0.2485		0.3513	

　　由图 5.12 可以看出,在人类血液细胞分割中,SMH-WRM 算法的准确率比 TS-PSO 算法和 CI-levelset 算法分别提升了 5.88% 和 2.32%,Dice 系数分别提升了 9.99% 和 2.34%。由图 5.13 可以得知,在人类白血细胞核分割中,SMH-WRM 算法的准确率比 TS-PSO 算法和 CI-levelset 算法分别提升了 1.59% 和 2.34%,Dice 系数分别提升了 8.43% 和 8.52%。从表 5.2 和表 5.4 中可以看出,SMH-WRM 算法各指标的标准差基本

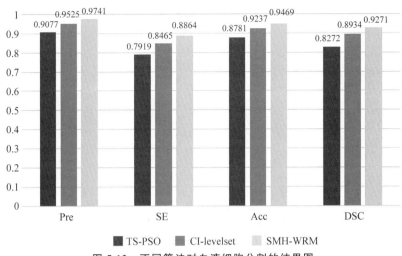

图 5.12　不同算法对血液细胞分割的结果图

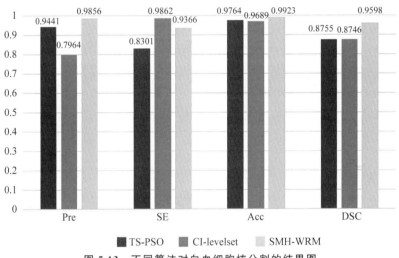

图 5.13　不同算法对白血细胞核分割的结果图

小于 TS-PSO 算法和 CI-levelset 算法，表明 SMH-WRM 算法更加稳定。TS-PSO 算法虽然拥有最快的分割速度，但是牺牲了一定的准确性和稳定性；而 CI-levelset 算法耗时过长；SMH-WRM 方法在保证了分割结果准确性的同时，分割速度也达到了相对较好的结果，可以满足显微细胞图像的快速准确检测需求。

5.4　本章小结

本章提出了一种基于梯度修正及区域合并的二阈值分水岭细胞分割算法，实现了人类显微细胞图像的背景、细胞、细胞核的三分类分割。为了能够对细胞进行快速准确的分割并解决传统分水岭算法存在的过分割现象，本章进行了以下三方面的研究。

（1）对图像的颜色空间进行了变换，获得了特征明显的颜色分量。

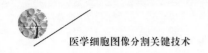

（2）使用了形态学重构和 H-minima 技术优化图像梯度，在一定程度上解决了分水岭算法的过分割问题。

（3）根据图像的灰度一致性来对分割得到的各个区域进行合并处理，并利用形态学后处理消除噪点、平滑轮廓，得到最终的分割结果。经实验表明，本章提出的 SMH-WRM 算法对人类口腔黏膜细胞图像以及人类口血液细胞图像分割的准确率和 Dice 系数较 TS-PSO 算法和 CI-levelset 算法均有大幅提升。SMH-WRM 算法的平均分割速度为 2.2392s，在保证了分割准确性的同时，满足了细胞图像快速分割的需求。

参考文献

［1］　Malik M H，Zhang T，Han L，et al. Mature Tomato Fruit Detection Algorithm Based on Improved HSV and Watershed Algorithm［J］. IFAC-PapersOnLine，2018，51(17)：431-436.

［2］　Devkota B，Alsadoon A，Prasad P，et al. Image Segmentation for Early Stage Brain Tumor Detection using Mathematical Morphological Reconstruction［J］. Procedia Computer Science，2018，125：115-123.

［3］　Basukala D，Mukundan R，Lim A，et al. Automated Segmentation of Substantia Nigra and Red Nucleus Using Quantitative Susceptibility Mapping Images：Application to Parkinson's disease［J］. Computers & Electrical Engineering，2021，91(10)：107091.

［4］　Beucher S，Lantuéjoul C. Use of Watershed in Contour Detection［C］// International Workshop on Image Processing，1979.

［5］　Adiga P，Chaudhuri B B. An Efficient Method Based on Watershed and Rule-Based Merging for Segmentation of 3-D Histo-Pathological Images［J］. Pattern Recognition，2001，34(7)：1449-1458.

［6］　Bai F，Fan M，Yang H，et al. Image Segmentation Method for Coal Particle Size Distribution Analysis - ScienceDirect［J］. Particuology，2020.

［7］　Chemov，Vladimir，Bochko，et al. Integer-based Accurate Conversion Between RGB and HSV Color Spaces［J］. Computers and Electrical Engineering，2015，46(1)：328-337.

［8］　Han Y，Kan J. Blind Color-Image Deblurring Based on Color Image Gradients［J］. Signal Processing，2019，155(FEB.)：14-24.

［9］　Cong L A，Hql A，Yns A，et al. Detection Algorithm of Defect on Polyethylene Gas Pipe Using Image Recognition - ScienceDirect［J］. International Journal of Pressure Vessels and Piping，2021.

［10］　Tajudin A S，Sulaiman S N，Isa I S，et al. Microbleeds Detection Using Watershed-Driven Active Contour［C］// 2017 7th IEEE International Conference on Control System，Computing and Engineering (ICCSCE). IEEE，2018.

［11］　Jia Y，Zhang C. Learning Distance Metric for Semi-Supervised Image Segmentation［C］// IEEE International Conference on Image Processing. IEEE，2008.

［12］　Sobieranski A C，Comunello E，Wangenheim A V. Learning a Nonlinear Distance Metric for Supervised Region-Merging Image Segmentation［J］. Computer Vision & Image Understanding，2011，115(2)：127-139.

［13］　Kaur S，Sahambi J S. Curvelet Initialized Level Set Cell Segmentation for Touching Cells in Low Contrast Images［J］. Computerized Medical Imaging & Graphics the Official Journal of the Computerized Medical Imaging Society，2016，49：46-57.

［14］　De U C，Das M，Mishra D. Threshold Based Brain Tumor Image Segmentation［J］. International

Journal of Engineering & Technology，2018，7(3)：1801.

[15]　Chakraborty T，Banik S K，Bhadra A K，et al. Dynamically Learned PSO Based Neighborhood Influenced Fuzzy C-means for Pre-treatment and Post-treatment Organ Segmentation from CT Images[J]. Computer Methods and Programs in Biomedicine，2021，202(2)：105971.

[16]　Zhang X，Sun Y，Liu H，et al. Improved Clustering Algorithms for Image Segmentation Based on Non-Local Information And Back Projection[J]. Information Sciences，2020，550(6).

[17]　Cui G，Tang L，Liu M，et al. Quantitative Response of Subjective Visual Recognition to Fog Concentration Attenuation Based on Image Standard Deviation[J]. Optik - International Journal for Light and Electron Optics，2021，232(6)：166446.

第**6**章

基于图模型的医学显微细胞图像分割算法

为了完成医学显微细胞图像分割任务,本章提出一种基于多树图模型的分割算法。该算法将图模型与卷积型多尺度融合 FCN 网络(简称为 CMS-FCN 网络)相结合对口腔黏膜细胞图像进行分割。本章具体的研究内容有:首先,建立多树图模型,即采用生成树合并方法对过分割的医学显微细胞图像建立多树图模型;其次,为多树图增加先验信息,建立其联合概率分布;然后,标签推理,即基于 Bayesian 理论和有向分离(D-Separation 规则)对联合后验分布进一步分解,6.3 节的推理算法规范了每个节点的似然概率;最后,提出基于 CMS-FCN 网络的图像分割框架,选择指数作为似然函数,如 $p(y_m|x_m=c)\propto\exp(w_c^T y_m)$,其中分类参数 w_c 和特征向量 y_m 都由 CMS-FCN 计算。该算法对口腔黏膜细胞图像进行分割测试,与有向树和三个卷积神经网络 FCN[1]、SegNet[2]、DeepLab[3] 进行对比分析,实验结果表明,本章的 Polytrees(多树)+CMS-FCN 算法分割效果优于其他四种算法,能够对医学显微细胞图像进行有效分割,为今后的显微图像分割提供重要的技术参考。

6.1　多树模型建立

6.1.1　图模型概述

图模型使随机变量之间的关联关系建模成为可能,这些概率模型可以通过增加先验知识来改进分割[4]。图模型的关键在于,每个节点的标签是根据其自身属性和通过图边连接的其他节点的属性来确定的。这样不仅可以将所有信息整合到标签推理中,而且可以在推理过程中有效地应用标签配置约束[5-6]。例如,文献[7]采用图模型结合细胞核位置和边界信息进行酵母细胞分割,文献[8]对视网膜图像分割,提出了结合外观模型和形状先验的图模型。

目前有两种图模型已用于图像分割,分别是马尔可夫随机场(markov random fields,MRFs)和贝叶斯网络(bayesian networks,BNs)。马尔可夫随机场具有表示变量之间的依赖关系的加权边,以获取随机变量之间的相关性,其需要迭代过程来估计隐随机变量,因此需要计算,并且只能获得近似解[9]。贝叶斯网络具有有向边,可以显示随机变量之间的相互依赖关系[10]。贝叶斯网络由节点 V 和边 $\vec{E}$ 组成,即 $\vec{G}=(V,\vec{E})$,节点代表随机变量,节点之间的边表示随机变量之间的依赖关系,如图 6.1 所示。图 6.1 中,三个节点 $\{x_1,x_2,x_3\}$ 对应的特征向量为 $\{f_1,f_2,f_3\}$。

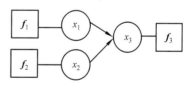

图 6.1　含有三个节点的贝叶斯网络

Laferte 等提出了一种基于消息传递的树型 BNs 节点后验计算算法[11]。树型贝叶斯网络(tree BNs)是一种图模型,其任意两个节点之间只有一条路,每个节点(除了根节点)只有一个父节点。尽管 tree BNs 效率很高,但它缺乏对复杂的多标签配置约束进行建模的能力。更具体地说,文献[12]中提出的树型 BNs 能够对节点之间的双向约束进行建模,因此适合于二值图像分割。然而,许多应用(例如,细胞/细胞核分割存在多种类型分割)涉及更复杂的约束,基于多树(Polytrees)模型被提出[13]。多树是贝叶斯网络的一种,其子节点可以有多个父节点。与其他著名的基于树(tree)的贝叶斯网络相比[12,14-16],多树可以实现更复杂的配置和约束。Polytrees 模型在现实世界应用广泛,例如,Messaouda 等提出了基于多树模型增强分布式数据库中的缓存策略[13]。多树还用于开发推理框架,该框架根据体系结构的性能和价格优化硬件组件[17]。Sucar 等在墨西哥城应用了一个多树结构的图模型来预测臭氧,该地的臭氧水平被用作空气质量的全球指标[18]。此外,蛋白质信号通路被多树模型模拟,例如,NFkB 蛋白信号通路激活哺乳动物免疫系统细胞,产生抗炎症的抗体[19],de Campos 刻画了与多树图同构的依赖图模型[20]。

6.1.2 多树模型的建立

多树表示为 $\vec{T}=(V,\vec{E})$,是一个有向无环图(directed acyclic graph,DAG),根节点(roots)是指有向树中没有任何传入箭头的节点。在多树图中,两个节点之间的路径由一系列不同的节点构成,若每个节点都与其前导节点和后继节点相邻,除路径上的结束节点(叶子节点)外,这些节点都称为中间节点。多树的任意两个节点与其树相关节点之间存在唯一的通路,多树的每个子节点可以有多个父节点,如图 6.2 所示。

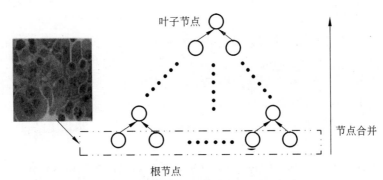

图 6.2 对过分割的细胞图像建立多树模型

从 $v \to \cdots \to u$ 的每条边都有一个箭头指向 u 路径,称为 v 到 u 的有向路径。多树 $\vec{T}$ 中节点 v 的父节点集和子节点集定义为[11]

$$\text{Parents}(v):=\{u \in V: (u,v) \in \vec{E}\},$$
$$\text{Children}(v):=\{u \in V: (v,u) \in \vec{E}\} \tag{6-1}$$

如果多树 $\vec{T}$ 存在一条从节点 w 到节点 v 的有向路径,则节点 w 称为节点 v 的祖先(ancestor),节点 v 称为节点 w 的后代(descendant)。

本节的多树模型建立采用区域合并方法,如图 6.2 所示。多树模型建立是将像素分组到局部相关区域(超像素),每个区域代表一个根节点。使用 SEEDS 算法[21],对输入细胞图像进行过分割,将同块状超像素的初始网格细化为更相似的超像素,然后将两个最相似的超像素递归合并,生成多树图的更高层次的节点(类似于生成合并树[22]),具体过程如下所示。

根据相似性度量原理,每两个得分最高的节点被合并,以创建一个新的超级节点。新的超级节点是附加到其两个较低级别的子节点上的图像区域的联合,利用超像素的空间和强度特征将相似度量定义为距离的叠加。引入向量 $\boldsymbol{\beta} = [\beta_m ; \beta_i]$ 来调整每个特征在相似度度量中的贡献。设计了一种自适应设置的 $\boldsymbol{\beta}$ 方案,有助于在多树图上生成更有意义的节点。多树图中较低层节点表示对象的子区域,不是整个区域。对于这些较低层节点,设置 $\boldsymbol{\beta}$ 使元素 β_m 包含的值比元素 β_i 包含的值大,这使得合并同一对象的部分相应邻节点的可能性更大;而对于较高层节点,设置元素 β_i 包含的值比元素 β_m 包含的值大,以便合并属于同一类的区域,尽管它们可能不相邻。图 6.3 所示为各种 $\boldsymbol{\beta}$ 方案中,$\beta_i = 0.1$ 而 β_m 取值不同时细胞图像分割结果,本章实验中 $\boldsymbol{\beta}$ 方案依赖于交叉验证得到的 β_m。

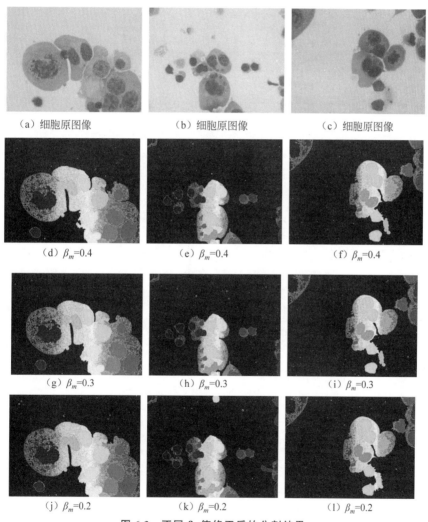

（a）细胞原图像　　　　（b）细胞原图像　　　　（c）细胞原图像

（d）β_m=0.4　　　　（e）β_m=0.4　　　　（f）β_m=0.4

（g）β_m=0.3　　　　（h）β_m=0.3　　　　（i）β_m=0.3

（j）β_m=0.2　　　　（k）β_m=0.2　　　　（l）β_m=0.2

图 6.3　不同 β_m 值修正后的分割结果

　　每个合并步骤完成后,使用相似性度量评估新节点和所有其他孤立节点,以识别后续合并步骤的候选节点。区域合并继续进行,直到多树图中只剩下两个孤立节点,最后合并它们以创建多树图的叶节点。值得一提的是,由于在多树图进化的每一步都有两个节点合并,因此得到一个二进制图,即每个非根节点都有两个直接连接到它的父节点,将这种

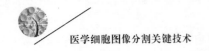

三向结构表示为 parent1-child-parent2，如图 6.2 所示。

图 6.4 表示细胞 C(Cell)与细胞核 N(Nucleus)的合并过程。这里，节点 parent1 和 parent2 与合成单元中的区域对齐。如果根据相似度度量中的值，选择这两个节点进行合并，则生成节点 child，该节点对应于用虚线椭圆标注的实线圆形区域的并集，并表示为 parent1-child-parent2。因此，基于多树模型的细胞图像分割具有更高的灵活性，图 6.5 为细胞图像区域合并的结果图。

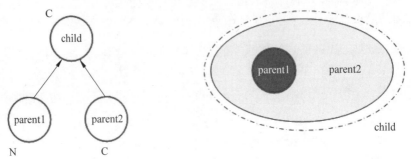

图 6.4　一个合成细胞 C(含有细胞核)与细胞核 N 的节点合并的符号过程，得到多树图新节点

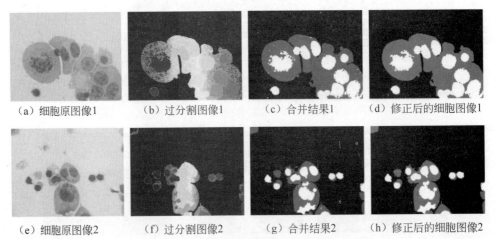

（a）细胞原图像1　　（b）过分割图像1　　（c）合并结果1　　（d）修正后的细胞图像1

（e）细胞原图像2　　（f）过分割图像2　　（g）合并结果2　　（h）修正后的细胞图像2

图 6.5　细胞图像区域合并的结果图

由图 6.5 可知，实验过程中对口腔黏膜细胞图像数据集进行过分割处理，合并后细胞图像往往会出现一些虚假的噪点，且合并后图形出现了不规整的现象，为了解决这一问题，本章在对细胞图像进行区域合并之后，采用第 2 章提出的形态学进行后处理，消除了合并结果之中虚假的噪点，并使所得结果更加光滑真实。

6.2　增加先验信息的多树图

生成的多树图是层次结构，用于建模与不同类对应的区域之间的相互关系。较低层的节点对应于更小的超像素，例如细胞的子区域，因此更加均匀。较高层的节点对应于一个或多个属于不同类的对象。这种层次结构允许合并同一类(较低层)的较小区域，并根据某些合并规则将对象嵌入不同类(在较高层)的较大区域中。在这种情况下,分割细胞图像等于在给定观测值 $y_m \in Y(Y$ 是所有观测节点的集合)的情况下推断标签 x_m,其中标签配置符合多树模型的先验知识。

图 6.6 为传统有向树(二叉树)和多树图模型节点合并边的方向性。图 6.6(a)是传统有向树的节点合并边的方向,从根节点 m 到叶节点 m_1^+、m_2^+。其联合概率分布可表示为[176]

$$p(X) = p(x_{m_1^+} \mid x_m) p(x_{m_2^+} \mid x_m) p(x_m) \tag{6-2}$$

其中,$p(x_{m_1^+} \mid x_m)$ 和 $p(x_{m_2^+} \mid x_m)$ 是一对一先验约束。

图 6.6(b)是多树模型,其联合概率分布为

$$p(X) = p(x_m \mid x_{m_1^+}, x_{m_2^+}) p(x_{m_1^+}) p(x_{m_2^+}) \tag{6-3}$$

其中,$p(x_m \mid x_{m_1^+}, x_{m_2^+})$ 是先验信息。

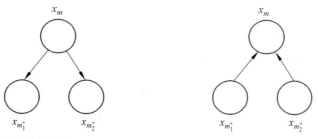

（a）传统有向树模型的节点合并边的方向性　　（b）多树模型的节点合并边的方向性

图 6.6　在传统的有向树和多树图型结构中节点合并时边的方向性

下面以本节的医学显微细胞图像分割为例,定义采用的多树图模型的先验知识。当细胞图像包含三类信息,即细胞 C(cell)、细胞核 N(nucleus)和背景 B(background)时,图 6.7 定义了多树图模型中 $p(x_m \mid x_{m_1^+}, x_{m_2^+})$ 的先验知识和可能的标签配置。对于不可能的标签配置,条件概率设置为零,如 $p(x_m = C \mid x_{m_1^+} = B, x_{m_2^+} = B) = 0$。对于合理的标签配置,条件概率是非零值,如 $p(x_m = B \mid x_{m_1^+} = B, x_{m_2^+} = B) = 1$。其他情况,如果一对父标签 $x_{m_1^+}$ 和 $x_{m_2^+}$ 没有确定的子标签 x_m,则考虑先验信息,如 $p(x_m \mid x_{m_1^+} = B, x_{m_2^+} = N) = 1/3$。因此,增加先验知识是使用树模型或多树图模型的主要优点。

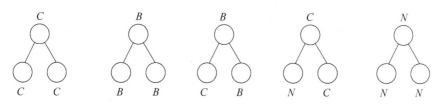

（a）可能的标签配置

图 6.7　细胞图像分割的先验信息

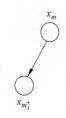

概率条件	x_m取不同值的概率结果		
$x_{m_1^+} \mid x_m$	$x_m=B$	$x_m=C$	$x_m=N$
$x_{m_1^+}$	B, C	C, N	N

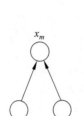

概率条件	x_m取不同值的概率结果		
$x_m \mid (x_{m_1^+}, x_{m_2^+})$	$x_{m_1^+}=B$	$x_{m_1^+}=C$	$x_{m_1^+}=N$
$x_{m_2^+}=B$	B	B	$1/3$
$x_{m_2^+}=C$	B	C	C
$x_{m_2^+}=N$	$1/3$	C	N

（b）先验信息配置的条件概率

图 6.7 （续）

6.3 标签推理

令 $X=\{x_m\}$ 和 $Y=\{y_m\}$ 分别表示节点的标签集（随机变量）和相应的观测特征集。基于贝叶斯理论，定义多树图节点的后验方程为

$$\hat{x}_m = \underset{x_m \in \Lambda}{\operatorname{argmax}} p(x_m \mid Y), \quad \forall m \in \Gamma \tag{6-4}$$

其中，Γ 表示节点和边的集合；$x_m \in \Lambda$，$\Lambda=\{C, B, N\}$ 是所有可能的标签集合；m 为图中的中间节点（既不在最低层，也不在叶节点层），m^-、m^+、m' 分别表示高、低、同层节点，如图 6.8(a) 所示。对于观测数据 Y，找到最好的分割等于对图中标签 X 的最佳匹配，如图 6.8 所示的节点分布。

下面将推导一系列计算多树中每个节点的封闭后验概率的方程。推理算法分两次计算节点的后验，这两个过程包括从叶子到根的传递（自顶向下传递）和从根到叶子的传递（自底向上传递）。

对于数据 Y、节点标签 x_m 出现的概率，可以通过边缘化计算两个父节点 m_1^+ 和 m_2^+ 的概率，因此，联合后验分布为

$$p(x_m \mid Y) = \sum_{x_{m_1^+}, x_{m_2^+}} p(x_m, x_{m_1^+}, x_{m_2^+} \mid Y) \tag{6-5}$$

由公式(6-5)可知，后验概率方程计算中出现了三向约束。为了分解联合概率，需要一种机制来识别图中节点的依赖性。本节将基于有向分离（D-Separation 规则）对联合后验分布进一步分解，下面介绍 Pearl 等提出的 D-Separation 规则的原理[23]。

D-Separation 规则[23] 的基本思想是通过贝叶斯中两个事件的关系来简化概率计算。假设 A、B 和 C 是有向无环图中的三组节点，给定 C 条件下，验证 A 和 B 的条件依赖性。若 A 与 B 关于 C 是有向分离，则 $P(A, B \mid C) = P(A \mid C)P(B \mid C)$。下面通过分析贝叶

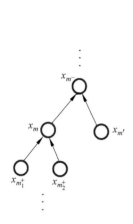

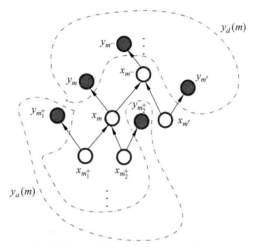

（a）内部节点 m 的符号表示 　　　　　　（b）观测节点、祖先 $y_a(m)$ 和后代 $y_d(m)$ 的图表示

图 6.8　图模型中潜在节点和观测节点的分布

斯中 3 种常见的连接情况，总结 D-Separation 规则的一般规律，如图 6.9 所示。如果 A 和 B 的连接路径由于节点 m（$m \in C$）的存在而被阻塞，则对于节点 m，箭头方向满足 head-to-tail 或 tail-to-tail，如图 6.9(a) 所示；或者对于节点 m，箭头方向满足 head-to-head，$m \notin C$，如图 6.9(b) 所示。如果对于给定 C，从 A 和 B 出发的所有路径都被阻塞，则它们是条件独立的（即 A 与 B 关于 C 是有向分离，$A \perp B \mid C$）。

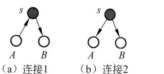

（a）连接1　（b）连接2　（c）连接3

图 6.9　D-Separation 规则

基于 D-Separation 规则，联合后验公式（6-5）修改为

$$p(x_m, x_{m_1^+}, x_{m_2^+} \mid Y) = p(x_m \mid x_{m_1^+}, x_{m_2^+}, Y) p(x_{m_1^+}, x_{m_2^+} \mid Y)$$
$$= p(x_m \mid x_{m_1^+}, x_{m_2^+}, y_{a(m)}) \times p(x_{m_1^+}, x_{m_2^+} \mid y_{a(m_1^+, m_2^+)}, y_{d(m_1^+, m_2^+)}) \tag{6-6}$$

其中，$y_{a(\cdot)}$、$y_{d(\cdot)}$ 分别表示祖先节点和后代（子）节点的观测节点集如图 6.9(c) 所示。由图 6.9(c) 可知，对于每个节点 m（或节点集合 M），祖先节点是指通过向内的边连接到 m（M）上的所有节点的集合。类似的，子节点包括通过外向图边连接到节点 m（M）的节点。祖先观测节点和后代观测节点的并集构成了所有观测的集合。

公式（6-6）右边子项的联合概率分布为

$$p(x_m \mid x_{m_1^+}, x_{m_2^+}, y_{a(m)}) = \frac{p(x_m, x_{m_1^+}, x_{m_2^+} \mid y_{a(m)})}{\sum_{x_m'} p(x_m', x_{m_1^+}, x_{m_2^+} \mid y_{a(m)})} \tag{6-7}$$

应用 D-Separation 规则，公式（6-7）的分子项为

$$p(x_m, x_{m_1^+}, x_{m_2^+} \mid y_{a(m)}) = p(x_{m_1^+}, x_{m_2^+} \mid x_m) p(x_m \mid y_{a(m)})$$
$$= \frac{p(x_m, x_{m_1^+}, x_{m_2^+})}{p(x_m)} \times p(x_m \mid y_{a(m)}) \tag{6-8}$$

公式（6-6）右边子项 $p(x_{m_1^+}, x_{m_2^+} \mid y_{a(m_1^+, m_2^+)}, y_{d(m_1^+, m_2^+)})$ 通过 D-Separation 规则的几

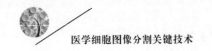

种应用进行因子分解,这种因子分解将从祖先节点和后代节点计算的部分分离,如下所示。

$$p(x_{m_1^+}, x_{m_2^+} \mid y_{a(m_1^+, m_2^+)}, y_{d(m_1^+, m_2^+)}) \propto p(x_{m_1^+}, x_{m_2^+} \mid y_{a(m_1^+, m_2^+)}) \times$$

$$\frac{p(x_{m_1^+} \mid y_{d(m_1^+)})}{p(x_{m_1^+})} \times \frac{p(x_{m_2^+} \mid y_{d(m_2^+)})}{p(x_{m_2^+})} \tag{6-9}$$

基于公式(6-6)、公式(6-7)、公式(6-8)和公式(6-9),在给定所有观测值的情况下,公式(6-5)中节点的后验概率为

$$p(x_m \mid Y) \propto \sum_{x_{m_1^+}, x_{m_2^+}} \frac{p(x_m, x_{m_1^+}, x_{m_2^+} \mid y_{a(m)})}{\sum_{x_m'} p(x_m', x_{m_1^+}, x_{m_2^+} \mid y_{a(m)})} \times p(x_{m_1^+}, x_{m_2^+} \mid y_{a(m_1^+, m_2^+)}) \times$$

$$\frac{p(x_{m_1^+} \mid y_{d(m_1^+)})}{p(x_{m_1^+})} \times \frac{p(x_{m_2^+} \mid y_{d(m_2^+)})}{p(x_{m_2^+})} \tag{6-10}$$

公式(6-10)中的每一项都是通过自顶向下或自下而上递归计算的。

6.4 构建基于卷积多尺度融合 FCN 的多树深度特征

全卷积神经网络(fully convolutional networks,FCN)是 Long 等[24] 提出的一种新颖而实用的卷积神经网络,是在卷积神经网络(convolutional neural network,CNN)的基础上改进的,主要是将 CNN 的全连接层改为卷积层。FCN 网络结构如图 6.10 所示,它是一种基于端到端的学习,能够实现像素级别的语义分割。在图 6.10 中,FCN 由卷积层和反卷积层组成,卷积层的功能是特征提取,它可以接受任意尺寸的输入图像,反卷积层对最后一个卷积层的特征图(feature map)进行上采样,使它恢复到与输入图像相同的尺寸,从而可以对每个像素都产生一个预测,同时保留了原始输入图像中的空间信息,最后在上采样的特征图进行像素的分类。

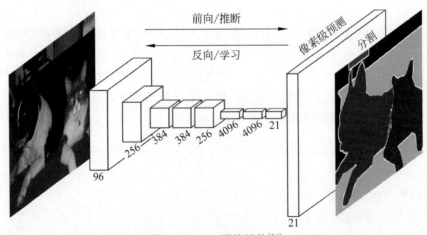

图 6.10 FCN 网络结构[24]

FCN 通过端到端的网络结构进行图像的像素级分割,它尽可能使网络自行学习特

征,并将特征提取融入算法中,该模型通过数据自动调节,来增加模型的整体契合度,并且端到端网络学习的各项成本较低。基于以上优点,本节以 FCN 网络为基础,构建卷积型多尺度融合的 FCN(convolutional multi-scale fusion FCN)网络框架,简称为 CMS-FCN 网络。

6.4.1　卷积型多尺度融合 FCN 网络

本章在 FCN[1] 的基础上对上采样和下采样过程做了一定的改进。图 6.11 为本章提出的卷积型多尺度融合的 FCN 网络训练模型。

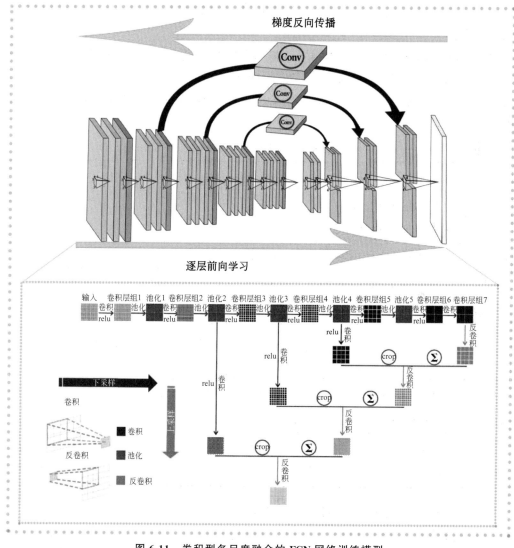

图 6.11　卷积型多尺度融合的 FCN 网络训练模型

如图 6.11 所示,本章将 CMS-FCN 网络训练过程分为逐层向前学习和梯度反向传播两部分。逐层前向学习训练过程通过卷积操作完成细胞图像的信息提取,池化操作完成细胞图像的特征压缩和降维,反卷积操作将细胞图像维度还原到原图大小。逐层前向学

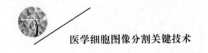

习训练过程是权重和偏置学习的过程,梯度反向传播训练过程是对权重和偏置学习的调节过程,以达到参数优化的目的。

传统的 FCN 网络直接使用池化层的 pool_3 和 pool_4 的特征图进行上采样,这样会使保留的特征信息粗糙,影响分割的精度。CMS-FCN 网络进行如下改进:在 pool_2、pool_3 和 pool_4 池化层各增加一次卷积操作,再进行融合操作,提高上采样过程的感受野,减少下采样过程的池化层使用。增加的卷积过程可以从 3 个池化层中提取到更深层的局部信息,并与周围信息融合,以增强模型的局部细节判断能力,优化细胞图像分割的细节效果。CMS-FCN 网络模型使目标轮廓更加精细,可以提升分割的质量和精度。

CMS-FCN 网络结构有上采样和下采样两个过程,分为 11 个层次,如表 6.1 所示。下采样过程由第一层到第七层构成,主要进行卷积和池化操作;上采样过程由第八层到第十一层构成,第八层到第十层包含反卷积操作和池化卷积操作,第十一层是 softmax 回归分类模型。

表 6.1 CMS-FCN 网络结构

层　　次	名　　称	激活函数	滤波器	池　化
第一层	Conv1_1,Conv1_2	ReLU	3×3×3×64	2×2
第二层	Conv2_1,Conv2_2	ReLU	3×3×3×128	2×2
第三层	Conv3_1,Conv3_2,Conv3_3	ReLU	3×3×3×256	2×2
第四层	Conv4_1,Conv4_2,Conv4_3	ReLU	3×3×3×512	2×2
第五层	Conv5_1,Conv5_2,Conv5_3	ReLU	3×3×3×512	2×2
第六层	Conv6_1	ReLU	1×1×1×4096	—
第七层	Conv7_1	ReLU	1×1×1×4096	—
第八层	Dconv2_1,Conv4_4	ReLU	4×4×4×21,3×3×3×512	
第九层	Dconv3_1,Conv3_4	ReLU	4×4×4×21,3×3×3×256	
第十层	Dconv4_1,Conv2_4	ReLU	4×4×4×21,3×3×3×128	
第十一层	softmax	—	—	

下面给出 CMS-FCN 网络的相关计算公式。

(1) 卷积操作。

卷积操作对输入的细胞图像进行低层特征提取(例如细胞核的形状、轮廓、纹理等),为了获得细胞图像细节以及保留网络层次信息,本章算法使用 3×3×3 卷积滤波器,卷积公式为

$$O_j^l = \sum_{i \in M_i} x_i^{l-1} \otimes k_{ji}^l + b_j^l \tag{6-11}$$

其中，l 表示网络的当前层数，O_j^l 表示第 l 层卷积的第 j 个特征图，x_i^{l-1} 表示感受野中第 i 个像素点的值，运算符 $\otimes$ 表示求卷积运算，k_{ji}^l 表示第 j 个特征图的权重，b_j^l 表示第 j 个特征图的偏置项。

（2）激活函数 ReLU。

为使 CMS-FCN 网络模型够提取更丰富的特征信息，增强网络的非线性分割能力，在每个卷积层后都接入 ReLU 非线性激活函数。ReLU 函数的定义为

$$f(x) = \max(x, 0) \tag{6-12}$$

（3）最大值池化。

在前五个组层中，每层都接入一个池化层，池化操作能够有效减少网络模型参数，聚合图像特征，提高网络的泛化能力。常用的池化操作有均值池化和最大值池化，均值池化能够保留特征图像更多的背景信息，最大值池化能够保留特征图像更多的纹理信息。本章选择最大值池化，其数学表达式为

$$x_i^l = \beta_i \, \mathrm{maxpooling}(x_i^{l-1}) + b_j^l \tag{6-13}$$

其中，x_i^{l-1} 表示上一网络层像素点 i 的特征图，x_i^l 是池化后的特征图，β_i 为卷积层的权值系数，b_j^l 表示第 j 个特征图的偏置项。

（4）softmax 回归分类模型。

CMS-FCN 网络模型的第十一层是 softmax 回归分类模型，将不同像素归属于不同分类标签。有向树通过对不规则多树中边的方向进行反转和推理[11]，并将 softmax[23] 函数作为分类模型，定义为

$$p(x_s = c \mid y_s) = \frac{\exp(w_c^{\mathrm{T}} y_s)}{\sum_{k=1}^{K} \exp(w_k^{\mathrm{T}} y_s)} \tag{6-14}$$

其中，K 是总的分类数（本节取 $K = 3$），w_k 是每次分类中 k 的权重向量，由 FCN 计算描述每个类的分布情况。

上采样的特征图是稀疏的，需要用可训练的滤波器卷积得到稠密的特征图。本章提出的 CMS-FCN 网络，与 SegNet[2]、DeconvNet[24]、DeepLab[3] 相比，它在可训练参数的数量上也显著减少，并且可以使用随机梯度下降进行端到端（end-to-end）的训练。

6.4.2　基于卷积型多尺度融合 FCN 的细胞图像分割框架

本章研究的多树推理和卷积型多尺度融合 FCN[1] 具有类似的预处理、特征提取与选择、训练尺寸，基于 CMS-FCN 的细胞图像分割框架如图 6.12 所示。本节应用基于 CMS-FCN 的细胞图像分割方法对口腔黏膜细胞图像进行分割处理。

由公式（6-14）可知，该模型使用了一组非标准的条件概率，即使用指数，而 6.3 节的推理算法规范了每个节点的似然概率，促进了非标准化似然函数的使用。因此，选择指数作为似然函数，例如，$p(y_m \mid x_m = c) \propto \exp(w_c^{\mathrm{T}} y_m)$，其中，分类参数 w_c 和特征向量 y_m 都由 CMS-FCN 网络计算。所以，训练 CMS-FCN 网络后，就不需要其他训练步骤了。

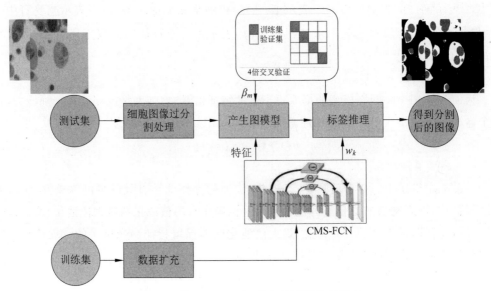

图 6.12　基于 CMS-FCN 的细胞图像分割框架

6.5　医学显微细胞图像分割实验结果及分析

下面将口腔黏膜细胞图像作为实验数据,来验证本章提出的分割算法的有效性。

6.5.1　图像数据扩充和实验环境

本实验中口腔黏膜细胞图像的大小为 1600×1200 像素,为便于训练,挑选合适的区域并裁剪为 512×512 像素,共 100 张。为确保训练模型的精度,对数据集进行尺度变换(如水平翻转、垂直翻转或者顺时针旋转等)实现数据集的有效扩充。留取 10 张图片作为测试集,将剩余 90 张图片数据扩充到 1000 张,并按照 4∶1 的比例作为训练集和验证集。图像标签采用图像标注工具 Labelme 进行手动标注。图 6.13 为口腔黏膜细胞图像数据集及其对应的标签可视化后的图像。

本章的实验环境为 Ubuntu16.04 LTS 64 位操作系统、CPU Intel Xeon E5 64 核心、GPU NVIDIA GeForce GTX 1080 Ti 11G ＊ 4,基于深度学习 Caffe 框架搭载的 CMS-FCN 网络模型,后端使用 tensorflow,CUDA 8.0 GPU 运算平台及 CUDNN7.5 深度学习 GPU 加速库,采用 Python 语言编程实现。为了增加训练速度,调用 multi_gpu_model 函数将模型在 4 个 GPU 上进行复制,每个 GPU 调用各自的模型,对各自的数据集运行,然后将所有运行结果连接在一起。为了避免内存溢出,该模型在 CPU 上构建。输入训练集和验证集训练网络,保存单个模型中验证集损失值(val_loss)最小的模型,并将网络模型保存在 HDF5 文件中。

网络训练模型包括两部分:一部分采用公开可用的 VGG16 网络卷积层和反卷积层进行训练,训练其权重;另一部分采用 CMS-FCN 网络模型进行训练,为防止训练和测试过程中出现过拟合现象,本实验将所有数据集的顺序打乱。为保证网络的非线性,提升网

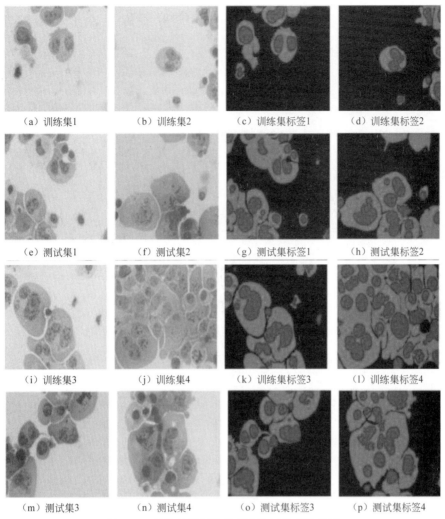

（a）训练集1	（b）训练集2	（c）训练集标签1	（d）训练集标签2
（e）测试集1	（f）测试集2	（g）测试集标签1	（h）测试集标签2
（i）训练集3	（j）训练集4	（k）训练集标签3	（l）训练集标签4
（m）测试集3	（n）测试集4	（o）测试集标签3	（p）测试集标签4

图 6.13　口腔黏膜细胞数据集和手动标注标签

络的训练速度,提高网络的泛化能力,激活函数使用 ReLU。BN 函数修正过程中,初始学习率设置为 0.01,学习率衰系数设置为 0.001,batch_size 设置为 128,动量因子设置为 0.9,Xavier 网络权值初始化,双边高斯滤波器平衡势权重 $w^{(1)}=5$,空间平滑高斯滤波器平衡势权重 $w^{(2)}=3$,超参 $\sigma_\alpha=160$、$\sigma_\beta=3$、$\sigma_\gamma=5$,迭代次数 100000 次。

口腔黏膜细胞图像由背景、细胞、细胞核三部分构成,如图 6.14 所示。前 4 张为制备的口腔黏膜细胞图像,后 4 张为图像标签,采用图像标注工具 Labelme 进行人工标注,共标注三类:背景、细胞和细胞核,分别对应 0、1、2。

6.5.2　评价指标

口腔黏膜细胞图像分割的客观评价指标有 Dice 相似性系数(dice similarity coefficient,Dice)、像素准确率(pixel accuracy,PA)、类别平均像素准确率(mean pixel accuracy,MPA)及平均交并比(mean intersection over union,MIoU)。上述四种评价方

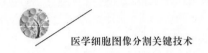

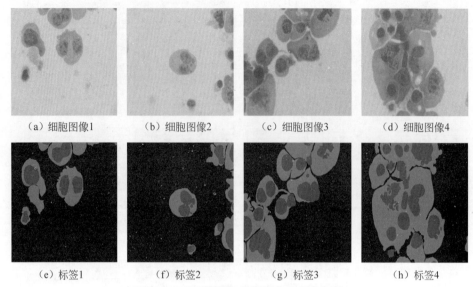

| (a) 细胞图像1 | (b) 细胞图像2 | (c) 细胞图像3 | (d) 细胞图像4 |

| (e) 标签1 | (f) 标签2 | (g) 标签3 | (h) 标签4 |

图 6.14 口腔黏膜细胞原图像和图像标签

法都基于混淆矩阵(confusion matrices),如表 6.2 所示。

表 6.2 混淆矩阵

真 实 值	预 测 值		
	细 胞 核	细 胞	背 景
细胞核	NN	NC	NB
细胞	CN	CC	CB
背景	BN	BC	BB

(1) Dice 相似性系数。

Dice 反映的是算法分割结果与标准结果之间的相似程度,取值范围为(0,1],其值越大表明分割结果精度越高,计算公式为

$$\text{Dice} = \frac{2|R \cap S|}{|R| + |S|} \tag{6-15}$$

其中,R 为算法分割结果,S 为标准分割结果。在本章实验中,使用手动分割得到的结果作为标准分割结果。

(2) 像素准确率 PA。

PA 是指正确预测的细胞核、细胞、背景像素在全部像素中所占的比例,即对角线预测的全部为正确值,计算公式为

$$\text{PA} = \frac{\text{NN} + \text{CC} + \text{BB}}{\text{NN} + \text{NC} + \text{NB} + \text{CN} + \text{CC} + \text{CB} + \text{BN} + \text{BC} + \text{BB}} \tag{6-16}$$

(3) 类别平均像素准确率 MPA。

MPA 是衡量被正确预测为细胞核、细胞和背景像素的能力,其计算公式为

$$\text{MPA} = \frac{P_N + P_C + P_B}{M} \tag{6-17}$$

其中,M 是分类数,取值为 3;P_N、P_C、P_B 分别是细胞核、细胞、背景像素准确率,计算公式为

$$P_N = \frac{\text{NN}}{\text{NN} + \text{NC} + \text{NB}}$$

$$P_C = \frac{\text{CN}}{\text{CN} + \text{CC} + \text{CB}}$$

$$P_B = \frac{\text{BN}}{\text{BN} + \text{BC} + \text{BB}} \tag{6-18}$$

（4）平均交并比 MIoU。

MIoU 是对每一类交并比求和平均的结果,即细胞核、细胞、背景交并比的平均值,其计算公式为

$$\text{MIoU} = \frac{\text{IoU}_N + \text{IoU}_C + \text{IoU}_B}{M} \tag{6-19}$$

其中,IoU_N、IoU_C、IoU_B 分别为被正确预测细胞核(细胞、背景)像素数与被正确预测细胞核(细胞、背景)像素数交集与并集的比值,即

$$\text{IoU}_N = \frac{\text{NN}}{\text{NN} + \text{NC} + \text{NB} + \text{CN} + \text{BN}}$$

$$\text{IoU}_C = \frac{\text{CC}}{\text{CN} + \text{CC} + \text{CB} + \text{NC} + \text{BC}}$$

$$\text{IoU}_B = \frac{\text{BB}}{\text{BN} + \text{BB} + \text{BC} + \text{CB} + \text{NB}} \tag{6-20}$$

6.5.3　实验结果及分析

为了验证本章提出的基于多树模型的细胞图像分割算法的有效性,将其与基于有向树分割算法以及其他三种最先进的卷积神经网络(FCN、SegNet、DeepLab)进行细胞图像分割对比分析。

本节实验中基于有向树的分割算法和本章提出的基于多树模型的分割算法,均使用 CMS-FCN 网络进行深度特征提取,分别记作 Tree＋CMS-FCN 和 Polytrees＋CMS-FCN。首先,采用 Polytrees＋CMS-FCN 与 Tree＋CMS-FCN 进行分割处理实验,将得到的分割图像在视觉效果方面进行比较;图 6.15 给出了一些口腔黏膜细胞图像的分割实验结果。由于口腔黏膜细胞图像制备过程中存在噪声等影响,需要对输入图像进行增强处理,使细胞图像在特征恢复、图像对比度和清晰度等方面具有更好的增强效果,如图 6.15(a)和图 6.15(e)所示。图 6.15(b)和图 6.15(f)为标签,作为分割标准。Tree＋CMS-FCN 方法的分割结果如图 6.15(c)和图 6.15(g)所示,在细胞分割时存在过分分割、欠分割等现象,对细胞核分割时存在边缘边界不清晰和粘连。如图 6.15(d)和图 6.15(h)所示,Polytrees＋CMS-FCN 方法可成功地分割出细胞和细胞核,并且具有清晰的边界、细节完整,分割结果和人工标注图像轮廓非常接近。

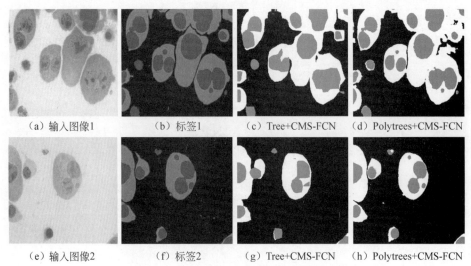

（a）输入图像1　　　　（b）标签1　　　　（c）Tree+CMS-FCN　　（d）Polytrees+CMS-FCN

（e）输入图像2　　　　（f）标签2　　　　（g）Tree+CMS-FCN　　（h）Polytrees+CMS-FCN

图 6.15　口腔黏膜细胞图像分割结果对比图

　　下面对上述两种细胞图像分割算法进行客观评价,图 6.16 是采用 Tree+CMS-FCN 算法和 Polytrees+CMS-FCN 算法对口腔黏膜细胞图像数据集分割出细胞和细胞核的 Dice 相似性系数对比图。由图 6.16 的 Dice 值可知,本章算法在分割细胞和细胞核方面的 Dice 值均大于 Tree+CMS-FCN 分割算法。通过 Tree+CMS-FCN 算法和 Polytrees+CMS-FCN 算法获得的分割图像,进行三个图像分割质量评价指标像素准确率 PA、类别平均像素准确率 MPA、平均交并比 MIoU 的计算,结果如表 6.3 所示。

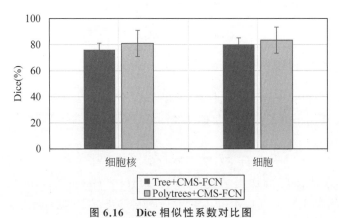

图 6.16　Dice 相似性系数对比图

表 6.3　不同分割算法在细胞图像数据集上的分割结果　　　　　　　　单位：%

分 割 算 法	PA	MPA			MIoU
		背　景	细　胞	细 胞 核	
Tree+CMS-FCN	87.06	88.32	84.98	86.93	84.16
Polytrees+CMS-FCN	95.24	95.59	93.65	94.32	92.68

　　本章的分割算法是在 FCN 网络基础上进行改进的,所以将本章提出的算法与三种最先进的卷积神经网络(FCN、SegNet、DeepLab)进行口腔黏膜细胞图像分割对比实验,如图 6.17 所示。

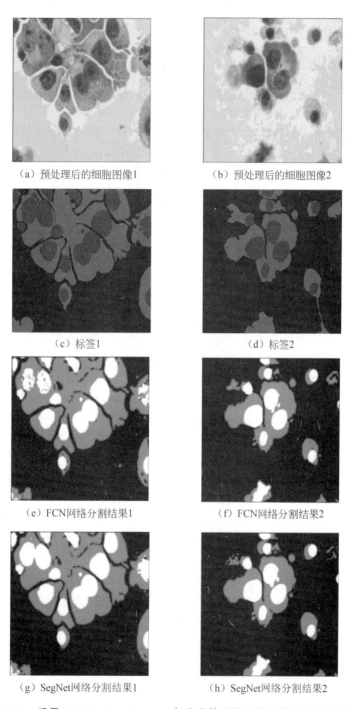

（a）预处理后的细胞图像1　　　　（b）预处理后的细胞图像2

（c）标签1　　　　　　　　　　（d）标签2

（e）FCN网络分割结果1　　　　（f）FCN网络分割结果2

（g）SegNet网络分割结果1　　　（h）SegNet网络分割结果2

图 6.17　采用 FCN、SegNet、DeepLab 与本章算法的细胞图像分割结果对比

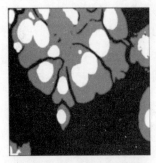 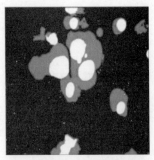

（i）DeepLab网络分割结果1　　　　　（j）DeepLab网络分割结果2

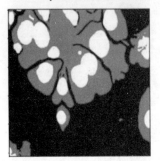 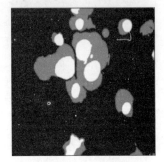

（k）本章方法分割结果1　　　　　（l）本章方法分割结果2

图 6.17　（续）

图 6.17(a)和图 6.17(b)给出了 2 幅增强处理后的口腔黏膜细胞图像,用于图像分割处理。图 6.17(c)和图 6.17(d)是对应的标签。FCN 网络得到的分割结果边界分割效果差,存在粘连和过分分割现象。基于 SegNet 网络得到的分割结果出现较多空洞,且边界较粗糙。DeepLab 网络得到的分割结果存在错分现象,因为 DeepLab 算法忽视 ASPP 模型。如图 6.17(k)和图 6.17(l)所示,本章的分割算法不仅提取的细胞边界平滑,能连续地提取出双核细胞,同时能够很好地分割细胞核及背景信息,与人工标注图像轮廓非常接近,这清楚地表明其优于 FCN 算法、SegNet 算法和 DeepLab 算法。为了进一步对比各网络对细胞图像分割效果,使用 PA、MPA 和 MIoU 三个指标进行定量分析,结果如表 6.4 所示,其中参数(M)是指网络模型参数权重所占的内存空间。

表 6.4　不同分割算法分割性能指标

分割算法	PA(%)	MPA(%)			MIoU(%)	参数(M)
		背　景	细　胞	细胞核		
FCN	90.51	93.47	86.07	90.34	77.34	48.60
SegNet	92.32	94.05	87.33	92.57	78.79	115.41
DeepLab	93.26	94.38	88.01	93.91	78.51	62.47
本章方法	95.02	96.08	90.27	95.24	80.50	105.01

由表 6.4 可看出,相比与 FCN 网络,本章算法的 PA、MPA、MIoU 分别提高了

4.98%、4.34%、4.09%。与 SegNet 网络相比,本章算法的 PA、MPA、MIoU 分别提高了
2.92%、2.78%、2.17%。与 DeepLab 网络相比,本章算法的 PA、MPA、MIoU 分别提高了
1.89%、1.91%、2.53%。实验过程中,分别对 50 幅、150 幅、300 幅制备的口腔黏膜细胞图
像进行分割处理,采用五种算法(有向树、多树、FCN、SegNet、DeepLab)得到的平均 Dice
相关性系数如表 6.5 所示。可以看出,有向树和多树的优越结果表明了这些有向图模型
所施加的先验知识的有效性,而这些先验知识是流行的卷积网络无法明确建模的。也可
以看出,与多树相比,有向树的性能往往具有更大的方差,这种更高的不确定性源于有向
树无法消除不可行的标签配置。

表 6.5　对口腔黏膜细胞图像分割的五种算法的平均 Dice 值

分 割 方 法	50 幅图像	150 幅图像	300 幅图像
有向树 Tree	78.56±9.72	79.08±10.12	81.65±10.46
多树 Polytrees	**80.13±8.66**	**82.17±7.52**	**84.03±6.91**
FCN	76.63±5.84	78.95±5.39	80.02±4.76
SegNet	77.42±7.64	80.07±7.76	81.02±6.78
DeepLab	79.62±5.01	80.34±5.91	80.80±4.96

综上所述,本章所提出的 Polytrees+CMS-FCN 分割算法可以很好地对口腔黏膜细
胞图像进行分割处理,尤其是那些带有微核、双核的口腔黏膜细胞图像,选用本章算法比
其他方法更具有优势。

6.6　本章小结

本章提出了基于不规则有向图模型的多分类医学显微细胞图像分割算法,主要介绍
了三方面的内容。

(1) 对口腔黏膜细胞图像进行过分割,通过递归合并图中两个最相似的节点生成一
个有向图,直到生成一个没有环的分层图形模型,即建立多树模型。

(2) 建立多树模型的先验信息,基于最大后验估计(MAP),对子节点和父节点之间
更复杂的标签依赖进行建模,推导出多树模型的后验的封闭形式解决方案。

(3) 提出了基于 CMS-FCN 网络的多树深度特征的图像分割框架,精确地分割出细
胞、细胞核及背景。

通过实验对口腔黏膜细胞数据集进行训练及测试,结果证明提出的算法优于有向树
和其他三种先进的卷积神经网络 FCN、SegNet、DeepLab。该算法能够有效地提升分割
质量,不仅提取的细胞边界平滑,能连续地提取出双核细胞,同时能够很好地分割细胞、细
胞核及背景信息,与人工标注图像轮廓非常接近。

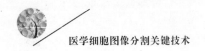

参考文献

［1］ Long J，Shelhamer E，Darrell T. Fully Convolutional Networks for Semantic Segmentation［C］// Proceedings of the IEEE Conference on Computer Vision and Pattern Recognition. 2015：3431-3440.

［2］ Badrinarayanan V，Kendall A，Cipolla R. Segnet：A Deep Convolutional Encoder-Decoder Architecture for Image Segmentation［J］. IEEE Transactions on Pattern Analysis and Machine Intelligence，2017，39(12)：2481-2495.

［3］ Chen L C，Papandreou G，Kokkinos I，et al. Deeplab：Semantic Image Segmentation with Deep Convolutional Nets，Atrous Convolution，and Fully Connected CRFs［J］. IEEE Transactions on Pattern Analysis and Machine Intelligence，2017，40(4)：834-848.

［4］ Wainwright M J，Jordan M I. Graphical Models，Exponential Families，and Variational Inference［M］. Boston：Now Publishers Inc，2008：10-35.

［5］ Kato Z，Zerubia J. Markov Random Fields in Image Segmentation［J］. Now Editor，2012：100-131.

［6］ Zhang L，Ji Q. Image Segmentation with A Unified Graphical Model［J］. IEEE Transactions on Pattern Analysis and Machine Intelligence，2009，32(8)：1406-1425.

［7］ Chen S C，Zhao T，Gordon G J，et al. A Novel Graphical Model Approach to Segmenting Cell Images［C］//2006 IEEE Symposium on Computational Intelligence and Bioinformatics and Computational Biology. IEEE，2006：1-8.

［8］ Rathke F，Schmidt S，Schnörr C. Probabilistic Intra-Retinal Layer Segmentation in 3-D OCT Images Using Global Shape Regularization［J］. Medical Image Analysis，2014，18(5)：781-794.

［9］ Komodakis N，Paragios N，Tziritas G. MRF Energy Minimization and Beyond via Dual Decomposition［J］. IEEE Transactions on Pattern Analysis and Machine Intelligence，2010，33(3)：531-552.

［10］ Bishop C M. Pattern Recognition and Machine Learning［M］. Berlin：Springer，2006，4：9-50.

［11］ Laferté J M，Pérez P，Heitz F. Discrete Markov Image Modeling and Inference on the Quadtree ［J］. IEEE Transactions on Image Processing，2000，9(3)：390-404.

［12］ Kampa K，Putthividhya D，Principe J C. Irregular Tree-Structured Bayesian Network for Image Segmentation［C］//2011 IEEE International Workshop on Machine Learning for Signal Processing. IEEE，2011：1-6.

［13］ Messaouda O，Oommen J B，Matwin S. Enhancing Caching in Distributed Databases Using Intelligent Polytree Representations［C］//Conference of the Canadian Society for Computational Studies of Intelligence. Springer，Berlin，Heidelberg，2003：498-504.

［14］ Todorovic S，Nechyba M C. Dynamic Trees for Unsupervised Segmentation and Matching of Image Regions［J］. IEEE Transactions on Pattern Analysis and Machine Intelligence，2005，27(11)：1762-1777.

［15］ Mossel E，Roch S，Sly A. Robust Estimation of Latent Tree Graphical Models：Inferring Hidden States with Inexact Parameters［J］. IEEE Transactions on Information Theory，2013，59(7)：4357-4373.

［16］ Song L，Liu H，Parikh A，et al. Nonparametric Latent Tree Graphical Models：Inference，

Estimation，and Structure Learning［J］. arXiv preprint arXiv：1401.3940，2014. Available：https://arxiv.org/abs/ 1401.3940.

［17］ Zaveri M S，Hammerstrom D. Cmol/cmos Implementations of Bayesian Polytree Inference：Digital and Mixed-Signal Architectures and Performance/price［J］. IEEE Transactions on Nanotechnology，2009，9(2)：194-211.

［18］ Sucar L E，Pérez-Brito J，Ruiz-Suárez J C，et al. Learning Structure From Data and Its Application to Ozone Prediction［J］. Applied Intelligence，1997，7(4)：327-338.

［19］ Lodish H，Berk A，Kaiser C A，et al. Molecular Cell Biology［M］. London：Macmillan，2008.

［20］ L M de Campos. Independency Relationships in Singly Connected Networks［R］. DESCAI Technical Report 960204). Grande：University of Grande，1994.

［21］ den Bergh M V，Boix X，Roig G，et al. Seeds：Superpixels Extracted via Energy-Driven Sampling［J］. International Journal of Computer Vision，2015，111(3)：298-314.

［22］ Funke J，Zhang C，Pietzsch T，et al. The Candidate Multi-cut for Cell Segmentation［C］//2018 IEEE 15th International Symposium on Biomedical Imaging (ISBI 2018). IEEE，2018：649-653.

［23］ Pearl J. Probabilistic Reasoning in Intelligent Systems：Networks of Plausible Inference［M］. Berlin：Elsevier，2014.

［24］ Chen L C，Papandreou G，Kokkinos I，et al. Semantic Image Segmentation with Deep Convolutional Nets and Fully Connected CRFs［J］. arXiv preprint arXiv：1412.7062，2014.

［25］ 杨龙箴,袁非牛,杨寿渊,等.连续图卷积视频烟雾检测模型［J］. 中国图象图形学报，2019，24(10)：1658-1669.

第7章

基于神经常微分方程的医学显微细胞图像分割算法

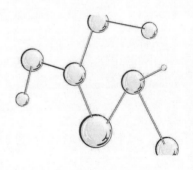

近年来,神经网络在机器学习、深度学习等领域取得了显著的突破,应用神经网络求解常微分方程成为研究的热点。2018 年,Chen 等[1]提出了一种新颖的深层神经网络模型,即神经常微分方程(neural ordinary differential equations,NODEs)。该模型通过神经网络参数化隐藏状态的导数,代替了传统的离散隐藏层序列,并使用黑盒微分方程求解器进行网络输出的计算。随后,Poli 等[2]扩展了这一概念,提出了图神经常微分方程(graph neural ordinary differential equations,GDEs),将图神经网络(graph neural networks,GNN)框架引入时间连续的领域,并将 GDEs 作为 GNN 的时间连续版本,其输入/输出关系由 GNN 层的连续体决定。研究人员评估了 GDEs 在静态和动态数据集上的有效性,2020 年,Paoletti 等[3]提出了一种基于神经常微分方程的高光谱图像分类方法,首次将传统的离散层 ResNet 模型重新定义为一个连续的时间演化模型,实现了神经网络参数化的 ODE,其目标是通过生成更好和更健壮的特征表示来改进遥感高光谱图像的分类性能。作者的团队首次将神经常微分方程应用于医学显微细胞图像分割,取得了令人满意的分割效果。

本章提出了一种基于神经常微分方程的医学显微细胞图像分割算法,该算法将神经常微分方程 NODEs 与卷积神经网络(U-Net)相结合,以实现对口腔黏膜细胞图像的准确分割。首先,对口腔黏膜细胞图像进行增强处理,以提高待分割区域之间的对比度。然后,基于 U-Net 卷积神经网络模型,通过对比实验确定了将常微分方程(ordinary differential equations,ODE)模块嵌入 U-Net 网络中的最佳位置。最后,通过调整 ODE 模块的误差容忍度增加网络深度,并将训练得到的网络模型用于医学显微细胞图像的分割实验。实验中,将本章提出的分割算法与 U-Net[4]和 ResNet(residual networks)[5]进行对比分析,结果显示,基于神经常微分方程的医学显微细胞图像分割算法的分割效果优于其他两种算法,能够有效地对医学显微细胞图像进行分割,为未来的 DNA 损伤检测和定量分析提供了重要的技术支持。

7.1　U-Net 网络

U-Net 是由 Ronneberger 等[4]提出的一种基于卷积神经网络 CNN 的医学图像分割算法,该算法的网络结构采用编码-解码的对称式架构,编码过程通过池化层逐渐减少位置信息、抽取更高层级的语义特征;在解码过程中,分割结果在保持其特征的前提下逐步构造。U-Net 是比较早的使用全卷积网络进行语义分割的算法之一,包含压缩路径和扩展路径的对称 U 形结构,U-Net 架构如图 7.1 所示。在图 7.1 中,每个灰框对应一个多通道特征图,通道的数量显示在其顶部,尺寸大小显示在框的左下边缘。白框代表复制的特征图,箭头表示不同的操作。U-Net 中的跳转连接是将编码器获得的特征映射与解码器部分具有相同分辨率的特征映射连接起来。因此,可以有效地利用特征提取过程中丢失的精细信息。在本章实验中,以 U-Net 卷积神经网络为基础。

在图 7.1 中,U-Net 网络由收缩路径(网络的左边)和扩展路径(网络的右边)组成。收缩路径遵循卷积网络的典型结构,是由卷积和最大池化构成的一系列下采样操作。收缩路径是将输入进行 2 次 3×3 的卷积操作后,进行一次 2×2 的最大池化操作,步长为

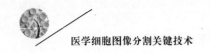
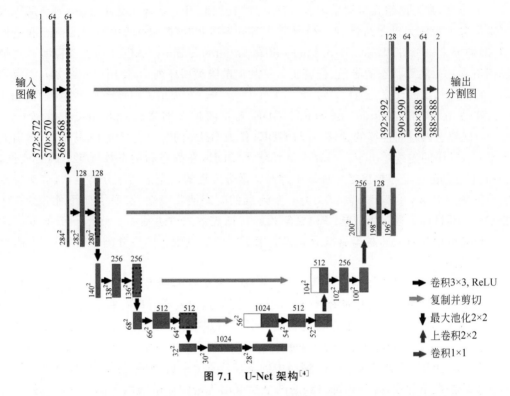

图 7.1   U-Net 架构[4]

2,用于下采样,同时卷积核数目翻倍,在上下层之间建立特征映射,传递特征信息,最终得到尺寸为 32×32 的特征图(feature map)。扩展路径对称于收缩路径,同样由 4 个 block 组成,每个 block 开始之前通过反卷积将特征图的尺寸乘 2,同时将其个数减半(最后一层略有不同),然后和左侧对称的收缩路径的特征图合并,由于左侧收缩路径和右侧扩展路径的特征图的尺寸不一样,U-Net 是通过将收缩路径的特征图裁剪到和扩展路径相同尺寸的特征图进行归一化的。

U-Net 使用的是带边界权值的损失函数,定义为[4]

$$E = \sum_{x \in \Omega} w(x) \log(p_{l(x)}(x)) \tag{7-1}$$

其中,$l : \Omega \rightarrow \{1, 2, \cdots, K\}$ 是像素点的标签值,$w : \Omega \rightarrow \Re$ 是像素点的权值,其目的是给细胞图像中贴近边界点的像素更高的权值。$p_{l(x)}(x)$ 是 Softmax 激活函数,定义为

$$p_k(x) = \frac{\exp(a_k(x))}{\sum_{c=1}^{K} \exp(a_c(x))} \tag{7-2}$$

其中,$a_k(x)$ 表示像素位置 $x \in \Omega$,$\Omega \subset Z^2$ 上特征通道 k 的激活,K 是分类的类别个数,$p_k(x)$ 是近似最大值函数。

U-Net 结构在不同的生物医学图像分割应用中取得了很好的性能,通过弹性形变进行细胞图像数据集扩充,U-Net 具有模型简单(U 形对称结构)、对训练数据要求少、鲁棒性好等优点。因此,本章以 U-Net 卷积神经网络为基础,结合神经常微分方程思想,提出了 NODEs-Unet 网络结构,用于完成医学显微细胞分割的任务。

7.2　神经常微分方程

7.2.1　神经网络知识

1. 人工神经元模型

Mcculloch 等[6]将生物神经元模型抽象为人工神经元模型,如图 7.2 所示。在图 7.2 中,神经元的输入为 $\{x_1, x_2, \cdots, x_n\}$,这些输入通过带有权值 $\{w_1, w_2, \cdots, w_n\}$ 的连接进行传递,然后通过加权求和得到总输入,再与神经元的阈值 b 进行比较,最后利用激活函数 σ 进行非线性变化,得到神经元的输出 y。

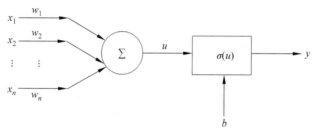

图 7.2　人工神经元模型

神经元工作过程的数学模型为[7]

$$\begin{cases} u = \sum_{i=1}^n w_i x_i \\ y = \sigma(u - b) \end{cases} \tag{7-3}$$

神经元的基本要素包括激活函数、权重、线性求和,权值和阈值是人工神经元模型的基本参数。在实际应用中,激活函数通常采用 sigmoid 函数,即

$$\text{sigmoid} = \frac{1}{1 + e^{-ax}}, \quad a > 0 \tag{7-4}$$

sigmoid 函数能将神经元的输入值映射到 $(0, 1)$,能进行多次求导,符合概率分布特性。

2. 单隐层神经网络

人工神经网络是由若干神经元按照一定的层次结构连接起来的。单隐层神经网络包含输入层、隐藏层、输出层,如图 7.3 所示。设神经网络输入层的输入值为 $\widetilde{x} = (x_1, x_2, \cdots x_n)^{\mathrm{T}}$,隐藏层(由 m 个人工神经元组成)的权值为 $W_i = (w_{i1}, w_{i2}, \cdots w_{in})$,$i = 1, 2, \cdots, m$;阈值为 b_i,$i = 1, 2, \cdots m$;输出层权值为 $W_i = (w_{i1}, w_{i2}, \cdots w_{in})$,$i = m+1, m+2, \cdots, 2m$,$e$ 为误差值。因此,每个隐藏层神经元的工作过程与输出 $\hat{y}_i$ 为

$$\begin{cases} \hat{y}_i = \sigma(u_i - b_i) \\ u_i = W_i \widetilde{x} \end{cases} \tag{7-5}$$

输出值 $\widetilde{y}$ 工作过程的数学模型为[8]

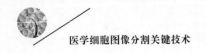
$$\begin{cases} v = \sum_{i=1}^{m} W_{m+i}\hat{y}_i \\ \widetilde{y} = \sigma(v) \end{cases} \qquad (7\text{-}6)$$

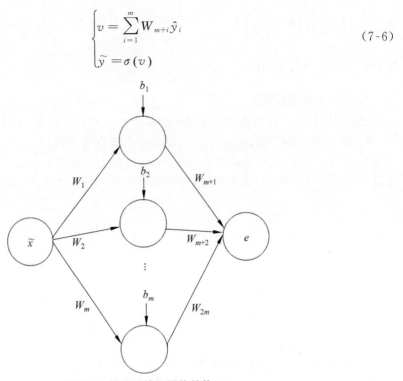

图 7.3　单隐层神经网络结构

对于单隐层神经网络学习,本章采用经典的 BP 算法(误差反向传播算法)[9]。BP 算法由信号的正向传播过程和误差的反向传播过程构成。信号的正向传播过程是输入值 $\widetilde{x}$ 通过输入层进入神经网络,经过隐藏层逐步传递到输出层。如果输出值 $\widetilde{y}$ 与期望值一致,则结束学习;否则,进入误差的反向传播过程。误差的反向传播过程通常采用梯度下降法[10]完成,不断修正各神经元的权值和阈值,使误差信号逐渐减小。

当误差值过大时,基于梯度下降法对误差的反向传播过程的输出层的权值进行调整,具体过程如图 7.4 所示。其中,第 n 次迭代中隐藏层第 j 个神经元的输出值为 $\hat{y}_j(n)$,期望值为 $d(n)$,则误差 $e(n)$ 表示为

$$e(n) = d(n) - \widetilde{y}(n) \qquad (7\text{-}7)$$

其中,$\widetilde{y}(n) = \sigma(v(n))$,$v(n) = \sum_{j=1}^{M} W_{m+j}\hat{y}_j$,$j=1,2,\cdots,m$。

图 7.4　节点 j 到输出层的信号流程图

误差值 $e(n)$ 对 $W_{m+j}(n)$ 的梯度为[8]

$$\frac{\partial e(n)}{\partial W_{m+j}(n)} = \frac{\partial e(n)}{\partial \hat{y}(n)}\frac{\partial \hat{y}(n)}{\partial v(n)}\frac{\partial v(n)}{\partial W_{m+j}(n)} = -\sigma'(v(n))\hat{y}_j(n) \qquad (7\text{-}8)$$

首先,调整输出层权值 $W_{m+j}(n)$,基于梯度下降法[10],权值的改变量为

$$\Delta W_{m+j}(n) = \beta \frac{\partial e(n)}{\partial W_{m+j}(n)} = -\beta\sigma'(\upsilon(n))\hat{y}_j(n) \tag{7-9}$$

其中,β 为学习率,且 $0<\beta<1$。学习率 β 的大小与算法收敛性有重要的关系,如果 β 太大,会使训练过程出现振荡现象而无法收敛;如果 β 太小,收敛速度慢,会导致计算量增加。文献[11]给出了学习率 β 的取值定理,是本章神经网络训练中学习率 β 的选取依据,以保障算法收敛速度快且绝对收敛。

第 n 次迭代结束后,调整后的输出层权值为

$$W_{m+j}(n+1) = W_{m+j}(n) + \Delta W_{m+j}(n) \tag{7-10}$$

其次,对隐藏层权值和阈值进行调整,同理,基于梯度下降法[10],图 7.5 是输出层经过节点 j 到输出层的信号流程图,得到权值 W_j 和阈值 b_j 的改变量为

$$\begin{cases} \Delta W_j(n) = \beta \dfrac{\partial e(n)}{\partial W_j} = -\beta\sigma'(\upsilon(n))W_{m+j}(n)\sigma'(u_j(n))\tilde{x} \\ \Delta b_j(n) = \beta \dfrac{\partial e(n)}{\partial b_j} = \beta\sigma'(\upsilon(n))W_{m+j}(n)\sigma'(u_j(n)) \end{cases} \tag{7-11}$$

因此,第 n 次迭代结束后,调整后的隐藏层权值和阈值分别为

$$\begin{cases} W_j(n+1) = W_j(n) + \Delta W_j(n) \\ b_j(n+1) = b_j(n) + \Delta b_j(n) \end{cases} \tag{7-12}$$

3. 神经网络求解常微分方程方法

常微分方程(ordinary differential equations,ODE)是指仅含有一个独立变量的微分方程。一般对于常微分方程,需要求解出未知的 $f(x)$ 的通解,例如: $f'(x)=2x$ 的通解为 $f(x)=x^2+C$,C 表示任意常数。一般的 n 阶常微分方程为

$$f\left(x, y, \frac{dy}{dx'}, \cdots, \frac{d^n y}{dx^n}\right) = 0 \tag{7-13}$$

其中,x 是自变量,y 是未知函数,$f\left(x, y, \dfrac{dy}{dx'}, \cdots, \dfrac{d^n y}{dx^n}\right)$ 是 x、y 等的已知函数。考虑如下常微分方程初边值问题,求解 y,满足[8]

$$\begin{cases} f\left(x, y, \dfrac{dy}{dx'}, \cdots, \dfrac{d^n y}{dx^n}\right) = 0, & x \in [c, d] \\ y(c) = g \end{cases} \tag{7-14}$$

定义损失函数 loss 为

$$\text{loss} = \frac{1}{n}\left(f\left(\tilde{x}, \tilde{y}, \frac{d\tilde{y}}{d\tilde{x}'}, \cdots, \frac{d^n\tilde{y}}{d\tilde{x}^n}\right)\right)^2 + (\tilde{y}(c) - g)^2 \tag{7-15}$$

当 loss 值趋于零时,通过神经网络得到的近似值 $\tilde{y}$ 逼近真实解 y。因此,用损失函数 loss 代替误差的反向传播过程的误差值 $e(n)$。基于 BP 算法,不断调整神经元的权值和阈值,使损失函数 loss 减小到规定范围,即得到常微分方程 ODEs 的近似解 $\tilde{y}$。

7.2.2　神经常微分方程

1. 残差网络 ResNet

对于熟悉的神经网络(卷积网络、全连接网络或循环网络),其基本问题域方程为

$$h_{t+1} = h_t + f(h_t, \theta_t) \tag{7-16}$$

其中, $t \in \{0, 1, \cdots, T\}$, h_t 为隐藏状态, 是第 t 层隐藏单元的输入值, $f(\cdot)$ 为单层神经网络的线性变换, 通过 θ_t 参数化的神经网络。公式(7-16)表示标准残差网络中残差块间前向传播过程。

残差网络(residual network, ResNet)[5]是一类特殊的卷积网络, 它通过残差连接解决了梯度反传问题, 即当神经网络层级非常深时, 梯度仍然能有效传回输入端。图 7.5 为本节中残差模块的结构, 残差模块的输出结合了输入信息与内部卷积运算的输出信息, 这种残差连接保证深度模型至少不低于浅层网络的准确度。

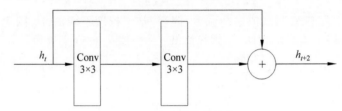

图 7.5　残差模块的结构

将图 7.5 的残差模块表示为

$$h_{t+2} = h_t + f(f(h_t, \theta_t), \theta_{t+1}) \tag{7-17}$$

将公式(7-17)改写为残差的形式, 即

$$h_{t+2} - h_t = f(f(h_t, \theta_t), \theta_{t+1}) \tag{7-18}$$

因此, 传统的神经网络 f 是直接参数化隐藏层, 残差神经网络 f 参数化的是隐藏层之间的残差。而神经常微分方程走了另一条路, 它使用神经网络参数化隐藏状态的导数。

2. 神经常微分方程网络

神经常微分方程将神经网络连续化, 使用神经网络参数化隐藏状态的导数, 网络的输出用黑盒常微分方程求解器(ODE-solver)计算。使用由神经网络指定的常微分方程来参数化连续隐藏单元, 神经网络的输出为隐态的梯度, 即

$$\frac{dh(t)}{dt} = f(h(t), t, \theta) \tag{7-19}$$

其中, $f(\cdot)$ 为单层神经网络的线性变换, 与参数 θ 为一个整体; t 作为独立参数也馈送到神经网络中。从导数定义的角度来看, 当 $t \to 0$ 时, 隐藏状态的变化 $dh(t)$ 可以通过神经网络建模; 当 t 从初值(t_0)一点点变化到终值(T)时, $h(T)$ 为信号向前传播过程的结果。通过求解器积分分解, 获得任意时刻 T 的隐态值, 即

$$h(T) = h(t_0) + \int_{t_0}^{T} f(h(t), t, \theta) dt \tag{7-20}$$

因此, 离散神经网络通过常微分方程求解器转换为连续化, 其离散神经网络模型层数与求解精度有关。本章定义的 ODE 网络模块结构如图 7.6 所示。

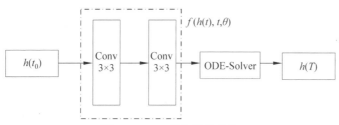

图 7.6　ODE 网络模块结构

7.3　构建基于 NODEs 的神经网络模型

本章提出的细胞图像分割算法基于神经常微分方程及 U-Net 网络架构(简称为 NODEs-Unet),它以经典的 U-Net 网络模型为基础,在 U-Net 网络中插入 ODE 网络模块,完成医学显微细胞图像分割任务。实验中,发现 ODE 网络模块位置不同时,网络的训练时长以及占用显存的大小明显不同。因此,构建了两种网络模型,分别是 NODEs-Unet 网络架构和基于 NODEs-Unet 网络的二元分割网络(简称为 2NODEs-Unet)。提出了 2NODEs-Unet 网络,即采用了两个 NODEs-Unet 网络,分别是网络分割背景和非背景以及网络分割细胞核和非细胞核,最后将两个网络的分割结果整合,得出最终医学显微细胞图像的分割结果。

7.3.1　ODE 模块位置

本章实验过程中,将原 U-Net 网络卷积层的卷积核个数均减少了一半,以提高计算速度。为了研究单个 ODE 网络模块在不同位置下对网络的影响,在 U-Net 网络架构的前、中、后分别插入 ODE 网络模块,如图 7.7 所示。同时保持三个网络的训练集、验证集及测试集一致,ODE 网络模块求解器的误差容忍度均为 $1\mathrm{e}^{-3}$。训练网络时,输入训练集和验证集,训练次数(epochs)均为 150 次,并采用回调函数保存验证集损失值(val_loss)最小的网络模型。

如图 7.7 所示的三个不同网络模型,分别命名为 U-Ode①、U-Ode②、U-Ode③。使用这三个网络模型分别对口腔黏膜细胞图像的测试集进行测试,实验结果见 7.4.1 节。实验结果表明,U-Net 网络插入 ODE 模块后,各项分析指标均有提高,同时,ODE 模块插入的位置对网络运行时间影响较大,在 U-Net 的"U"形架构中,ODE 模块加入的位置越往下,时间越短;越往上,则时间越长。

7.3.2　NODEs-Unet 神经网络架构

不同于欧拉法只移动固定的步长,ODE-solver 求解器会根据给定的误差容忍度选择适当的步长逼近真实解。降低误差容忍度将增加函数的评估次数,类似于增加模型的深度。因此,本节通过改变误差容忍度来改变神经网络的行为,在神经网络训练时,通过降低误差,可以提高准确率并学习更好的神经网络;在测试时,可根据实际计算环境提高误差,减少函数评估次数从而更快地获得分割结果。

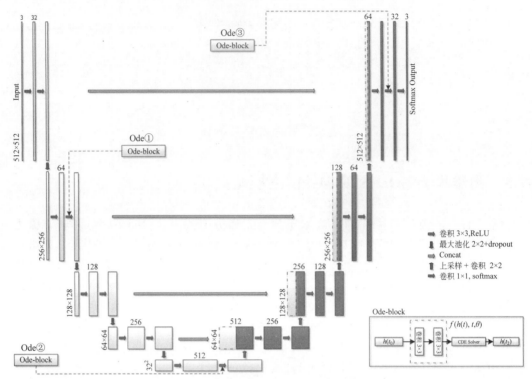

图 7.7 三种不同 ODE 网络模块位置的神经网络模型图

本章提出的 NODEs-Unet 网络架构以 U-Net 网络为基础，通过最大池化层进行下采样，每经过一个池化层就是一个新尺度，因此，包括原图一共有 5 个尺度。通过卷积层提取特征，使用 same 卷积，保持卷积前后图像尺寸不变。通过双线性插值进行上采样，每上采样一次，就与特征提取部分对应的尺度进行融合，并且在下采样卷积层中分别加入不同误差容忍度的 ODE 模块，如图 7.8 所示。

如图 7.8 所示，本章提出的 NODEs-Unet 网络结合神经常微分方程及 U-Net 网络，在 U-Net 网络采用过程中，分别在不同位置加入 Res-block 和 ODE-block，反复经过多次实验，证明提出的 NODEs-Unet 网络合理，可以取得精准的医学显微细胞图像分割结果。

NODEs-Unet 网络的预测结果采用 softmax 激活函数，定义为

$$\mathrm{softmax}(z_i) = \frac{\mathrm{e}^{z_i}}{\sum\limits_{c=1}^{C} \mathrm{e}^{z_c}} \tag{7-21}$$

其中，z_i 为第 i 个节点的输出值，C 为输出节点的个数，即分类的类别个数。通过 softmax 函数将多分类的输出转换为取值为[0，1]且求和为 1 的概率分布，即节点 i 分别属于背景、细胞和细胞核的概率。

使用交叉熵函数（categorical cross entropy）作为网络的损失函数 loss，该函数常适用于多分类问题，可避免均方误差损失函数学习速率降低的问题。loss 定义为

$$\mathrm{loss} = -\frac{1}{n}(p\ln a + (1-p)\ln(1-a)) \tag{7-22}$$

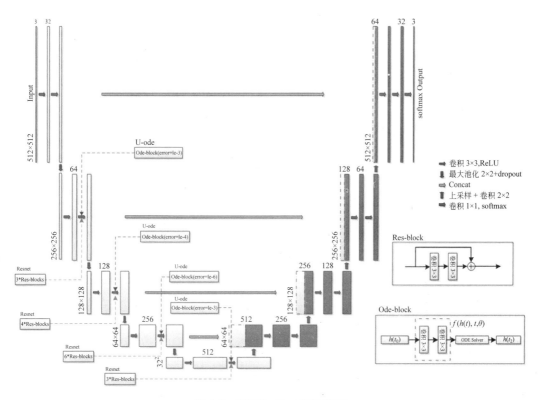

图 7.8　NODEs-Unet 网络架构

注：（1）Resnet：在 U-Net 网络下采样过程中，加入不同数量的残差模块（Res-block 模块）；

（2）Odenet：在 U-Net 网络下采样过程中，加入不同误差容忍度的 ODE-block 模块。

其中，p 为期望输出的概率分布，a 是网络时间输出的概率分布。交叉熵的值越小，这两个概率分布越接近。

7.3.3　基于 NODEs-Unet 网络的二元分割

将二元分割网络分别命名为背景网络（background net，B-net）和前景网络（foreground net，F-net）。B-net 网络区分背景和非背景，F-net 网络区分细胞核和非细胞核，这两个网络均使用 NODEs-Unet 网络架构。分割目标的种类减少可以简化单个网络的分割目标，使网络更有针对性地训练和学习。网络输出层的激活函数 sigmoid 为

$$\text{sigmoid}(y) = \frac{1}{1 + e^{-y}} \tag{7-23}$$

将输出值 y 映射到[0,1]，表示概率分布的有效实数空间。在 B-net 网络中，激活函数表示该像素为背景的概率；在 F-net 网络中，激活函数表示该像素为细胞核的概率。图 7.9 和图 7.10 为口腔黏膜细胞图像输入数据集训练网络中分别得到的两个网络模型。

B-net 网络分割细胞得到二值图像，若值为 1，则表示该像素是背景，值为 0 表示不是背景；F-net 网络分割细胞得到二值图像，若值为 1，则表示该像素是细胞核，值为 0 表示

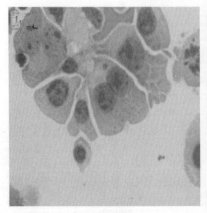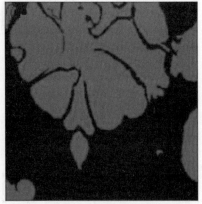

（a）细胞图像　　　　　　　　　　　　（b）对应标签

图 7.9　B-net 数据集展示

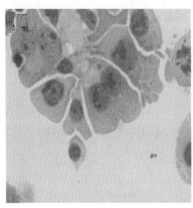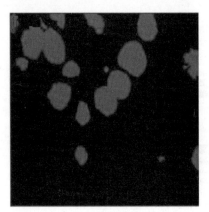

（a）细胞图像　　　　　　　　　　　　（b）对应标签

图 7.10　F-net 数据集展示

不是细胞核。

$$
\text{result} = \begin{cases} 0 & \text{if} \quad B=1 \text{ and } F=0 \\ 1 & \text{if} \quad B=0 \text{ and } F=0 \\ 2 & \text{if} \quad F=1 \end{cases} \tag{7-24}
$$

通过公式(7-24)统筹两个网络分割二值图像,得到最终细胞分割结果。将两个网络的分割结果整合,得出最后结果。

7.4　细胞图像分割实验结果及分析

本章提出了基于神经常微分方程和 U-Net 网络的医学显微细胞图像分割算法(microscopic cell image segmentation based on neural ordinary differential equations and U-Net network),并给出 NODEs-Unet 和 2NODEs-Unet 两种网络架构,分别简称为 NODEs-Unet 分割算法和 2NODEs-Unet 分割算法。Ronneberger 等[4]采用 U-Net 网络

实现了医学图像分割,简称为 U-Net 分割算法。He 等[5]利用残差网络框架(ResNet)实现了图像分类,ResNet 是目前较为先进的网络模型,解决了网络性能随网络深度增加而变差的问题。因此,将本章提出的 NODEs-Unet 分割算法和 2NODEs-Unet 分割算法,与 U-Net 算法和 ResNet 算法进行比较,以确定 NODEs-Unet 分割算法和 2NODEs-Unet 分割算法的有效性与优越性。

实验数据图像:对 100 幅口腔黏膜细胞图像进行数据集扩充处理,同 6.5.1 节。

本章实验环境:Ubuntu16.04 LTS 64 位操作系统,CPU Intel Xeon E5 64 核心,GPU NVIDIA GeForce GTX 1080 Ti 11G ＊ 4,基于深度学习 Keras 框架搭载 NODEs-Unet 网络模型,Keras 后端使用 tensorflow、CUDA 8.0 GPU 运算平台及 cuDNN7.5 深度学习 GPU 加速库,完成医学显微细胞图像分割的训练和测试任务。为了增加训练速度,调用 multi_gpu_model 函数将模型在 4 个 GPU 上复制,每个 GPU 调用各自的模型,对各自的数据集运行,然后将所有运行结果连接在一起。为了避免内存溢出,该模型在 CPU 上构建。输入训练集和验证集训练网络,保存单个模型中验证集损失值(val_loss)最小的模型,并将网络模型保存在 HDF5 文件中。

7.4.1　NODEs-Unet 和 2NODEs-Unet 网络架构分割结果

本节主要对 NODEs-Unet 和 2NODEs-Unet 网络架构进行细胞图像分割验证。

首先,使用如图 7.7 所示的三个不同网络模型(U-Ode①、U-Ode②、U-Ode③)分别对口腔黏膜细胞图像的测试集进行测试,分割结果如图 7.11 所示。以图 7.11 第一行为例说明,其中图 7.11(a)是经过增强处理后的待分割口腔黏膜细胞图像,图 7.11(b)是口腔黏膜细胞图像对应的标签,图 7.11(c)是 U-Net 网络分割结果,图 7.11(d)是 U-Ode①网络分割结果,图 7.11(e)是 U-Ode②网络分割结果,图 7.11(f)是 U-Ode③网络分割结果。同时,采用 7.5.2 节定义的评价指标(像素准确率 PA、类别平均像素准确率 MPA 及平均交并比 MIoU)对上述分割结果进行定量分析,本章方法与 U-Net 的对比结果如表 7.1 所示。

表 7.1　不同分割算法在细胞图像数据集上的分割结果

分割算法	PA(%)	MPA(%)			MIoU(%)	时间(s)
		背　景	细　胞	细胞核		
U-net	95.16	98.66	86.98	91.93	87.34	0.03
U-Ode①	95.48	98.65	87.65	93.32	88.12	0.72
U-Ode②	95.46	97.20	91.46	93.74	88.23	0.12
U-Ode③	95.65	97.97	90.65	92.70	88.64	1.44

如表 7.1 所示,对比 U-net 网络和三个 U-ode 网络可以看出:加入了 ODE 模块后,PA 和 MIoU 均有明显提高,但也不能排除,是因为增加了网络深度;时间明显激增,该时间为网络分割一张细胞图片所用的时间。对比三个 U-ode 网络,ODE 模块加入的位置对 PA、MIoU 无明显影响,但对时间影响较大。实验结果表明,在 U-net 的"U"形架构中,

129

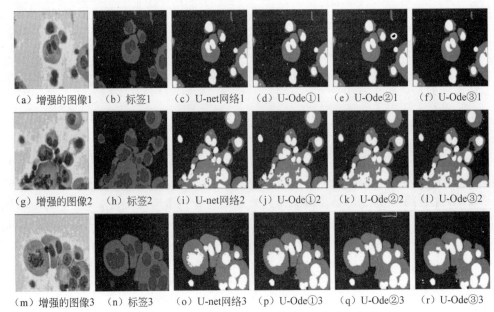

(a) 增强的图像1　(b) 标签1　(c) U-net网络1　(d) U-Ode①1　(e) U-Ode②1　(f) U-Ode③1

(g) 增强的图像2　(h) 标签2　(i) U-net网络2　(j) U-Ode①2　(k) U-Ode②2　(l) U-Ode③2

(m) 增强的图像3　(n) 标签3　(o) U-net网络3　(p) U-Ode①3　(q) U-Ode②3　(r) U-Ode③3

图 7.11　使用 U-net 网络进行口腔黏膜细胞图像分割的案例

ODE 模块加入的位置越往下,时间越短;越往上,时间越长。

其次,验证本章提出的 NODEs-Unet 网络和 2NODEs-Unet 网络的有效性。图 7.12 是使用本章提出的 NODEs-Unet 网络和 2NODEs-Unet 网络进行口腔黏膜细胞图像分割的案例(仅显示三幅图像的处理过程)。以图 7.12 第一行为例说明,其中图 7.12(a)是经过增强处理后的待分割口腔黏膜细胞图像,图 7.12(b)是口腔黏膜细胞图像对应的标签,图 7.12(c)是提出的 NODEs-Unet 网络分割结果,图 7.12(d)是提出的 2NODEs-Unet 网络分割结果。

7.4.2　细胞图像分割的实验结果

为了比较 ODE 模块 OED-block 和残差模块 Res-block 的性能,将 NODEs-Unet 网络(如图 7.8 所示)中的 OED-block 全部替换为 Res-block,类似于 D-LinkNet[12] 架构,构成 ResNet 网络模型。对应 OED-block 不同的误差容忍度,相应替换为不同个数的残差块。为了进一步对本章提出的分割算法进行验证,将 NODEs-Unet 算法和 2NODEs-Unet 算法与 U-Net 算法[4]、ResNet 算法[5] 进行比较分析。

图 7.13 给出了口腔黏膜细胞图像通过不同方法分割处理后的图像视觉效果的比较。以图 7.13 第一行为例说明,其中,图 7.13(a)为标签,作为分割标准;U-Net 算法的分割结果如图 7.13(b)所示,在细胞分割时存在过分割现象,对细胞核分割时存在粘连;ResNet 算法的分割结果如图 7.13(c)所示,对细胞分割时边界不清晰,细节不够完整;与上述两种算法的分割结果相比,NODEs-Unet 算法和 2NODEs-Unet 算法的分割结果和人工标注图像轮廓非常接近,能够成功地分割出背景、细胞和细胞核,边界清晰、细节完整,如图 7.13(d)和图 7.13(e)所示。

使用像素准确率 PA、类别平均像素准确率 MPA、平均交并比 MIoU 的图像分割质

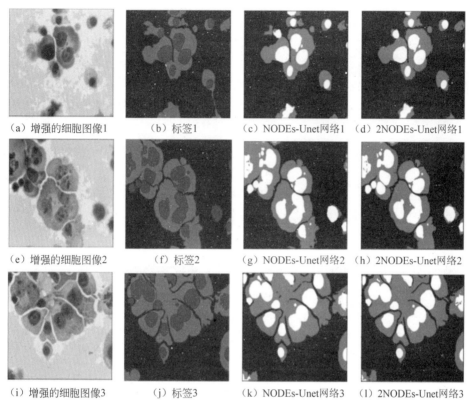

(a) 增强的细胞图像1　　(b) 标签1　　(c) NODEs-Unet网络1　(d) 2NODEs-Unet网络1

(e) 增强的细胞图像2　　(f) 标签2　　(g) NODEs-Unet网络2　(h) 2NODEs-Unet网络2

(i) 增强的细胞图像3　　(j) 标签3　　(k) NODEs-Unet网络3　(l) 2NODEs-Unet网络3

图 7.12　NODEs-Unet 网络和 2NODEs-Unet 网络进行口腔黏膜细胞图像分割实验结果

量评价方法来客观地评价 U-Net 分割算法、ResNet 分割算法和 NODEs-Unet 分割算法及 2NODEs-Unet 分割算法。以一组口腔黏膜细胞图像为例,基于不同分割算法获得的分割图像,进行三个图像分割质量评价指标和参数 M(网络模型的参数权重所占内存空间)的计算,结果参见表 7.2。

表 7.2　分割结果的图像评价指标计算

分割算法	PA（%）	MPA(%)			MIoU(%)	参数(M)
		背　景	细　胞	细胞核		
U-Net	95.16	93.66	86.98	91.93	87.34	29.60
ResNet	95.67	95.42	87.30	93.75	88.79	115.97
NODEs-Unet	**96.15**	95.55	89.11	94.60	**89.74**	53.58
2NODEs-Unet	96.01	**96.28**	**90.13**	**94.96**	89.50	107.16

首先,对比 U-Net 分割算法与 ResNet、NODEs-Unet 分割算法的指标数据,可以得出:在 U-Net 网络架构的基础下,无论是加入残差模块,还是加入 ODE 模块,细胞图像分割效果都有显著提升,与 U-Net 分割算法相比,ResNet 分割算法的 PA、MIoU 分别提高了 0.54%、1.66%,NODEs-Unet 分割算法分别提高了 1.04%、2.74%。主要原因是残

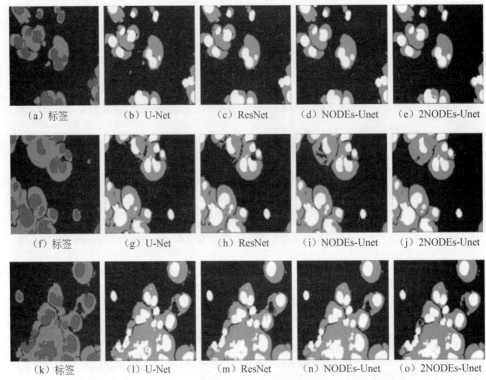

（a）标签　　　（b）U-Net　　　（c）ResNet　　　（d）NODEs-Unet　　　（e）2NODEs-Unet

（f）标签　　　（g）U-Net　　　（h）ResNet　　　（i）NODEs-Unet　　　（j）2NODEs-Unet

（k）标签　　　（l）U-Net　　　（m）ResNet　　　（n）NODEs-Unet　　　（o）2NODEs-Unet

图 7.13　采用四种不同算法获得口腔黏膜细胞图像的分割结果

差模块和 ODE 模块的输出都结合了输入信息与内部模块运算的输出信息。

其次，对比 ResNet 分割算法与 NODEs-Unet 分割算法的指标数据，可以看出：ODE 模块比残差模块的性能更有优势。与 ResNet 分割算法相比，NODEs-Unet 分割算法的 PA、MIoU 分别提高了 0.50%、1.07%。这是因为残差网络是神经常微分方程的特例，是欧拉方法的离散化。而 NODEs-Unet 网络中的 ODE-solver 求解器不像欧拉法移动固定的步长，它会根据给定的误差容忍度选择适当的步长逼近真实解。比较 NODEs-Unet 网络与 ResNet 网络参数所占内存空间大小，NODEs-Unet 网络所占内存空间仅为 Resnet 网络的 46%，这是由于 ODE 模块参数化隐藏状态的导数，类似于构建了连续性的层级与参数，在前向传播过程中不存储任何中间结果，因此它只需要近似常数级的内存成本。

最后，与 NODEs-Unet 分割算法相比，2NODEs-Unet 分割算法的 PA 和 MIoU 分别下降了 0.15%、0.27%，并且所占内存空间正好是 NODEs-Unet 网络的一倍。背景网络 B-net 和前景网络 F-net 训练时，验证集精度都非常高，分别达到 0.9814%、0.9878%。产生上述 PA 和 MIoU 值下降的原因是：公式(7-22)在统筹两个网络分割二值图像时过于粗糙，在"B=1 and F=1"的情况下（即该像素在 B-net 网络分割结果是背景，在 F-net 网络分割结果是细胞核），直接默认该像素属于细胞核。

接下来的工作将进一步优化 2NODEs-Unet 网络结构，以提高分割的精确性。

7.5　本章小结

本章提出了基于神经常微分方程与 U-Net 网络的 NODEs-Unet 细胞图像分割算法，该方法包括以下三方面内容。

(1) 以 U-net 网络模型为基础，在不同位置加入 ODE 模块，构建基于 NODEs 的神经网络模型，降低网络训练时间复杂度。

(2) 构建 NODEs-Unet 神经网络框架，利用 ODE 模块的特性，使用 ODE-solver 求解器参数化隐藏状态的导数，有效地避免了深层网络中网络退化的问题。

(3) 调整 ODE 模块的误差容忍度来增加网络深度，提出了基于 NODEs-Unet 网络的二元分割，通过减少分割目标的种类来简化单个网络的分割目标，使神经网络更有针对性地训练和学习。将训练得到的网络模型对细胞图像进行分割。

本章将基于神经常微分方程的医学显微细胞图像分割方法应用于口腔黏膜细胞图像的分割处理。实验结果表明，该方法可以很好地分割出背景、细胞、细胞核，提高细胞图像分割的视觉效果。值得注意的是，本章方法的 ODE 模块可根据给定的误差容忍度选择适当的步长逼近真实解，类似于增加了网络模型的深度，而不增加网络模型的参数。即使在计算资源有限的情况下，通过降低 ODE 模块的误差容忍度，也能搭建层级很深的网络模型。

参考文献

[1]　Chen R T Q，Rubanova Y，Bettencourt J，et al. Neural Ordinary Differential Equations[C] // Advances in Neural Information Processing Systems. 2018：6571-6583.

[2]　Poli M，Massaroli S，Park J，et al. Graph Neural Ordinary Differential Equations[J]. arXiv preprintarXiv:1911.07532，2019.

[3]　Paoletti M E，Haut J M，Plaza J，et al. Neural Ordinary Differential Equations for Hyperspectral Image Classification[J]. IEEE Transactions on Geoscience and Remote Sensing，2019，58(3)：1718-1734.

[4]　Ronneberger O，Fischer P，Brox T. U-net：Convolutional Networks for Biomedical Image Segmentation[C]//International Conference on Medical Image Computing and Computer-Assisted Intervention. Springer，Cham，2015：234-241.

[5]　He K，Zhang X，Ren S，et al. Deep Residual Learning for Image Recognition[C] //Proceedings of the IEEE Conference on Computer Vision and Pattern Recognition. 2016：770-778.

[6]　Mcculloch W，Pitts W. A Logical Calculus of the Ideas Immanent in Nervous Activity[J]. Billetin of Mathematical Biophysics，1943，1：115-133.

[7]　杨龙箴，袁非牛，杨寿渊，等.连续图卷积视频烟雾检测模型[J].中国图象图形学报，2019，24(10)：1658-1669.

[8]　杨振，陈豫眉，李霜.基于 Python 语言的一种常微分方程神经网络解法[J].绵阳师范学院学报，2020，39(5)：78-84.

[9]　Holyoak K J. Parallel Distributed Processing：Explorations in the Microstructure of Cognition[J]. Science，1987，236：992-997.

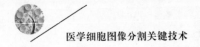

［10］ Avriel M. Nonlinear Programming：Analysis and Methods［M］. Chicago：Courier Corporation，2003.

［11］ 徐理英，朱树人.基于神经网络的常微分方程数值计算方法［J］. 湖南师范大学自然科学学报，2007，30(3)：34-37.

［12］ Zhou L，Zhang C，Wu M. D-LinkNet：LinkNet with Pretrained Encoder and Dilated Convolution for High Resolution Satellite Imagery Road Extraction［C］//CVPR Workshops. 2018：182-186.

第8章

基于 Attention NODE-UNet++ 的细胞图像分割算法

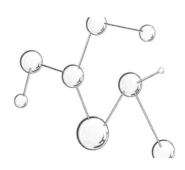

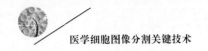
8.1　引言

本章提出了 Attention NODE-UNet＋＋分割网络,它在全卷积神经网络 U-Net＋＋的基础上融入了神经常微分方程[1]和注意力机制模块,旨在通过改进网络结构来提高红细胞图像的分割效果。神经常微分方程在语义分割中的应用能够有效减少参数数量,防止过拟合,并具有高内存效率。此外,通过在跳跃路径中引入密集的注意力门(attention gate,AG),可以更好地突出细胞区域的特征,抑制其他无关区域的特征,从而提高网络模型的灵活性和分割精度。本章的研究内容包括以下 3 部分。

(1)数据预处理部分。这一部分非常关键,因为它影响了分割模型的输入数据质量。在这里,对血细胞图像进行预处理,包括调整图像大小、标注数据集以及数据增强等步骤,以突出待分割区域的特征。

(2)图像分割部分。在这一阶段,深度卷积网络 Attention NODE-UNet＋＋被用于红细胞图像的分割。本章提出的网络模型的训练和验证是关键,特别是使用两个标注好的数据集进行训练和验证。最后,采用训练完毕的 Attention NODE-UNet＋＋网络模型对两个数据集中的红细胞测试样本进行分割,得到初步分割结果图。

(3)进一步分割优化。本章使用分水岭算法对初步分割结果进行优化,以得到红细胞的最终分割结果图,这一步骤是确保分割质量的关键环节。

本章算法流程图如图 8.1 所示。

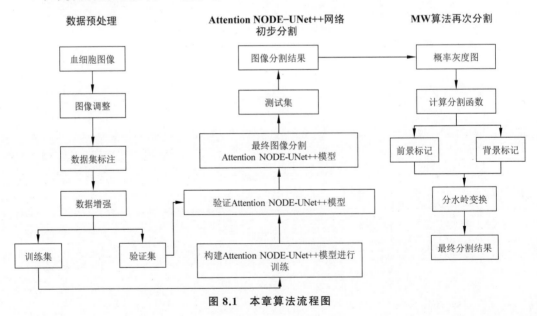

图 8.1　本章算法流程图

8.2　数据预处理

8.2.1　数据集介绍

本实验采用了两组完全公开的细胞图像数据集——MISP 数据集和 Cell 数据集,第一组实验所使用的数据集是由医学图像和信号处理研究中心以及伊斯法罕医学科学大学病理系制作的 MISP 数据集[2],这个数据集包含了 148 张清晰的血涂片图像,这些图像中包含了小部分白细胞和大量的红细胞,因此被称为 MISP 数据集。原始图像的尺寸相对较大,分辨率为 775×519 像素,为了进行统一处理,这里将所有图像的分辨率设置为 256×256 像素。

第二组实验所采用的图像数据集来自 CellAtlas 应用程序,包括了 100 张清晰的外周血细胞图像。这些图像中包含了红细胞,因此被称为 Cell 数据集。该数据集中的图像分辨率为 760×567 像素,同样为了进行一致性处理,这里将所有图像的分辨率也设置为 256×256 像素。

以下是两组数据集中的部分原图像,如图 8.2 所示。图中的箭头用于指示红细胞的位置。图 8.2(a)～图 8.2(c)展示了 MISP 数据集中的部分图像,而图 8.2(d)～图 8.2(f)展示了 Cell 数据集中的部分图像。

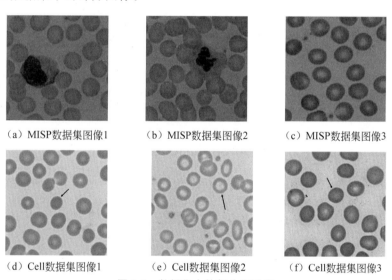

（a）MISP数据集图像1　　（b）MISP数据集图像2　　（c）MISP数据集图像3

（d）Cell数据集图像1　　（e）Cell数据集图像2　　（f）Cell数据集图像3

图 8.2　数据集中的部分原图像

这两组数据集的使用将有助于评估本章所提出的细胞图像分割方法在不同细胞图像数据上的性能和鲁棒性。

8.2.2　数据集标注

本章使用了 LabelMe,这是由麻省理工学院的计算机科学和人工智能实验室开发的在线注释工具,用于图像标注[3]。在 Anaconda 虚拟环境中打开 LabelMe 后,选择了数据集中的一张图像,然后单击"create polygons"按钮,开始对图像中的红细胞逐个描点。这个描点过程需要非常细致,力求将每个红细胞完全包围,如图 8.3(b)所示。由于一张图像中可能包含多个红细胞,在标注时会将每个红细胞与每个数字一一对应,例如,第一个红细胞对应数字 1,背景对应数字 0。完成标注后保存,这将生成一个 json 文件。接着,对 json 文件进行解析,并将其转换成 mask 图像和标签图像。以下是两个数据集的标注和解析示例,其中,图 8.3 和图 8.4 是两个数据集标注和解析的实例,图 8.3(a)是 MISP 数据集中的原始图像,图 8.3(b)是 LabelMe 标记的图像,图 8.3(c)是解析后生成的 mask 图像,图 8.3(d)是 MISP 数据集的标签图像;图 8.4(a)是 Cell 数据集中的原始图像,图 8.4(b)是 LabelMe 标记的图像,图 8.4(c)是解析后生成的 mask 图像,图 8.4(d)是 Cell 数据集的标签图像。

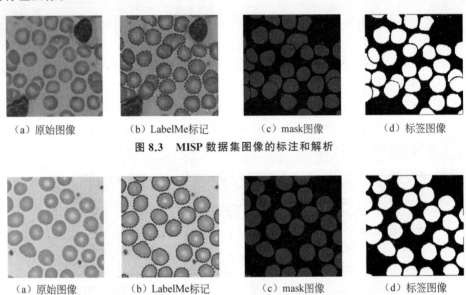

| (a) 原始图像 | (b) LabelMe标记 | (c) mask图像 | (d) 标签图像 |

图 8.3　MISP 数据集图像的标注和解析

| (a) 原始图像 | (b) LabelMe标记 | (c) mask图像 | (d) 标签图像 |

图 8.4　Cell 数据集图像的标注和解析

通过这个标注和解析过程,这里能够为每个图像创建 mask 图像和标签图像,这将有助于使用者在训练和评估神经网络模型时使用这些数据集。这些图像将作为模型的输入和目标输出,实现细胞图像的分割任务。

8.2.3　数据增强

在深度学习训练中,通常需要大量的数据来取得良好的效果。由于两个数据集中的训练样本相对较少,因此需要执行数据增强操作来扩大训练数据集的规模,主要包括随机旋转、水平翻转和垂直翻转等变换操作,这些操作有助于增加训练样本的多样性,提高模型的泛化能力,并防止过拟合。

对于 MISP 数据集,对其中的 148 张图像执行了数据增强,将其扩充为 740 张图像。然后,按照 6∶2∶2 的比例将这些扩充后的图像分成了训练集、验证集和测试集,其中592 张图像用于训练和验证 NODE-UNet++网络模型,剩余 148 张用于评估训练好的网络模型。

对于 Cell 数据集,对其中的 100 张图像进行了数据增强,将其扩充为 500 张图像。同样地,按照 6：2：2 的比例将这些扩充后的图像分成了训练集、验证集和测试集,其中 400 张用于训练和验证 NODE-UNet＋＋网络模型,剩余 100 张用于评估训练好的网络模型。

图 8.5 和图 8.6 是两个数据集的数据增强示例。这些数据增强操作有助于增加训练数据的数量和多样性,从而提高模型的性能和鲁棒性。扩充后的数据集将用于训练和验证本章提出的 NODE-UNet＋＋网络模型,以便更好地进行细胞图像分割任务。

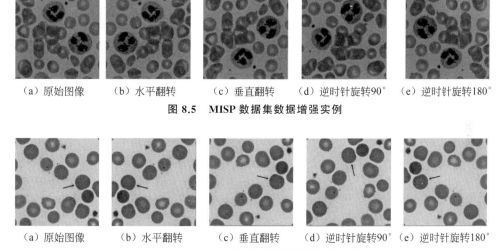

　（a）原始图像　　　　（b）水平翻转　　　　（c）垂直翻转　　（d）逆时针旋转90°　（e）逆时针旋转180°

图 8.5　MISP 数据集数据增强实例

　（a）原始图像　　　　（b）水平翻转　　　　（c）垂直翻转　　（d）逆时针旋转90°　（e）逆时针旋转180°

图 8.6　Cell 数据集数据增强实例

8.3　Attention NODE-UNet＋＋分割网络

关于神经常微分方程的知识请参见 7.2 节,本节不再累述。

8.3.1　注意力机制

注意力机制起源于 20 世纪 90 年代,直到 2014 年被 Volodymy 等[4]应用到视觉领域,才重新引起学术界的广泛关注。目前,注意力机制在深度学习领域占据着重要地位。它受到人类感知和选择信息的方式启发,能够帮助计算机集中注意力于重要信息,从而忽略次要信息。在深度学习中,通常将注意力机制分为两类:硬注意力机制和软注意力机制。

1. 硬注意力机制

硬注意力机制专注于局部区域,通过强化学习来分配权重,其权重通常只有两种取值——0 或 1。硬注意力机制的优点包括计算速度快、耗时少、能够精确定位关注区域等。然而,硬注意力机制的复杂性较高,实现较为困难。由于不可导性,无法使用深度学习的反向传播算法进行训练,因此必须将整个模型分解成多个子模块进行训练,导致模型灵活性较低。此外,在不同子模块中的变化可能导致计算网络模型时出现误差。

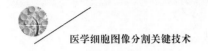

2. 软注意力机制

软注意力机制是常用的一种注意力机制,不同于硬注意力,它是可导的,因此可以使用深度学习的反向传播算法进行训练。相对于硬注意力,软注意力机制复杂度较低,易于实现。2018年,Oktay等[5]首次在医学图像分割中引入了软注意力机制,将其与 U-Net 网络结合,既能保持计算效率,又能提高图像分割的精度。

软注意力门的结构如图 8.7 所示,图中 g 和 x 表示输入向量,W_g、W_x、Ψ 表示通过 $1 \times 1 \times 1$ 的卷积操作得到的线性变换,σ_1 对应 ReLU 激活函数,σ_2 对应 Sigmoid 激活函数。整个过程是注意力门接受两个不同信息的输入,分别卷积后合成的信息经过 ReLU 激活层和卷积运算,再经过 Sigmoid 层,在该层进行归一化处理,之后进行重采样产生注意力系数 α,$\sigma_i \in [0,1]$,最后将注意力系数与输入向量相乘得到输出结果,公式如(8-1)所示。

$$\hat{x} = \alpha x \tag{8-1}$$

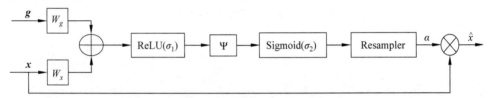

图 8.7　软注意力门的结构图

与硬注意力相比,软注意力灵活性好,更适用于医学图像处理,尤其是视网膜、肺部CT、细胞等图像。本章引入软注意力机制,使得网络模型更加关注重要区域进而提高网络模型的性能。

8.3.2　U-Net＋＋网络模型

U-Net＋＋网络是 Zhou 等[6]于 2018 年提出的图像分割体系结构,它在 U-Net 网络的基础上做出了改进,其结构图如图 8.8 所示。它由编码器和解码器组成,通过一系列嵌套的密集卷积块连接在一起,其在 U-Net 神经网络的基础上增加了重新设计的跳跃连接和深度监督。重新设计的跳跃连接改变了编码器和解码器之间的连通性,解码器在接受编码器特征图的路径中经历密集的卷积层,其卷积层数取决于金字塔等级的块。针对每个节点的输出,其公式为

$$x^{i,j} = \begin{cases} F(x^{i-1,j}), & j=0 \\ F\left(\left[\left[x^{i,k}\right]_{k=0}^{j-1}, U(x^{i+1,j-1})\right]\right), & j>0 \end{cases} \tag{8-2}$$

其中,i 表示沿着编码器的下采样层,j 表示沿着跳跃连接的密集块的卷积层,$x^{i,j}$ 表示每个节点的输出,F 表示卷积运算,U 表示上采样操作。

使用深度监督可以对网络模型进行修剪,使它可以以两种模式运行:(1)精确模式,对所有分支的输出求平均值;(2)快速模式,只从其中一个分支中选择最终分割图,此做法可提高分割速度。

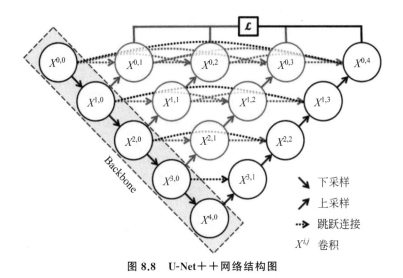

图 8.8　U-Net＋＋网络结构图

8.3.3　Attention NODE-UNet＋＋网络模型

　　本章提出的分割网络模型基于 U-Net＋＋架构,融合了神经常微分方程和注意力机制,其网络结构如图 8.9 所示。

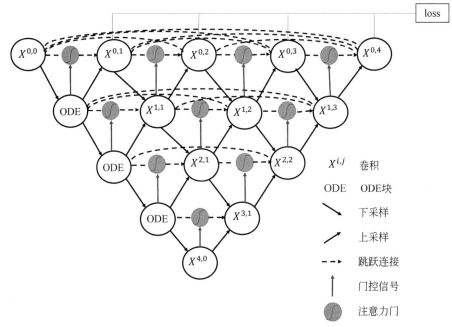

图 8.9　Attention NODE-UNet＋＋网络结构图

这个架构相对于传统的 U-Net＋＋有 3 个主要不同之处。

(1) 编码器阶段的卷积块和 ODE 块。

在编码器阶段,模型使用了卷积块和 ODE 块来同时提取浅层特征图。这一步骤的

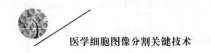

目标是在网络的早期阶段就捕获重要的特征信息,以便更好地执行图像分割任务。

（2）密集卷积块的跳跃连接。

U-Net++网络在编码器和解码器之间引入了多个卷积层,并在它们之间添加了短连接。这些跳跃连接帮助了解码器更好地融合了编码器的浅层和深层特征图,从而减小了它们之间的语义差异。Attention NODE-UNet++受到 U-Net++的影响,在密集卷积块之间引入了跳跃连接,以弥合编码器和解码器特征图之间的语义差距。

（3）注意力门的引入。

在密集卷积块之间,Attention NODE-UNet++引入了注意力门（AG）。每个跳跃连接的 AG 从上采样路径获取输入向量,并使用门控信号（gating signal）来整合来自多个维度的信息。这个机制的目标是使网络更加关注待分割的细胞区域,同时抑制其他不相关区域的特征。AG 的存在可以提高生成语义信息的效率。激活函数 sigmoid() 被选用来训练注意力门参数,确保其收敛性,从而获得注意力系数。然后,这些注意力系数逐个乘以编码器特征图,以生成最终的输出结果。

总之,Attention NODE-UNet++通过在 U-Net++架构中引入 ODE 块和注意力门,增强了网络对重要特征的关注,同时降低了不相关特征的影响,从而提高了图像分割的性能。Attention NODE-UNet++和 U-Net++一样使用了深度监督,其在每个输出节点（$X^{0,1}$、$X^{0,2}$、$X^{0,3}$、$X^{0,4}$）加入了 1×1 的卷积层和 sigmoid() 函数,sigmoid() 函数取值范围为 $[0,1]$,它将输出值 z 映射到 $[0,1]$ 区间,即

$$\sigma(z) = \frac{1}{1+e^{-z}} \tag{8-3}$$

损失函数是用来评估 Attention NODE-UNet++网络模型预测的红细胞值和真实的红细胞值之间不一致的程度,在 Attention NODE-UNet++网络训练过程中,若训练次数越来越多,函数损失值越来越小,则说明模型预测的红细胞值与真实的红细胞值近似,也说明模型训练结果较好。红细胞图像分割是二分类问题,因此,NODE-UNet++网络损失函数采用二元交叉熵损失,定义为

$$\text{loss} = -\frac{1}{N}\sum_{i=1}^{N}\left[y_i \log p(y_i) + (1-y_i)\log(1-p(y_i))\right] \tag{8-4}$$

其中,N 表示图像像素总数,y 代表训练标签,当 y 为 1 或 0 时表示像素 i 属于红细胞或非红细胞,$p(y)$ 代表输出 y 标签的概率。图像的损失是所有像素损失的总和,预测图像与标签图像之间的差异越大,则损失越明显。

8.3.4　实验结果与分析

1. 实验结果

本实验旨在验证所提出的 Attention NODE-UNet++分割算法的有效性,采用了数据集 MISP 和数据集 Cell 进行测试和验证,实验环境和配置如下所示。

实验在 Ubuntu 16.04 LTS 64 位操作系统上进行。硬件配置包括 Intel 酷睿 i7-6900K CPU、NVIDIA 1080 T1 11G Pascal GPU、三星 DDR4 2666 32G 内存。CUDA 版

本采用 CUDA 8.0,编程语言使用 Python 3.6。深度学习框架方面,使用了 Keras 库搭建神经网络,后端采用 Tensorflow。Adam 优化器用于网络学习优化,学习率设置为 1e－4。

下面是两个不同数据集的实验情况。

(1) MISP 数据集。

数据规模：使用 MISP 数据集中的 444 张训练样本和 148 张验证样本进行训练验证。

训练过程：训练了 100 次,并监测了每次训练的损失函数值和精度值。

结果展示：图 8.10 展示了训练和验证的损失函数值以及精度值的变化情况。图 8.11 示例展示了使用 Attention NODE-UNet＋＋网络对 MISP 数据集中的红细胞进行分割的 3 个案例,包括原始图像、标签图像和分割结果图。

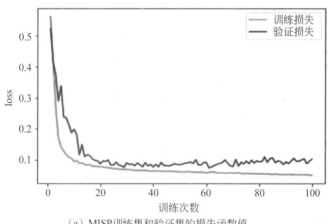

（a）MISP训练集和验证集的损失函数值

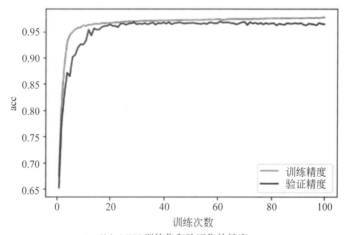

（b）MISP训练集和验证集的精度

图 8.10　**Attention NODE-UNet＋＋训练过程中的损失函数值和精度值**

(2) Cell 数据集。

数据规模：使用 Cell 数据集中的 300 张训练样本和 100 张验证样本进行训练和验证。

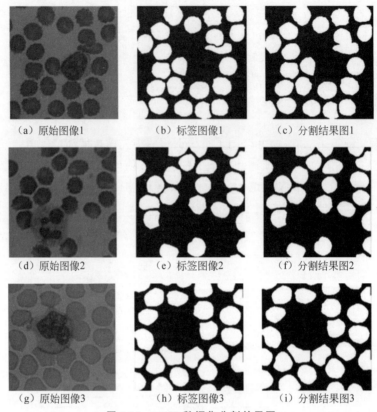

（a）原始图像1　　　　（b）标签图像1　　　　（c）分割结果图1

（d）原始图像2　　　　（e）标签图像2　　　　（f）分割结果图2

（g）原始图像3　　　　（h）标签图像3　　　　（i）分割结果图3

图 8.11　MISP 数据集分割效果图

训练过程：同样进行了 100 次训练，并记录了每次训练的损失函数值和精度值。

结果展示：图 8.12 呈现了训练和验证过程中的损失函数值和精度值的变化趋势。图 8.13 示例展示了使用 Attention NODE-UNet＋＋网络对 Cell 数据集中的红细胞进行分割的 3 个案例，包括原始图像、标签图像和分割结果图。实验结果图像直观地展示了网络的训练过程和分割效果。

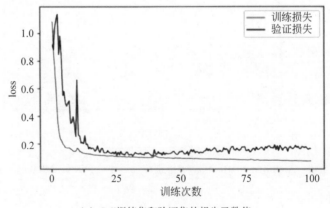

（a）Cell训练集和验证集的损失函数值

图 8.12　Attention NODE-UNet＋＋训练过程中的损失函数值和精度值

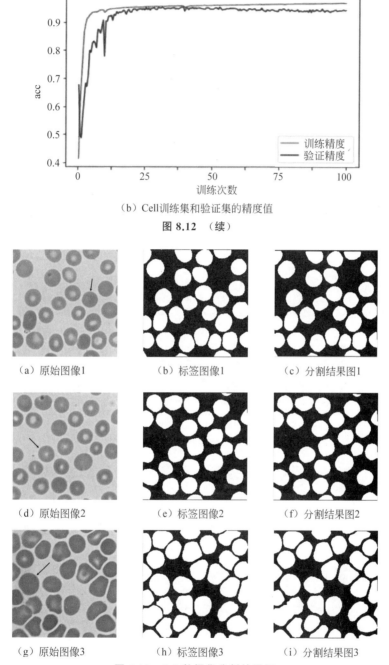

（b）Cell训练集和验证集的精度值

图 8.12 （续）

（a）原始图像1　　　　　（b）标签图像1　　　　　（c）分割结果图1

（d）原始图像2　　　　　（e）标签图像2　　　　　（f）分割结果图2

（g）原始图像3　　　　　（h）标签图像3　　　　　（i）分割结果图3

图 8.13　Cell 数据集分割结果图

2. 对比分析

为了进一步验证本章算法，将 Attention U-Net、ResNet、U-Net＋＋和本章算法进行比较分析，图 8.14 和图 8.15 分别是 MISP 数据集和 Cell 数据集的对比分析结果。为了节省篇幅，以图 8.14 和图 8.15 的第一行为例说明，其中，图 8.14（a）是 MISP 数据集中的

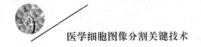

原始图像,图 8.14(b)是 MISP 数据集中的标签图像,图 8.14(c)是使用 Attention U-Net 算法得到的分割效果图,图 8.14(d)是使用 ResNet 算法得到的分割效果图,图 8.14(e)是使用 U-Net＋＋算法得到的分割效果图,图 8.14(f)使用本章算法得到的分割效果图; 图 8.15(a)是 Cell 数据集中的原始图像,图 8.15(b)是标签图像,图 8.15(c)是使用 Attention U-Net 算法得到的分割效果图,图 8.15(d)是使用 ResNet 算法得到的分割效果图,图 8.15(e)是使用 U-Net＋＋算法得到的分割效果图,图 8.15(f)是使用本章算法得到的分割效果图。

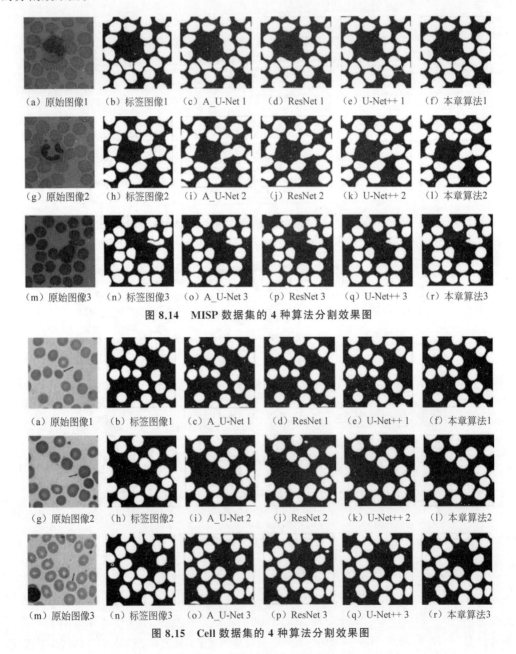

（a）原始图像1　（b）标签图像1　（c）A_U-Net 1　（d）ResNet 1　（e）U-Net++ 1　（f）本章算法1

（g）原始图像2　（h）标签图像2　（i）A_U-Net 2　（j）ResNet 2　（k）U-Net++ 2　（l）本章算法2

（m）原始图像3　（n）标签图像3　（o）A_U-Net 3　（p）ResNet 3　（q）U-Net++ 3　（r）本章算法3

图 8.14　MISP 数据集的 4 种算法分割效果图

（a）原始图像1　（b）标签图像1　（c）A_U-Net 1　（d）ResNet 1　（e）U-Net++ 1　（f）本章算法1

（g）原始图像2　（h）标签图像2　（i）A_U-Net 2　（j）ResNet 2　（k）U-Net++ 2　（l）本章算法2

（m）原始图像3　（n）标签图像3　（o）A_U-Net 3　（p）ResNet 3　（q）U-Net++ 3　（r）本章算法3

图 8.15　Cell 数据集的 4 种算法分割效果图

仔细观察上述两个数据集的分割结果,不难看出,在 4 种算法中,本章算法分割结果较为精细,并且针对图像中的独立红细胞,其分割出的结果与标签图像基本吻合,但是针对粘连红细胞,四种算法的分割结果都不太理想。在 MISP 数据集和 Cell 数据集中,都存在过度分割和欠分割的情况,但相对其他三种算法,本章算法针对微小细胞的分割较为精确,细节处理上也较为出色。

为了更好地评估本章算法的分割效果,对实验结果进行定量分析,本章同样使用四个图像分割评价指标来评估本章算法,分别是 Dice 相似性系数、像素准确率 PA、平均像素准确率 MPA 和平均交并比 MIoU。

表 8.1 统计了 4 种算法对 MISP 测试集中的 148 张图片的定量评估结果,表 8.2 统计了 4 种算法对 Cell 测试集中的 100 张图片的定量评估结果。图 8.17 为 Cell 数据集中实验结果 Dice、MPA、MIoU 指标的箱型图。

表 8.1　MISP 数据集中 4 种算法的定量评估结果

模　型	算　法			
	Dice	PA	MPA	MIoU
Attention U-Net	0.9181	0.9556	0.9502	0.9168
ResNet	0.9226	0.9581	0.9485	0.9213
U-Net＋＋	0.9283	0.9619	0.9554	0.9277
Our algorithm	0.9347	0.9662	0.9593	0.9325

表 8.2　Cell 数据集中 4 种算法的定量评估结果

模　型	算　法			
	Dice	PA	MPA	MIoU
Attention U-Net	0.9359	0.9644	0.9529	0.9316
ResNet	0.9388	0.9615	0.9503	0.9334
U-Net＋＋	0.9412	0.9696	0.9582	0.9365
Our algorithm	0.9469	0.9743	0.9658	0.9442

综合表 8.1、表 8.2、图 8.16 和图 8.17,Attention NODE-Net＋＋网络与 Attention U-Net 网络相比,MISP 数据集中 Dice、PA、MPA 和 MIoU 指标数分别提高 1.66%、1.06%、0.91% 和 1.57%,Cell 数据集中 Dice、PA、MPA 和 MIoU 指标数分别提高 1.10%、0.99%、1.29% 和 1.26%,由此表明神经常微分方程和注意力机制的引入可以有效提高红细胞分割精度,提高网络的鲁棒性。

Attention NODE-Net＋＋网络与 ResNet 网络相比,MISP 数据集中的 Dice、PA、MPA 和 MIoU 指标分别提高 1.21%、0.81%、1.08% 和 1.12%,Cell 数据集中的 Dice、PA、MPA 和 MIoU 指标分别提高 0.81%、1.28%、1.55% 和 1.08%,由此表明神经常微分方程的引入能在使用更少参数的条件下提高模型性能。

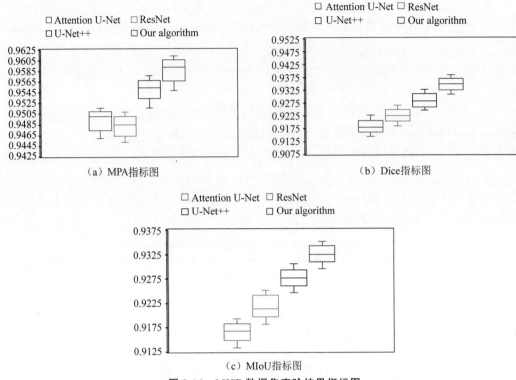

（a）MPA指标图　　　　　　　　　　　（b）Dice指标图

（c）MIoU指标图

图 8.16　**MISP 数据集实验结果指标图**

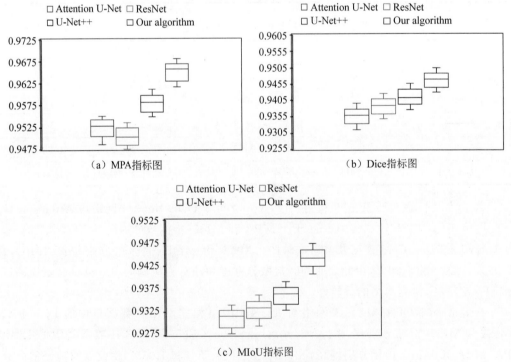

（a）MPA指标图　　　　　　　　　　　（b）Dice指标图

（c）MIoU指标图

图 8.17　**Cell 数据集实验结果指标图**

Attention NODE-Net＋＋网络与 U-Net＋＋网络相比,MISP 数据集中的 Dice、PA、MPA 和 MIoU 指标分别提高 0.64％、0.43％、0.39％和 0.48％,Cell 数据集中的 Dice、PA、MPA 和 MIoU 指标分别提高 0.57％、0.47％、0.76％和 0.77％,由此表明注意力机制模块的引入可以提高网络训练速度和灵活性,另外它可以捕获高级语义信息,着重突出细胞区域,提高网络模型分割效率。

8.4　粘连细胞分割

为了应对图像中的红细胞粘连和重叠问题,这里采用了一种综合的分割方法,结合了基于 Attention NODE-UNet＋＋的细胞分割和标记分水岭算法[7],能够高效而准确地提取出每个红细胞,以满足后续红细胞图像处理的需求。使用基于 Attention NODE-UNet＋＋的细胞分割方法来生成概率灰度图,旨在初步分割红细胞,并为后续处理提供基础。然而,由于图像中存在红细胞的粘连和重叠,这一分割可能不会完全解决问题,因此需要进一步的处理。

8.4.1　标记分水岭算法分割过程

(1) 重建开运算和重建开闭运算。

首先,使用重建开运算和重建开闭运算来平滑红细胞的轮廓。这有助于减少图像中噪声的影响,并更好地保留红细胞的形状。

(2) 局部极大值的计算。

在进行形态学处理后,将红细胞图像转换为二值图像,并计算距离变换。接着,应用 imregionalmax() 函数来计算局部极大值,这些局部极大值将用作前景标记。这一步骤有助于识别每个红细胞的位置。

(3) 背景标记的获取。

在上一步的基础上,使用 imimposemin() 函数对红细胞梯度图像进行修正,确保局部极小值只存在于前景标记的位置。同时,背景标记分布在图像背景上,确立了前景和背景之间的一对一关系,有助于抑制过分割现象。

(4) 标记分水岭算法。

最后,对修正后的图像执行标记分水岭算法,以获得红细胞的最终分割结果。这个算法可以将每个红细胞准确地分割出来,即使它们有粘连或重叠。

通过将 Attention NODE-UNet＋＋的细胞分割和标记分水岭算法相结合,可以实现高效而准确的红细胞分割,为后续的图像处理任务提供了高质量的输入数据。这一综合方法在处理具有复杂结构的红细胞图像时表现出色,有望在医学图像分析领域发挥关键作用。

8.4.2　实验结果与分析

本章对 MISP 数据集和 Cell 数据集进行了 Attention NODE-UNet＋＋网络的训练,在 MISP 数据集上,使用了 444 张训练样本和 148 张验证样本,并进行了 100 轮的训练。

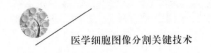

训练结束后,将模型保存到 HDF5 文件中,以备后续测试使用。

同样地,在 Cell 数据集上,采用了 300 张训练样本和 100 张验证样本,同样进行了 100 轮的训练,并保存了模型。接下来,使用训练好的 Attention NODE-UNet＋＋网络模型对两个数据集中的测试样本进行了测试,这一步骤旨在评估模型的性能和分割效果。

1. MISP 数据集的初步分割实验结果

图 8.18 展示了使用 Attention NODE-UNet＋＋网络对 MISP 数据集中的红细胞进行初步分割的 3 个案例。以图 8.18 的第一行为例说明,其中,图 8.18(a)为原始图像,图 8.18(b)为标签图像,它表示了真实分割情况,而图 8.18(c)展示了经过模型分割后得到的结果图。这些示例突出了模型在分割任务中的表现,显示出它对红细胞的分割能力。

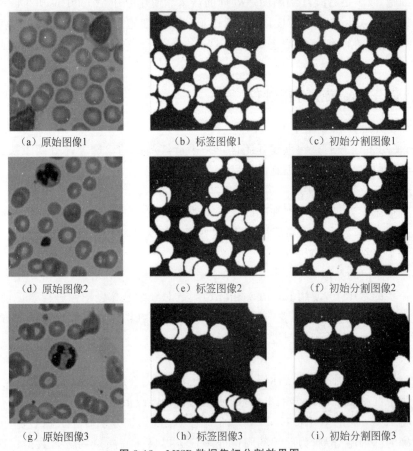

(a) 原始图像1　　　　　(b) 标签图像1　　　　　(c) 初始分割图像1

(d) 原始图像2　　　　　(e) 标签图像2　　　　　(f) 初始分割图像2

(g) 原始图像3　　　　　(h) 标签图像3　　　　　(i) 初始分割图像3

图 8.18　MISP 数据集初分割效果图

进一步的分割实验是通过 MATLAB 完成的,并应用了 MW 算法,图 8.19 展示了使用 MW 算法对 MISP 数据集中的红细胞进行再次分割的实验结果。以图 8.19 的第一行为例说明,其中,图 8.19(a)是 MISP 数据集初始分割实验结果图,图 8.19(b)展示了前景标记图,图 8.19(c)是分水岭脊线图,即背景标记图,而图 8.19(d)则呈现了最终分割结果图。此外,图 8.19(e)展示了 MISP 数据集分割后的红细胞。

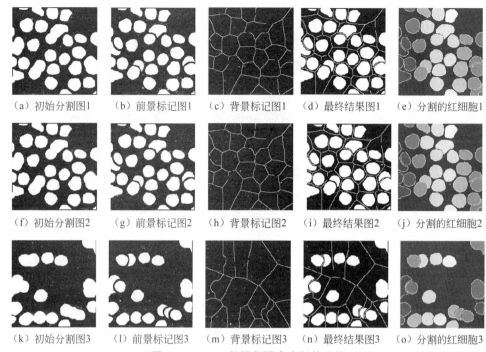

| （a）初始分割图1 | （b）前景标记图1 | （c）背景标记图1 | （d）最终结果图1 | （e）分割的红细胞1 |

| （f）初始分割图2 | （g）前景标记图2 | （h）背景标记图2 | （i）最终结果图2 | （j）分割的红细胞2 |

| （k）初始分割图3 | （l）前景标记图3 | （m）背景标记图3 | （n）最终结果图3 | （o）分割的红细胞3 |

图 8.19　MISP 数据集再次分割效果图

2. Cell 数据集的初始分割实验结果

类似地,图 8.20 呈现了使用 Attention NODE-UNet＋＋网络对 Cell 数据集中的红细胞进行初始分割的 3 个案例。以图 8.20 的第一行为例说明,其中,图 8.20(a)展示了原始图像,图 8.20(b)是标签图像,而图 8.20(c)则显示了模型分割后得到的结果图。这些实例再次强调了模型的分割效果和准确性。

同样,图 8.21 展示了使用 MW 算法对 Cell 数据集中的红细胞进行再次分割的实验结果。以图 8.21 的第一行为例说明,其中,图 8.21(a)是 Cell 数据集初始分割实验结果图,图 8.21(b)为前景标记图,图 8.21(c)是分水岭脊线图,即背景标记图,而图 8.21(d)则展示了最终分割结果图。最后,图 8.21(e)显示了 Cell 数据集分割后的红细胞。

这些实验结果突出了 Attention NODE-UNet＋＋网络模型和 MW 算法在细胞图像分割中的有效性。它们一起提供了高质量的红细胞分割结果,为进一步的医学图像处理和分析任务奠定了坚实的基础。

8.4.3　对比分析

为了更全面地验证该算法的性能,本节进行了与文献[8-10]的比较分析,以评估不同算法在细胞图像分割任务上的表现。下面是对比实验结果的详细描述和图示。

1. MISP 数据集上的对比分析

在 MISP 数据集上,首先呈现了原始图像,标签图像以及使用不同算法得到的分割效果图。为了节省篇幅,以图 8.22 第一行为例说明,其中,图 8.22(a)显示了 MISP 数据集

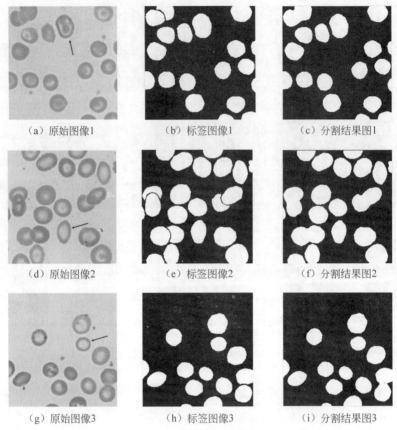

（a）原始图像1　　　　　（b）标签图像1　　　　　（c）分割结果图1

（d）原始图像2　　　　　（e）标签图像2　　　　　（f）分割结果图2

（g）原始图像3　　　　　（h）标签图像3　　　　　（i）分割结果图3

图 8.20　Cell 数据集初分割效果图

中的原始图像,图 8.22(b)是标签图像,它表示了真实的分割情况。然后,将文献[8]、文献[9]和文献[10]的算法与本章算法进行了比较。图 8.22(c)展示了使用文献[8]中的算法得到的分割效果图,图 8.22(d)是使用文献[9]算法得到的分割效果图,图 8.22(e)是使用文献[10]算法得到的分割效果图。最后,图 8.22(f)展示了使用本章算法得到的分割效果图。

2. Cell 数据集上的对比分析

同样地,在 Cell 数据集上进行了类似的对比分析。为了节省篇幅,以图 8.23 第一行为例说明,其中,图 8.23(a)呈现了 Cell 数据集中的原始图像,图 8.23(b)是标签图像,图 8.23(c)展示了使用文献[8]中的算法得到的分割效果图,图 8.23(d)是使用文献[9]算法得到的分割效果图,图 8.23(e)是使用文献[10]算法得到的分割效果图,图 8.23(f)展示了使用本章算法得到的分割效果图。

通过对比实验结果,可以清晰地看到不同算法的性能差异。本章算法在 MISP 和 Cell 数据集上均表现出色,分割效果优于文献[8]、文献[9]和文献[10]的算法。特别是在处理红细胞的粘连和重叠问题上,本章算法展现出了更高的准确性和鲁棒性。这些对比结果进一步证明了本章算法在细胞图像分割任务中的卓越性能,为医学图像处理和自动化分析提供了强大的工具和方法。

这个综合的分析有助于科研人员和医学专家更好地了解不同算法的优缺点,以选择

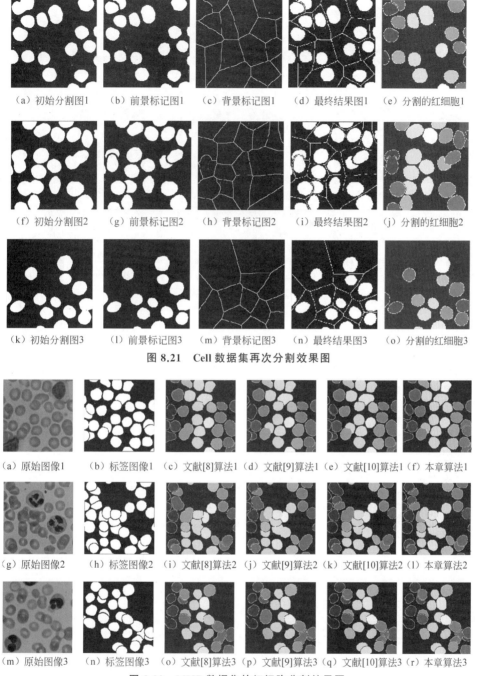

（a）初始分割图1　　（b）前景标记图1　　（c）背景标记图1　　（d）最终结果图1　　（e）分割的红细胞1

（f）初始分割图2　　（g）前景标记图2　　（h）背景标记图2　　（i）最终结果图2　　（j）分割的红细胞2

（k）初始分割图3　　（l）前景标记图3　　（m）背景标记图3　　（n）最终结果图3　　（o）分割的红细胞3

图 8.21　Cell 数据集再次分割效果图

（a）原始图像1　（b）标签图像1　（c）文献[8]算法1　（d）文献[9]算法1（e）文献[10]算法1（f）本章算法1

（g）原始图像2　（h）标签图像2　（i）文献[8]算法2　（j）文献[9]算法2（k）文献[10]算法2（l）本章算法2

（m）原始图像3　（n）标签图像3　（o）文献[8]算法3　（p）文献[9]算法3（q）文献[10]算法3（r）本章算法3

图 8.22　MISP 数据集的红细胞分割结果图

适合其特定应用需求的最佳算法。此外,本章算法的出色表现为医学领域的细胞图像分析和诊断提供了有力支持。

通过仔细观察 4 种不同算法的分割结果,可以明显地看出它们在处理细胞图像分割任务时的不同表现。文献[8-10]中的算法存在一定程度的欠分割和过度分割情况,这可

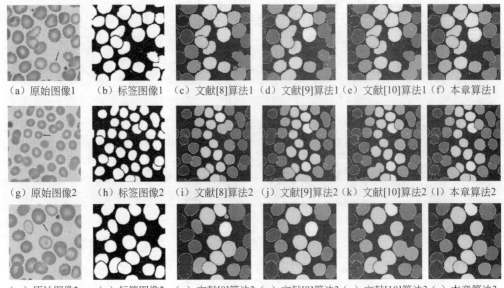

（a）原始图像1 （b）标签图像1 （c）文献[8]算法1 （d）文献[9]算法1 （e）文献[10]算法1 （f）本章算法1

（g）原始图像2 （h）标签图像2 （i）文献[8]算法2 （j）文献[9]算法2 （k）文献[10]算法2 （l）本章算法2

（m）原始图像3 （n）标签图像3 （o）文献[8]算法3 （p）文献[9]算法3 （q）文献[10]算法3 （r）本章算法3

图 8.23 Cell 数据集的红细胞分割结果图

能导致精确度下降。与之相比,本章提出的算法能够获得更好的分割结果,与标签图像基本吻合。Attention NODE-UNet＋＋网络在提取红细胞轮廓方面表现出色,但在处理粘连、重叠等区域时存在欠分割问题。而 MW 算法能够有效解决这些问题,但对于微弱边缘等其他干扰因素过于敏感,容易产生漏提取的情况。将 Attention NODE-UNet＋＋与MW 算法相结合,能够提取出大部分大小不同、粘连、重叠的红细胞,充分发挥了两种方法的优点。

为了更全面地评估本章算法的性能,使用四个图像分割指标,包括 Dice、PA、MPA 和MIoU,对实验结果进行评估,具体的定量评估结果如表 8.3 和表 8.4 所示。

表 8.3 MISP 数据集中 4 种算法的定量结果

算　　　法	指　　　标			
	Dice	**PA**	**MPA**	**MIoU**
文献[8]算法	0.9402	0.9721	0.9584	0.9385
文献[9]算法	0.9468	0.9779	0.9623	0.9428
文献[10]算法	0.9514	0.9834	0.9691	0.9482
本章算法	0.9552	0.9882	0.9746	0.9573

表 8.4 Cell 数据集中 4 种算法的定量结果

算　　　法	指　　　标			
	Dice	**PA**	**MPA**	**MIoU**
文献[8]算法	0.9538	0.9752	0.9669	0.9473
文献[9]算法	0.9586	0.9809	0.9728	0.9524

续表

算　　法	指　　标			
	Dice	PA	MPA	MIoU
文献[10]算法	0.9623	0.9864	0.9792	0.9581
本章算法	0.9687	0.9916	0.9853	0.9658

3. MISP 数据集上的评估结果

在 MISP 测试集中,对 148 张图像进行了评估。本章算法在 Dice、PA、MPA 和 MIoU 四个指标上均获得了显著的性能提升,相对于其他算法,分割效果更为准确和稳定。图 8.24 展示了 MISP 数据集中的 MPA、Dice 和 MIoU 指标的箱型图,进一步说明了本章算法在这些指标上的卓越表现。

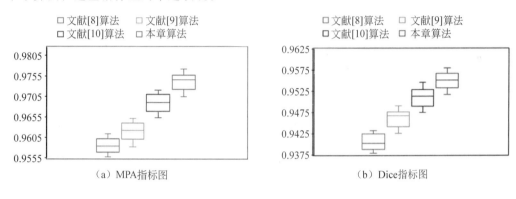

（a）MPA指标图　　　　　（b）Dice指标图

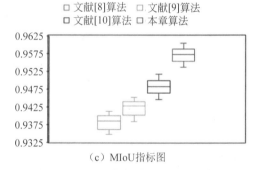

（c）MIoU指标图

图 8.24　MISP 数据集实验结果指标图

4. Cell 数据集上的评估结果

在 Cell 测试集中,对 100 张图像进行了评估。同样,本章算法在 Dice、PA、MPA 和 MIoU 四个指标上取得了显著的性能提升。图 8.25 展示了 Cell 数据集中 MPA、Dice 和 MIoU 指标的箱型图,进一步突出了本章算法的出色性能。

这些评估结果清晰地证明了本章算法在细胞图像分割任务中的卓越性和稳定性。通过融合 Attention NODE-UNet＋＋和 MW 算法,成功地解决了细胞粘连、重叠和微弱边缘等挑战性问题,提高了分割的精度和鲁棒性。这一研究对于医学图像分析和诊断具有重要的应用前景,为自动化细胞图像处理提供了强有力的支持。

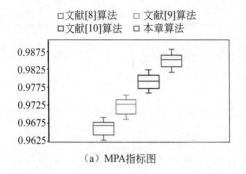

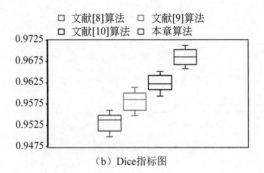

(a) MPA指标图　　　　　　　　　　　　(b) Dice指标图

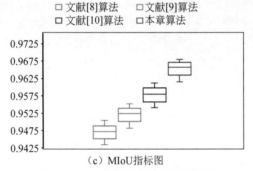

(c) MIoU指标图

图 8.25　Cell 数据集实验结果指标图

通过对表 8.3、表 8.4、图 8.24 和图 8.25 的对比，可以明显看出本章算法在 MISP 和 Cell 数据集上的性能相较于文献[8-10]中的算法有了显著的提升。

针对 MISP 数据集，与文献[8]相比，本章算法的 Dice、PA、MPA 和 MIoU 指标分别提高了 1.50%、1.61%、1.62% 和 1.88%，这表明本章算法在分割效果上具有明显的优势，能够更准确地提取红细胞。对于 Cell 数据集，本章算法相较于文献[8]也取得了显著的提升，Dice、PA、MPA 和 MIoU 指标分别提高了 1.49%、1.64%、1.84% 和 1.85%，这些结果表明，在细胞图像分割任务中，本章算法相对于文献[8]更具竞争力，具备更高的分割准确性和性能稳定性。

与文献[9]的比较结果表明，本章算法在 MISP 数据集上的 Dice、PA、MPA 和 MIoU 指标分别提高了 0.84%、1.03%、1.23% 和 1.45%，而在 Cell 数据集上分别提高了 1.01%、1.07%、1.25% 和 1.34%，这进一步证实了本章算法在分割效果上的卓越表现，特别是在处理细胞图像中的重叠和粘连现象时。

与文献[10]相比，本章算法在 MISP 数据集上的 Dice、PA、MPA 和 MIoU 指标分别提高了 0.38%、0.48%、0.55% 和 0.91%，而在 Cell 数据集上分别提高了 0.64%、0.52%、0.61% 和 0.77%。这些结果表明，结合 Attention NODE-UNet＋＋网络与标记分水岭算法的本章算法能够更有效地应对图像中的粘连和重叠问题，从而实现更精确的红细胞分割。

综上所述，本章算法在细胞图像分割任务中表现出显著的优势，为医学图像分析和自动化诊断领域提供了有力的支持。

8.5 本章小结

本章研究致力于完成医学图像分割领域中的一个重要挑战——红细胞分割,其不仅在医学诊断和病理学领域具有重要意义,而且对于各种血液疾病的自动化检测和分析也具有重要的应用价值。本章提出了一种新的分割网络——Attention NODE-UNet＋＋,旨在克服传统方法在处理重叠和粘连红细胞等复杂情况时的局限性。Attention NODE-UNet＋＋的设计融合了多个关键技术,包括卷积块、ODE 块和密集的注意力门,这些技术的有机组合使得该网络在红细胞图像分割任务中表现出色。

Attention NODE-UNet＋＋的编码器部分通过卷积块和 ODE 块提取图像的特征,这些块的结合使网络具备了强大的特征提取能力,有助于更好地理解图像的语义信息。跳跃连接的引入进一步减小了浅层和深层特征图之间的语义差距,从而有助于网络更好地处理红细胞图像中的各种细微特征和结构。

最引人注目的创新是 Attention Gate 的应用。通过在跳跃连接中嵌入密集的 AG,网络能够更好地结合图像的高级语义信息,特别是在细胞区域的特征上进行突出,从而减轻了细胞自身缺陷对模型的干扰。这项技术提高了网络模型的性能,特别是在处理红细胞重叠和粘连的情况下,表现出了明显的优势。在实验中,Attention NODE-UNet＋＋在 MISP 数据集和 Cell 数据集上都表现出卓越的分割性能,达到了出色的 Dice、PA、MPA 和 MIoU 指标,相比其他算法明显更加准确和高效。

此外,为了进一步提高单个红细胞的精确分割,本章还结合标记分水岭算法,针对图像中的重叠和粘连红细胞进行了二次分割。这一策略在提取单个红细胞时表现出了很高的准确性,有效应对了红细胞图像中的复杂情况。实验结果表明,本章提出的综合算法在 MISP 数据集和 Cell 数据集上取得了卓越的成绩,明显优于已有的文献中提到的算法。

综上所述,本章的研究工作不仅提出了一种创新性的红细胞分割网络 Attention NODE-UNet＋＋,而且在处理重叠和粘连红细胞方面取得了显著的进展。该算法在医学图像分割任务中表现出卓越性能,为自动化医学诊断和病理学分析提供了有力支持。此外,综合应用标记分水岭算法进一步提高了单个红细胞的分割准确性。作者团队期望将这一研究成果扩展到更广泛的医学图像分割领域,为医学界和患者的健康提供更多的帮助和支持。

参考文献

[1] RICKY T Q CHEN, RUBANOVA Y, BETTENCOURT J, et al. Neural Ordinary Differential Equations [C]. Proceedings of the 32nd International Conference on Neural Information Processing Systems,2018:6572-6583.

[2] SARRAFZADEH O, DEHNAVI A M, RABBANI H, et al. Circlet Based Framework for Red Blood Cells Segmentation and Counting [C]. 2015 IEEE Workshop on Signal Processing Systems (SiPS),2015:1-6.

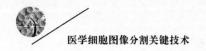

［3］　RUSSELL B C，TORRALBA A，MURPHY K P，et al. LabelMe：A Database and Web-Based Tool for Image Annotation ［J］. International Journal of Computer Vision，2008，77：157-173.

［4］　Mnih V，Heess N，Graves A，et al. Recurrent Models of Visual Attention ［J］. Advances in Neural Information Processing Systems，2014，3：2204-2212.

［5］　Oktay O，Schlemper J，Folgoc L L，et al. Attention U-Net：Learning Where to Look for the Pancreas ［J］. 2018 IEEE Conference on Computer Vision and Pattern Recognition (CVPR)，2018.

［6］　ZHOU Z，SIDDIQUEE M M R，TAJBAKHSH N，et al. U-Net ＋＋：A Nested U-Net Architecture for Medical Image Segmentation［J］. Deep Learning in Medical Image Analysis and Multimodal Learning for Clinical Decision Support，2018：3-11.

［7］　XIE L，QI J，PAN L，et al. Integrating Deep Convolutional Neural Networks with Marker-Controlled Watershed for Overlapping Nuclei Segmentation in Histopathology Images ［J］. Neurocomputing，2019，376(5)：166-179.

［8］　MIAO H，XIAO C. Simultaneous Segmentation of Leukocyte and Erythrocyte in Microscopic Images Using a Marker-Controlled Watershed Algorithm ［J］. Computational and Mathematical Methods in Medicine，2018，2018：1-9.

［9］　Kowal M，Ejmo M，Skobel M，et al. Cell Nuclei Segmentation in Cytological Images Using Convolutional Neural Network and Seeded Watershed Algorithm［J］. Journal of Digital Imaging，2019，33(1)：231-242.

第**9**章

基于加权连接解码网络的
细胞图像分割算法

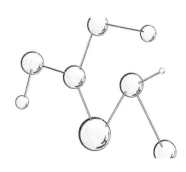

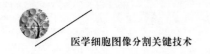

深度学习算法在语义分割领域的应用已经取得了显著的进展,相较于传统的图像分割算法,它通常能够更准确地将图像中的目标区域分割出来。然而,深度学习算法在训练过程中通常需要大量的标记数据和时间,这限制了它的广泛应用。

目前,用于语义分割的网络模型主要以编解码器结构为基础。这种结构在深度学习中被广泛采用,它包括两个主要部分:编码器和解码器。编码器的任务是提取输入图像的特征信息并抽象到高维空间中,而解码器则负责将这些高维特征映射回原始图像尺寸,并输出像素级别的分割结果。编解码器结构在解决语义分割问题时具有重要作用,因为它能够同时考虑特征的位置信息和语义信息,从而实现更加精确的分割结果。

这种编解码器结构的优势在于能够克服传统图像分割方法中常见的一些问题,例如,在分割过程中丢失细节信息或无法捕获目标的准确轮廓。编码器的作用是将输入图像的特征逐渐抽象到高维特征空间,这有助于网络模型理解图像中的语义信息。而解码器则将这些高维特征映射回原始图像尺寸,同时保留了位置信息,因此能够更准确地还原分割结果。

虽然编解码器结构在语义分割中表现出色,但它们的训练过程需要大量的标记数据,这通常需要大量的人工努力。此外,深度学习模型的训练也需要较长时间,这对于某些应用来说可能不太实际。因此,在实际应用中,研究人员需要权衡精度和计算成本,以确定是否采用深度学习方法进行语义分割。尽管如此,深度学习在语义分割领域的不断发展和改进仍然为解决许多复杂的图像分割问题提供了有希望的方法。未来,随着深度学习技术的不断演进,我们可以期待更加高效和准确的语义分割模型的出现,以满足各种应用的需求。同时,也需要继续研究如何减少对大量标记数据的依赖,以提高深度学习模型的可用性。

为了完成对人类显微细胞图像分割的任务,同时提升分割的准确度,本章提出一种用于细胞图像分割的加权连接解码网络(cell image segmentation based on weighted connection decoder network,WCD-Net)。该网络的编码器部分主要通过深度神经网络来对图像的信息进行提取,获得特征图谱。信息提取网络为空洞卷积[1]改进过的残差网络[2],并使用了能够对不同尺度特征信息进行有效获取的 ASPP 结构作为池化层。解码器部分则负责完成对所获得特征图谱中每个像素点类别的标注,即分割的过程。该部分包括了可以有效提取特征并抑制冗余信息的简化跨阶段局部网络模块(cross stage partial networks,C3)[3],并对网络中不同深度的特征图进行尺寸统一的双线性插值上采样操作,以及能够使浅层网络位置信息和语义信息融合到深层网络之中的逐层加权特征融合模块[4]。本章提出的 WCD-Net 网络模型通过以上编码-解码的过程,最终实现对口腔黏膜细胞图像的精准分割,其整体结构如图 9.1 所示。

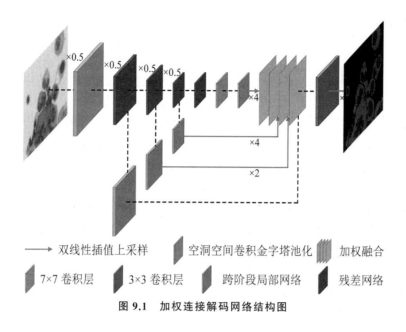

—→ 双线性插值上采样　　　空洞空间卷积金字塔池化　　　加权融合

7×7 卷积层　　　3×3 卷积层　　　跨阶段局部网络　　　残差网络

图 9.1　加权连接解码网络结构图

9.1　加权连接解码网络

9.1.1　空洞残差网络

在理想状态下深度的增加会使神经网络获得更加理想的效果,但是传统的深度学习算法受到神经网络中的反向传播影响,因此在反向传播过程中,随着网络层数增加,梯度在传播过程中会逐渐变弱或变强,从而导致梯度消失或梯度爆炸[5]。这种情况下,网络无法从较深层次的特征中学习到有效的表示,从而限制了网络的性能和表达能力。为解决这样的问题,He 等[2]提出了残差网络 ResNet,它是一种能够有效解决深度神经网络中梯度弥散、梯度爆炸等问题的网络结构。ResNet 核心思想是残差学习,每个层不再直接实现期望的映射,而是实现输入和期望输出之间的残差映射,通过引入恒等映射,并将输入恒等映射到输出上,保证了输入值不会因深度增加而丧失信息。残差网络由多个残差块组成,每个残差块由若干个卷积层组成,通过卷积层、批量标准化层和非线性激活层的组合,使得残差网络能够支持非常深层的网络结构。该网络在保持模型性能的同时,大大减少了计算资源的使用。同时,ResNet 在图像分类、目标检测、语音识别等深度学习任务中取得了出色的表现,其优点在于将直接映射和残差部分进行了解耦,使得模型训练过程更加稳定,同时也能够更加高效地利用深层次信息,对输入特征进行更加有力的表达,该过程为

$$x_{l+1} = h(x_l) + F(x_l + W_l) \tag{9-1}$$

其中,$h(x_l)$为直接映射部分,$F(x_l + W_l)$为残差部分,残差单元是残差网络的基本构建块,它通常由 2～3 个卷积层构成。残差单元通过直接映射的方式将输入的特征图映射到残差部分的输出特征中,从而使深层网络比浅层网络拥有更多的图像信息并避免梯度弥

散和网络退化等问题的发生,该结构实现了特征向更深层次的方向传递,如图 9.2 所示。

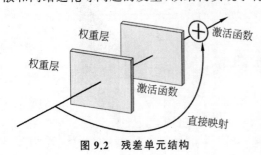

图 9.2　残差单元结构

残差网络的引入为深度神经网络的训练提供了一种有效的解决方案,特别是对于非常深的网络结构。它的设计思想和结构在深度学习领域取得了显著的突破,为设计更深、更复杂的神经网络提供了可能性,从而提高了深度学习模型在各种任务中的性能。

空洞卷积是一种特殊的卷积结构,其具有一定的间隔或扩张率,这些间隔可以用来调整卷积核内部的位置。使用空洞卷积有助于获得更广泛的感受野,从而获取在语义分割任务中至关重要的多尺度信息。因此,在语义分割和其他计算机视觉任务中,空洞卷积被广泛应用[6,7],并且已被成功应用于图像超分辨率、目标检测、视频分析等领域,以提供更强大的特征提取和感受野调整能力。

将空洞卷积引入残差网络中并同时取消最后一次下采样操作,可以进一步扩大模型的感受野而不降低特征图的分辨率。这有助于提高模型对图像语义信息的获取能力,使模型能够获得更密集的语义信息,从而提高图像分割的准确性。如图 9.3 所示,图 9.3(a)是一个扩张率为 1 的普通卷积,其感受野为 3×3;当扩张率提升为 2 时,形成了一个间隔为 1 的空洞卷积,其感受野扩大到 7×7,但卷积核大小仍然是 3×3,如图 9.3(b)所示。这意味着感受野的扩大并不会导致模型的实际参数数量增加。空洞卷积的引入使神经网络在感受野大小和特征图分辨率之间取得了更好的平衡,有助于更好地捕获图像中的语义信息,从而提高了模型在各种计算机视觉任务中的性能。

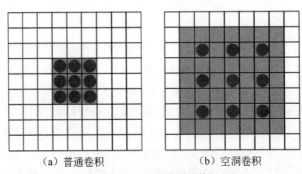

（a）普通卷积　　　　　　　　（b）空洞卷积

图 9.3　空洞卷积结构

9.1.2　空洞空间卷积金字塔池化

传统的深度神经网络算法通常要求将输入图像的尺寸固定,以确保输入图像的大小一致性。这是因为在网络模型中,不同尺寸的池化层输出会导致全连接层中的权重矩阵无法训练。然而,调整图像大小会导致信息的丢失和图像的失真,严重影响了目标定位和分割的精确性。为了解决这个问题,本章提出了能够同时捕获多个比例特征信息的空洞空间卷积金字塔池化(atrous spatial pyramid pooling,ASPP)。ASPP 由多个部分组成,包括一个 1×1 的卷积层，三个不同扩张率的空洞卷积层，以及一个全局平均池化层[8]。每个卷积层都使用批量标准化层来加快网络的收敛速度，并避免过拟合的问题。在全局平均池化层之后，特征通过一个 1×1 的卷积层，然后使用双线性插值进行上采样操作。最终，将这些不同尺度特征融合在一起，以生成更富有语义信息的新特征。这种方法避免了图像失真和信息丢失的问题，从而提高了模型的性能。ASPP 的整体结构如图 9.4 所示，它的引入使得神经网络能够更好地适应不同尺寸的输入图像，并更好地捕获多尺度的语义信息，从而提高了模型在各种计算机视觉任务中的性能和鲁棒性。

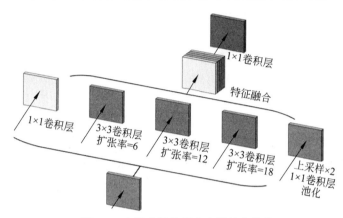

图 9.4 空洞空间卷积金字塔池化结构

9.1.3 解码器

编解码器的网络结构在许多计算机视觉任务中都得到了成功的应用[9-11]。在语义分割任务中，编解码器可以有效地保留图像中物体的边缘信息，从而产生清晰的目标边界。受到 DeepLab V3＋和 U-net 思想的启发，本章提出了一种新型解码器结构，可以将浅层网络的语义信息和位置信息融合到深层网络中。这个新型解码器结构使用了 C3 模块，该模块能够对残差网络中各残差层的输出进行处理。C3 模块通过整合输入和输出的特征来重新使用梯度信息，这不仅可以有效地提取特征，还可以抑制网络中不必要的冗余信息，从而降低模型的计算复杂度并提高模型的性能。C3 模块的结构如图 9.5 所示。

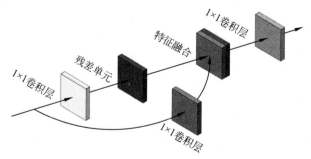

图 9.5 C3 模块的结构

在 C3 模块中，输入特征被分成两部分，并且这两个部分会并行处理。其中一个部分

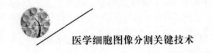

包括一个 1×1 的卷积层和一个残差单元;另一个部分只包括一个 1×1 的卷积层。这两个部分的输出会被拼接在一起,形成 C3 模块的输出特征。经过 C3 模块的处理后,解码器会根据残差层的深度来使用双线性插值进行上采样操作,将特征图的尺寸恢复到原始图像的 1/4 大小。

这种新型解码器结构的引入使得网络能够更好地捕获浅层网络的语义信息和位置信息,从而提高了模型在语义分割任务中的性能。此外,通过 C3 模块的设计,还能够降低模型的计算复杂度,使其更适用于实际应用。这种结构的优势在于能够充分利用网络的深度信息,同时减少不必要的计算负担,为计算机视觉任务的实际应用提供更大的便利性和准确性。

在深度神经网络中,随着网络层数的增加,模型获得的语义信息会变得越来越丰富。然而,随着卷积操作不断增加,图像的位置信息逐渐丧失,这可能导致难以准确定位目标,从而影响分割结果的精确性。为了解决这个问题,本章引入了一种新型的解码器结构,通过加权特征融合的方式将残差网络中各层的特征信息整合在一起。

这个解码器的核心思想是融合来自不同网络层的特征,以获得同时具有浅层强位置信息和深层强语义信息的特征图,这样可以最大限度地保持模型的分割准确性。最后,使用一个 3×3 的卷积层以及上采样操作将特征图恢复到原始图像的尺寸,从而得到最终的分割结果。

在融合不同深度的特征时,为每层的特征赋予相应的权重[12],以确保最有价值的特征得到充分的表达。各层特征权重的大小可以通过公式(9-2)来确定,这有助于进一步提高模型的性能。这种加权特征融合的策略有助于在深度神经网络中平衡语义信息和位置信息,从而提高分割结果的精确性和鲁棒性。

$$o = \sum_i \frac{n_i}{\varepsilon + \sum_j n_j} \cdot I_i \tag{9-2}$$

其中,n_i 是可学习的权重;$\varepsilon = 0.0001$,该值可以保证数值的稳定性;I_i 为待融合的输入特征;o 为最终的输出结果。加权融合的过程使所有特征的权重被归一化至 0~1 区间,其所学习到的权重 n_i 越大,表明特征 I_i 越重要,所占融合输出的比例也就越大。

9.1.4 轻量级通用上采样算子

特征上采样在图像分割的解码器中扮演着重要的角色。通常情况下,使用双线性插值、最邻近插值等方法来进行上采样,但这些方法只考虑了相邻的亚像素空间,因此不能充分捕获语义信息[13],这可能会影响特征图在空间上的恢复准确性。为了解决这个问题,WCD-Net 采用了一种轻量级通用上采样算子——content-aware reassembly of features(CARAFE)[14],以进行特征上采样。CARAFE 包括两个关键模块:上采样核预测模块和特征重组模块。对于一个尺寸为 $C \times H \times W$ 的输入特征图 X 和上采样率 σ,上采样核预测模块的操作步骤为:首先,通过 1×1 的卷积将 X 的通道数量从 C 压缩到 C_m;然后,使用大小为 $k_{encoder} \times k_{encoder}$ 的卷积对压缩后的特征图进行编码。结果的通道维度在空间维度上展开,形成一个 $\sigma H \times \sigma W \times k_{up}^2$ 大小的上采样核;接着,对上采样核中的每个通道应用 softmax() 函数进行归一化,以确保上采样核的权重之和等于 1;最后,特征重组模块对特征图中的每个位置提取一个 $k_{up} \times k_{up}$ 大小的区域,与在该位置计算得到的上采样核进行卷积操作,最终得到新的特征图。

在 WCD-Net 中,CARAFE 的参数设置为 $k_{up} = 5$ 和 $k_{encoder} = 3$。CARAFE 的整体框架如图 9.6 所示。这种基于内容的上采样方式利用了更大的感受野,能够更好地利用周围信息,从而提高了卷积神经网络的性能。这一技术的应用有助于改善图像分割模型在空间上的精确性,特别是在涉及语义信息恢复的任务中。

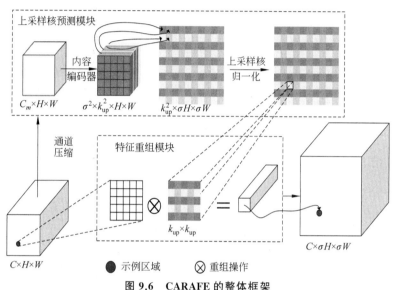

图 9.6 CARAFE 的整体框架

9.2 实验分析

9.2.1 评价指标

为了对人类口腔黏膜细胞图像的分割效果做出客观评价,可以采用像素准确率(Acc)、平均准确率(MAP)以及平均交并比(MIoU)来作为评价指标,像素准确率是指正确分类的像素数占总像素数的比例;平均准确率指各个类别准确率的均值;平均交并比指预测结果和真实结果之间交集和并集比例的平均值。在口腔黏膜细胞图像的分割中,以上三个指标都很重要,可以全面评估模型的分割准确性和稳定性。它们的定义为

$$\text{Acc} = \frac{\sum_{x=0}^{k} P_{xx}}{\sum_{x=0}^{k} \sum_{y=0}^{k} P_{xy}} \tag{9-3}$$

$$\text{MAP} = \frac{1}{k+1} \sum_{x=0}^{k} \frac{P_{xy}}{\sum_{y=0}^{k} P_{xy}} \tag{9-4}$$

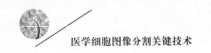

$$\mathrm{MIoU} = \frac{1}{k+1} \sum_{x=0}^{k} \frac{P_{xx}}{\sum_{y=0}^{k} P_{xy} + \sum_{y=0}^{k} P_{yx} - P_{xx}} \tag{9-5}$$

其中,k 为样本类别数量;x、y 是样本中不同的类别;P_{xy} 表示将类别 x 预测为 y 的像素数量。准确率与交并比的值越大,表示模型性能越好。

9.2.2　WCD-Net 模型测试分析

使用 WCD-Net 对人类口腔黏膜细胞图像数据集进行训练测试。为了避免实验变量对结果的影响,将数据集划分为训练集、验证集和测试集,并使用 8∶1∶1 的比例进行划分。全程实验环境如下所示,操作系统为 Ubuntu16.04 64 位;处理器为 Intel(R) Core(TM) i5-9400 CPU @ 2.90GHz;内存为 16GB;GPU 为 NVIDIA GeForce GTX 1080ti;深度学习框架为 Pytorch1.8.1 +CUDA 10.2。模型训练参数设置如表 9.1 所示。

表 9.1　模型训练参数

参　　数	设　　置
学习率	0.001
权重衰减率	0.0001
动能	0.9
Batch Size	4
迭代次数	30000

为了验证空洞卷积、ASPP 和解码器各自对提出模型性能的影响,以 ResNet-50 作为主网络进行消融实验,表 9.2 列出了不同模块的组合情况,以及不同组合下的平均准确率和平均交并比。从表 9.2 中可以看出,空洞卷积、ASPP 和解码器无论是独自使用还是彼此之间的不同组合都可以有效地提升模型对图像的分割能力。当三者同时使用时,模型性能达到了最佳。

表 9.2　不同模块组合实验

实　验	ResNet-50	空洞卷积	ASPP	解　码　器	平均准确率	平均交并比
1	√				0.7820	0.6602
2	√	√			0.8541	0.7497
3	√		√		0.8578	0.7593
4	√			√	0.9178	0.8445
5	√	√	√		0.8859	0.8034
6	√	√		√	0.9225	0.8477
7	√		√	√	0.9368	0.8798
8	√	√	√	√	0.9407	0.8875

网络深度会影响模型最终的分割性能,为了验证不同网络深度对模型性能的影响,可

以通过控制残差网络的层数对人类口腔黏膜细胞图像进行实验,其结果如表 9.3 所示。表 9.3 列举了当残差网络分别为 18 层、34 层、50 层、101 层和 152 层时的平均交并比和模型大小情况,从中可以看出,随着网络层数的增加,模型的分割效果可以获得略微的提升,但这也使模型的尺寸大幅增加,更深层的网络结构并没有获得预期的理想结果,反而极大地消耗了内存。

表9.3　不同深度的主网络实验结果

残差网络层数	平均交并比	模型大小（MB）
18	0.8853	152
34	0.8860	229
50	0.8875	337
101	0.8899	482
152	0.8904	602

9.2.3　人类口腔黏膜细胞分割评估

为了验证 WCD-Net 算法的有效性,将其与 PSPNet、Lraspp[15]、U-Net、Hrnetv2[16] 以及 DeepLab V3＋这些高效的图像分割算法进行对比。不同算法对口腔黏膜细胞图像的分割结果如图 9.7 所示,受篇幅限制,此处只展示 3 个示例。从图 9.7 中可以看出,几乎所有的算法都可以较为准确地对口腔黏膜细胞图像进行分割,但是 WCD-Net 对图像的细节表达更为丰富,轮廓也更加细腻准确,在众多算法中表现优异。表 9.4 为不同算法对人类口腔黏膜细胞分割的像素准确率、平均准确率和平均交并比。由表 9.4 可以得出,在不同的算法中,WCD-Net 分割效果最佳,平均准确率为 0.9407,平均交并比为 0.8875,较其他算法均有明显提升。图 9.8 展示了 WCD-Net 与 DeepLab V3＋的损失曲线。

表 9.4　不同算法对口腔黏膜细胞图像的分割结果

算　　法	像素准确率	平均准确率	平均交并比
PSPNet	0.9216	0.8856	0.8044
Lraspp	0.9362	0.9103	0.8337
U-Net	0.9490	0.9331	0.8664
Hrnetv2_w48	0.9509	0.9301	0.8701
DeepLab V3＋ V3 plus_ResNet50	0.9527	0.9340	0.8754
WCD-Net_ResNet50	**0.9574**	**0.9407**	**0.8875**

9.2.4　人类血液细胞分割评估

使用不同的算法对人类血液细胞图像进行分割,分割结果如图 9.9 所示。由图 9.9 可以得知,本章算法对人类血液细胞的分割在细节方面更胜一筹,对细胞的边缘表现得更为真实准确。表 9.5 为不同算法对人类血液细胞图像分割的数据,WCD-Net 的像素准确率为 0.9727,平均准确率为 0.9504,平均交并比为 0.9497,均高于其他算法。

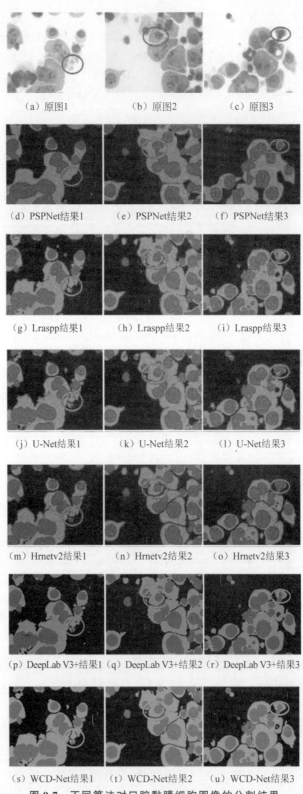

（a）原图1　　　　（b）原图2　　　　（c）原图3

（d）PSPNet结果1　（e）PSPNet结果2　（f）PSPNet结果3

（g）Lraspp结果1　（h）Lraspp结果2　（i）Lraspp结果3

（j）U-Net结果1　　（k）U-Net结果2　　（l）U-Net结果3

（m）Hrnetv2结果1　（n）Hrnetv2结果2　（o）Hrnetv2结果3

（p）DeepLab V3+结果1　（q）DeepLab V3+结果2　（r）DeepLab V3+结果3

（s）WCD-Net结果1　（t）WCD-Net结果2　（u）WCD-Net结果3

图 9.7　不同算法对口腔黏膜细胞图像的分割结果

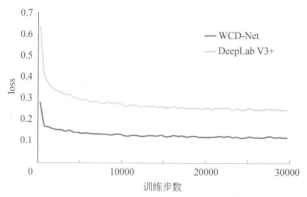

图 9.8　WCD-Net 与 DeepLab V3＋的损失曲线

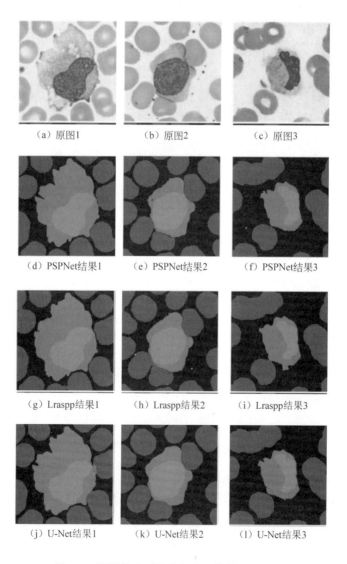

（a）原图1　　　　　（b）原图2　　　　　（c）原图3

（d）PSPNet结果1　　（e）PSPNet结果2　　（f）PSPNet结果3

（g）Lraspp结果1　　（h）Lraspp结果2　　（i）Lraspp结果3

（j）U-Net结果1　　　（k）U-Net结果2　　　（l）U-Net结果3

图 9.9　不同算法对血液细胞图像的分割结果

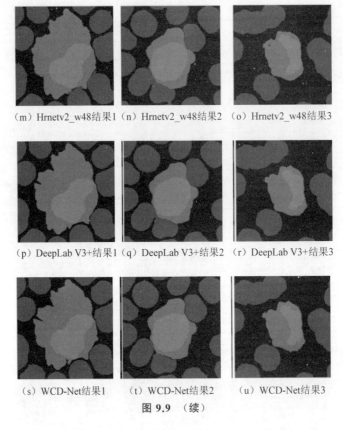

（m）Hrnetv2_w48结果1 （n）Hrnetv2_w48结果2 （o）Hrnetv2_w48结果3

（p）DeepLab V3+结果1 （q）DeepLab V3+结果2 （r）DeepLab V3+结果3

（s）WCD-Net结果1 （t）WCD-Net结果2 （u）WCD-Net结果3

图 9.9 （续）

表 9.5 不同算法对血液细胞图像的分割结果

算　　法	像素准确率	平均准确率	平均交并比
PSPNet	0.9615	0.9451	0.9387
Lraspp	0.9413	0.9301	0.9037
U-Net	0.9495	0.9413	0.9164
Hrnetv2_w48	0.9502	0.94031	0.9203
DeepLab V3＋V3 plus_ResNet50	0.9597	0.9442	0.9345
WCD-Net_ResNet50	**0.9727**	**0.9504**	**0.9497**

9.3　本章小结

　　针对人类口腔黏膜细胞和人类血液细胞图像的精准分割,本章提出了一种新的解决方案——加权连接解码网络(WCD-Net)。通过本章的工作,可以成功地提高传统深度学习模型在细胞图像分割任务中的性能,为医学图像分析领域的进步做出贡献。

　　为了提升传统深度学习模型的分割性能,本章引入了多个关键技术和方法。首先,使用了空洞卷积来优化残差网络,这一技术使残差网络既能够扩大特征提取时的感受野,又能够保持特征图的分辨率。这对于细胞图像分割任务尤为重要,因为需要同时考虑细胞的细节信息和全局上下文信息。空洞卷积的引入有效地克服了传统模型中的感受野问题,提高了分割的准确性。

其次,采用了 ASPP(空洞空间金字塔池化)结构,该结构可以以多种扩张率的空洞卷积进行并行处理,从而捕获图像中目标的多尺度信息。这一策略不仅避免了因调整图像大小而导致的信息丢失和失真问题,还提高了模型对细胞图像的分割性能。ASPP 结构的应用为模型提供了更大的感受野,使其能够更好地理解图像语义信息。

最后,引入了一种新型解码器结构,其中包括 C3 模块和加权特征融合。这个解码器不仅可以有效地将浅层网络的语义信息和位置信息融合到深层网络中,还可以减少网络中的计算复杂度。C3 模块通过整合输入和输出的特征来重新使用梯度信息,从而提高了模型的性能。这个解码器的设计使得模型能够更好地适应不同尺寸的输入图像,并更好地捕获多尺度的语义信息,从而提高了模型在语义分割任务中的性能和鲁棒性。

实验结果表明,WCD-Net 在人类口腔黏膜细胞图像和人类血液细胞图像的分割任务中表现出卓越的性能。在人类口腔黏膜细胞图像分割任务中,WCD-Net 的像素准确率达到了 0.9574,平均准确率达到了 0.9407,平均交并比为 0.8875。在人类血液细胞图像分割任务中,像素准确率为 0.9727,平均准确率为 0.9504,平均交并比为 0.9497。这些结果明显优于其他深度学习模型,证明了该方法的有效性和优越性。

总的来说,本章的工作为医学图像分析领域的发展提供了有力的支持,WCD-Net 方法不仅在细胞图像分割任务中表现出色,还为其他计算机视觉任务提供了有益的启发。相信这项工作将有助于更精确、更高效地分析和理解医学图像,为医疗诊断和疾病研究提供更多可能性。随着深度学习技术的不断发展,期待在未来看到更多创新的方法和应用,以进一步推动医学图像分析领域的进步。

参考文献

[1] YU F, KOLTUN V. Multi-scale Context Aggregation by Dilated Convolutions[J]. arXiv preprint arXiv:1511.07122, 2015.

[2] HE K, ZHANG X, REN S, et al. Deep Residual Learning for Image Recognition[C]//Proceedings of the IEEE Conference on Computer Vision and Pattern Recognition. 2016: 770-778.

[3] WANG C Y, LIAO H Y M, WU Y H, et al. CSPNet: A New Backbone that can Enhance Learning Capability of CNN[C]//Proceedings of the IEEE/CVF Conference on Computer Vision and Pattern Recognition Workshops. 2020: 390-391.

[4] TAN M, PANG R, LE Q V. Efficientdet: Scalable and Efficient Object Detection[C]//Proceedings of the IEEE/CVF Conference on Computer Vision and Pattern Recognition. 2020: 10781-10790.

[5] 侯东晓,穆金涛,方成,等.基于 GADF 与引入迁移学习的 ResNet34 对变速轴承的故障诊断[J].东北大学学报(自然科学版),2022,43(3):383-389.

[6] LV Y, MA H, LI J, et al. Attention Guided U-Net with Atrous Convolution for Accurate Retinal Vessels Segmentation[J]. IEEE Access, 2020, 8: 32826-32839.

[7] 刘楷东,谢斌,翟志强,等.基于 R2U-Net 和空洞卷积的羊后腿分割目标肌肉区识别[J].农业机械

学报,2020,51(S2):507-514.

[8]   Wang Y, Liang B, Ding M,et al. Dense Semantic Labeling with Atrous Spatial Pyramid Pooling and Decoder for High-Resolution Remote Sensing Imagery[J]. Remote Sensing, 2018, 11(1). DOI: 10.3390/rs11010020.

[9]   BADRINARAYANAN V, KENDALL A, CIPOLLA R. Segnet: A Deep Convolutional Encoder-Decoder Architecture for Image Segmentation[J]. IEEE Transactions on Pattern Analysis and Machine Intelligence, 2017, 39(12): 2481-2495.

[10]   CHO K, VAN M B, BAHDANAU D, et al. On the Properties of Neural Machine Translation: Encoder-Decoder Approaches[J]. arXiv preprint arXiv:1409.1259, 2014.

[11]   YE J C, SUNG W K. Understanding Geometry of Encoder-Decoder CNNs[C]//International Conference on Machine Learning. PMLR, 2019: 7064-7073.

[12]   Tan M, Pang R, Le Q V. Efficientdet: Scalable and Efficient Object Detection[C]//Proceedings of the IEEE/CVF Conference on Computer Vision and Pattern Recognition. 2020: 10781-10790.

[13]   Lu H, Dai Y, Shen C, et al. Indices Matter: Learning to Index for Deep Image Matting[C]//Proceedings of the IEEE/CVF International Conference on Computer Vision. 2019: 3266-3275.

[14]   Wang J, Chen K, Xu R, et al. Carafe: Content-aware Reassembly of Features[C]//Proceedings of the IEEE/CVF International Conference on Computer Vision. 2019: 3007-3016.

[15]   HOWARD A, SANDLER M, CHU G, et al. Searching for Mobilenetv3[C]//Proceedings of the IEEE/CVF International Conference on Computer Vision. 2019: 1314-1324.

[16]   SANDLER M, HOWARD A, ZHU M, et al. Mobilenetv2: Inverted Residuals and Linear Bottlenecks[C]//Proceedings of the IEEE Conference on Computer Vision and Pattern Recognition. 2018: 4510-4520.

第 **10** 章

基于 DeepLab V3＋的医学细胞图像语义分割算法

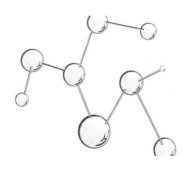

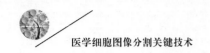

当前,深度学习在医学显微细胞图像语义分割领域备受瞩目,细胞核的形态和位置对DNA损伤检测至关重要。然而,一些现有的分割算法在处理边界模糊的细胞图像时存在过分割和欠分割的问题。特别是 U-Net 和 DeepLab V3+等算法,在应对纹理分布不均匀的细胞图像时,难以达到理想的分割效果。

为了解决这些问题,本章研究提出了一种基于 DeepLab V3+的医学细胞图像语义分割算法,该算法旨在提高对复杂细胞图像的分割精度,主要包括以下两个关键部分。

(1)**使用空洞卷积算法扩大感受野**。传统的卷积操作可能无法捕获到图像中的全局信息,特别是对于较大的细胞图像。为此,本章将空洞卷积算法引入网络中,以扩大特征图的感受野。这有助于提高算法对图像整体信息的把握,减少过分割和欠分割的情况。

(2)**使用密集空洞空间金字塔池化算法模块**。为了更好地提取细胞图像的特征信息,并实现多尺度特征图像的融合,采用了密集空洞空间金字塔池化算法模块。与传统的空洞空间金字塔池化模块相比,这一模块在像素级别更密集地提取特征,有助于提高分割的准确性。

通过这两个关键部分的改进,本算法旨在更好地解决医学显微细胞图像语义分割中的问题,提高细胞核检测和分割的精确性。这项研究有望为医学图像分析领域带来重要的突破,提高诊断和研究的效率,本章算法的网络结构如图 10.1 所示。

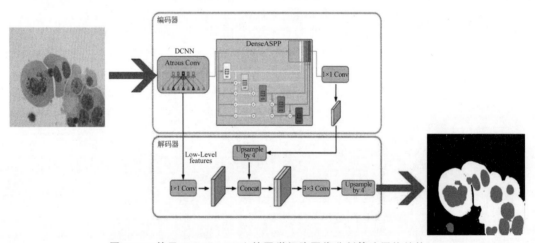

图 10.1　基于 DeepLab V3+的医学细胞图像分割算法网络结构

10.1　DeepLab V3+网络结构

深度卷积神经网络具备较好的平移不变性在处理图像级别的分类问题方面表现出色。然而,在处理语义级别的分类问题时,其面临一些挑战,这主要体现在以下几方面。

(1)分辨率降低问题。深度卷积神经网络通常通过连续的下采样操作和多次池化来提取特征。这些操作会导致最终的特征图分辨率显著降低,从而损失了重要的空间信息。

(2) 多尺度信息问题。图像中包含多种尺度的信息,但传统的网络结构难以有效地利用多尺度特征来提升分割精度。

为了解决这些问题,DeepLab V3＋算法[1] 提出了一系列创新性的改进。首先,它引入了空洞卷积[2],这种卷积可以通过调整扩张率来控制特征图的分辨率,在扩大网络的感受野的同时保持较高的特征图分辨率,这有助于提高网络对细节的感知能力。DeepLab V3＋采用空间金字塔(atrous spatial pyramid pooling,ASPP)方法,用于提取多尺度特征图(feature map)的上下文信息[3],这一方法允许网络同时处理不同尺度的信息,有助于更好地理解图像中的语义信息,提升了分割精度。DeepLab V3＋还使用了编码器-解码器结构,以恢复空间信息并捕获物体边界信息,这个结构有助于提高网络对目标形状和位置的理解。DeepLab V3＋网络结构示意图如图 10.2 所示。

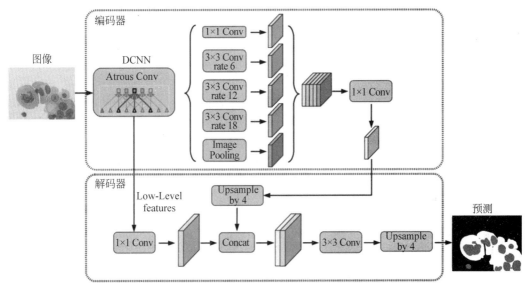

图 10.2　DeepLab V3＋网络结构示意图

本章在 DeepLab V3＋的基础上进行了改进,分别引入了空洞 DeepLab V3＋网络结构和结合 FCRF(fully connected conditional random fields)的 DeepLab V3＋网络结构。这些改进旨在进一步提升分割算法的性能,以更好地适应医学显微细胞图像语义分割任务的需求。

10.1.1　空洞卷积

空洞卷积(atrous convolution)在深度卷积神经网络中具有重要作用,尤其在图像分割等密集预测问题中,它解决了传统卷积操作中的一些限制和挑战。在传统深度卷积神经网络中,重复的池化操作会导致特征图的空间分辨率显著降低,这在语义分割等任务中会带来问题,因为较小的特征图无法精确还原到原图像的指定位置,影响分割结果的精度。

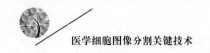

传统的深度卷积神经网络通常用于图像分类任务,但在密集预测问题中(如语义分割),分割结果的改善并不显著,也无法有效地建立图像中像素与类别标签之间的密集对应关系。语义分割的目标是为图像中的每个像素点分配一个类别标签,要求分割结果具备多尺度和高精度等特性,这使得分割任务更加复杂。

空洞卷积是对传统深度卷积模块的一种扩展,它在处理密集预测问题中发挥着重要作用。通过调整卷积核的感受野,空洞卷积可以聚合多尺度的上下文信息,而不会降低特征图的分辨率。这意味着它可以在密集预测中更好地捕获像素之间的关系,提高分割结果的精度。

空洞卷积的网络结构如图 10.3 所示[4],它通过引入空洞卷积操作,允许网络有效地控制特征图的分辨率,同时聚合了多尺度的上下文信息。这使得在图像分割等任务中,空洞卷积成为一种重要的技术,有助于提高分割模型的性能。这个创新性的方法充分利用了卷积神经网络的能力,旨在解决密集预测问题中的挑战,从而为图像分割等领域的研究和应用提供了有力支持。

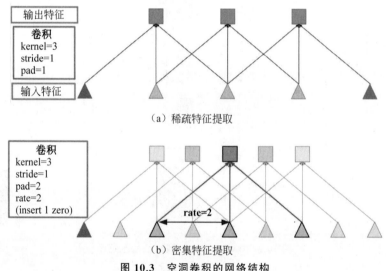

（a）稀疏特征提取

（b）密集特征提取

图 10.3　空洞卷积的网络结构

空洞卷积在密集预测任务中具有重要作用,尤其是在深度卷积神经网络参数有限的情况下。在普通卷积中,当网络参数保持不变时,获得的特征图相对较小。这会导致在使用特征图进行图像恢复时,像素点的分布变得稀疏,难以准确还原整张图像。

然而,空洞卷积的应用却能够有效克服这一问题。通过提高卷积核的膨胀率,可以扩大特征图的采样区域,从而获得更为密集的特征响应。空洞卷积的使用不仅扩展了标准卷积操作的能力,而且膨胀卷积的膨胀率以指数形式递增。将空洞卷积模块引入深度卷积神经网络中,特别是用于语义分割任务时,可以显著提高分割的准确性。

空洞卷积的另一个优势在于它不受数据集原始大小和质量的限制,这意味着无论数据集的规模大小,空洞卷积算法都可以应用于密集预测任务。随着公开可用数据集的不断扩充,空洞卷积可以为密集预测的端到端语义训练提供更多数据支持。这有助于消除先验概率,进一步统一和简化密集预测任务,提高任务的可扩展性和适用性。空洞卷积的发展在深度学习领域为解决密集预测问题带来了新的可能性,为图像语义分割等任务的性能提升提供了有效途径。

10.1.2　空洞空间金字塔池化

深度卷积神经网络拥有强大的隐式表示能力,这意味着它们可以通过输入图像数据集进行训练,然后隐式地学习和表示图像中的模式和特征。然而,在处理图像时,通常会面临不同大小和尺度的对象。如果网络模型的抽象能力很强,它可能更容易识别大尺度的对象,而忽略小尺度的对象。相反,如果网络模型的抽象能力相对较弱,它可以更好地识别小尺度的对象,而忽略大尺度的对象。因此,多尺度问题对图像分割精度产生了影响,需要对不同尺度的图像进行处理。

为了解决多尺度图像处理的问题,一种成功且有效的方法是使用空洞空间金字塔池化(ASPP)[5],ASPP 模块的网络结构如图 10.4 所示。ASPP 模块允许神经网络在不同尺度上对输入图像进行特征提取和池化,以捕获多尺度信息。这可以增强网络的感知能力,使其能够有效地处理具有不同尺度对象的图像。ASPP 模块的使用有助于提高深度卷积神经网络在多尺度图像上的分割性能,从而提高了分割的准确性。

ASPP 模块是一种并行结构,它附加在特征图之后。在 ASPP 模块中,每个并行分支的结构相同,但卷积层的膨胀率不同。通过这种并行方式,ASPP 模块能够从不同的感受野中提取多尺度的特征信息。膨胀率较小的卷积核能够捕获较小的感受野,因此在识别小尺度物体时效果更好;而膨胀率较大的卷积核可以捕获较大的感受野,从而对大尺度物体的识别更为有效。通过在 ASPP 模块中使用不同膨胀率的卷积核,可以解决多尺度特征提取的问题,从而提高了语义分割的精度。

这种并行结构的优势在于它可以在不同尺度上有效地捕获图像中的信息,而不需要单独设计多个网络或使用多个不同尺度的滤波器。无论对象的尺度如何变化,ASPP 模块都可以帮助深度卷积神经网络更好地理解图像中的对象,这有助于提高语义分割任务的性能。

总之,ASPP 模块是一种有效的方法,通过在并行结构中使用不同膨胀率的卷积核,可以提高深度卷积神经网络的多尺度特征提取能力,从而提高语义分割的精度。这种方法有助于网络更好地适应不同尺度的图像内容,从而提高了图像分割的性能。

10.1.3　编解码结构

DeepLab V3＋的网络结构在编码和解码部分都进行了重要的改进,以适应语义分割任务的需求,具体润色和拓展如下所示。

(1) DeepLab V3＋在编码部分采用了 Xception 作为基础网络,相对于传统的深度卷积神经网络,Xception 具有更多的网络层,并且使用深度分离卷积来替代最大池化操作,这允许网络在不同分辨率下提取特征。此外,Xception 后面加入了批量正则化和 ReLU 函数,进一步增强了网络的表达能力。编码部分的任务是提取输入图像的高级特征,以供

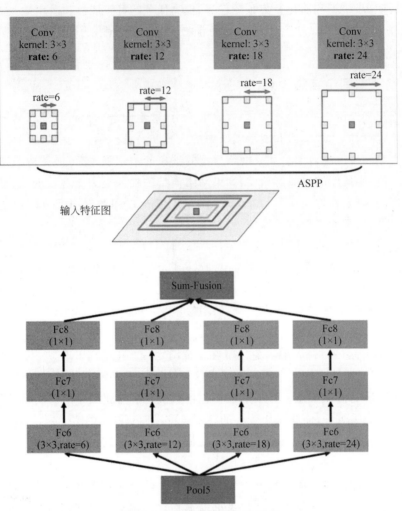

图 10.4 ASPP 模块网络的结构

后续的解码部分使用。

（2）解码部分的主要任务是将高级特征图和低级特征图融合，并通过上采样操作将分割图像恢复到原始输入图像的大小。首先，高层次的特征图经过 1×1 卷积层，进行 4 倍的上采样操作，低层次的特征图也通过 1×1 卷积层减少通道数；然后，将两者融合，这一过程使用 3×3 的卷积层改善特征表示，以获得更精细的分割结果；最后，上采样后的特征图被送入 softmax 分类层，以生成最终的分割图。

总的来说，DeepLab V3＋通过修改 Xception 的网络结构，使其更适用于语义分割任务，同时在编码和解码部分进行了精心设计，以充分利用多尺度信息并提高分割的精度，DeepLab V3＋Xception 网络结构如图 10.5 所示。这种网络结构在语义分割领域取得了显著的成就，可以适应不同大小和复杂度的图像数据，为医学显微细胞图像等应用提供了有力的支持。

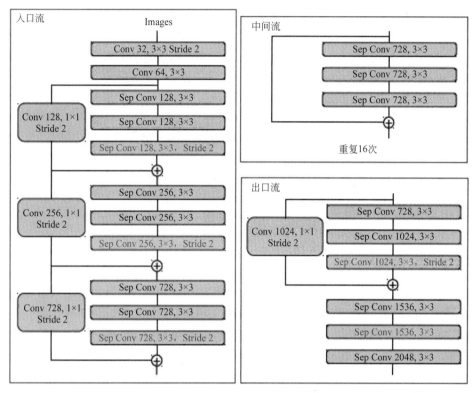

图 10.5　DeepLab V3＋ Xception 网络结构

10.2　基于 DeepLab V3＋的医学细胞图像语义分割算法

10.2.1　空洞卷积扩大感受野

在深度卷积神经网络(DCNN)中,卷积核的尺寸对感受野的大小有着重要影响,而感受野决定了网络在图像中查看和理解信息的范围。在医学细胞图像分割等应用中,细胞图像的边界信息和语义信息都具有重要意义。然而,卷积和池化操作的重复使用可能导致一系列问题,特别是在图像分割任务中。通过反复的卷积和池化操作,网络的特征图分辨率降低,感受野变小,难以有效地利用高级语义信息进行推断,从而会影响分割的准确性。DCNN 中计算感受野的公式为

$$r_{out} = r_{in} + (k-1) \times j_{in} \tag{10-1}$$

$$j_{out} = j_{in} \times s \tag{10-2}$$

其中,r_{out}是当前层的感受野,r_{in}是上一层的感受野,k 为卷积核大小,j_{in}为当前层与上一层的特征距离。由公式(10-2)可知,相邻层特征距离与卷积步长 s 成正比,因此当卷积步长固定时,扩大感受野的唯一方法是增加卷积核尺寸的大小,然而使用传统的方式增加卷积核大小会增加网络的参数数量,降低网络运算效率。

为了解决这个问题,空洞卷积算法应运而生。空洞卷积算法可以在不牺牲空间特征分辨率的前提下,扩大网络特征图的感受野。与普通卷积相比,空洞卷积的特点在于它引

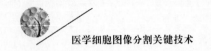

入了一个膨胀率(dilation rate)参数,该参数控制了卷积核内部的像素之间的距离。通过调整膨胀率,可以实现更大的感受野,而不会增加卷积核的实际大小。这使得空洞卷积成为一种有效的方式,可以在DCNN中增加感受野,提高网络的语义理解能力,同时保持较高的特征分辨率,如图10.6所示。

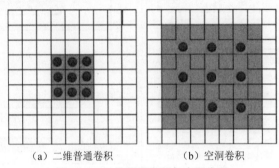

(a) 二维普通卷积   (b) 空洞卷积

图 10.6　二维普通卷积与空洞卷积

从图10.6可以看出,与普通卷积相比,空洞卷积增加了膨胀系数,对原图像以膨胀系数减1进行间隔采样,对于一个卷积核大小为3的3×3感受野进行普通卷积,相当于膨胀系数 $d=1$。对卷积核为3、膨胀系数 $d=2$ 的感受野进行空洞卷积,卷积核计算视野增到了7×7,但卷积核大小仍是3×3,实际参数也只有3×3,空洞卷积核大小计算公式为

$$k' = k + (k+1)(d-1) \tag{10-3}$$

其中,k' 为膨胀后的等效卷积核大小,d 为膨胀系数,k 为原始卷积核大小。因此,使用空洞卷积后卷积核尺寸变大,感受野也随之变大,在不增加网络参数的前提下,还能获取更多的特征信息。

10.2.2　密集空洞空间金字塔池化

在DCNN中,卷积操作虽然可以提取深层次的特征,但固定卷积核大小的卷积操作在多尺度特征提取方面存在限制。为了更好地处理不同尺度的特征信息,引入了空洞卷积和空洞卷积空间金字塔池化(ASPP)模块。ASPP模块通过调整卷积核的膨胀率,可以获得不同尺度的感受野,以更全面地捕获图像中的特征信息。

然而,传统的ASPP模块在追求更大感受野时,需要使用较大的膨胀率($d>24$),这会导致空洞卷积的衰减效应变得无效。为了解决这个问题,作者团队受到Yang等[6]的启发,提出了密集空洞空间金字塔池化(DenseASPP)模块,用于提取更密集的像素点和更大范围的感受野,DenseASPP模块的网络结构如图10.7所示。

DenseASPP模块的关键特点在于它引入了多个并行的空洞卷积分支,每个分支具有不同的膨胀率,以便在不同尺度上捕获特征。这些分支的输出被级联在一起,形成了更加丰富和多尺度的特征表示。通过这种方式,DenseASPP模块能够更好地处理不同尺度的特征,提高了网络在语义分割等任务中的性能。

与ASPP模块相比,DenseASPP模块的使用可以更密集地采样像素点,这是因为空洞卷积在像素采样时相对于标准卷积更为稀疏。为了更好地理解这一点,可以看一下一维和二维情况下的示例,如图10.8所示。

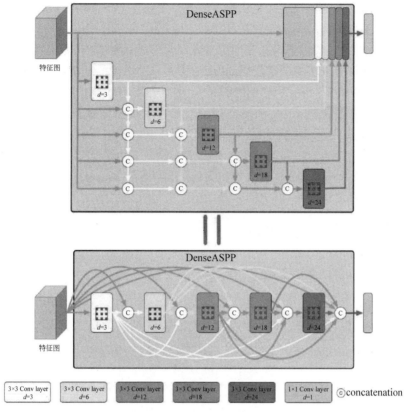

图 **10.7**　**DenseASPP** 模型块的网络结构

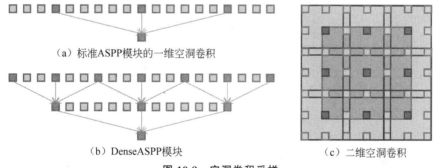

（a）标准ASPP模块的一维空洞卷积

（b）DenseASPP模块　　　　　　　　（c）二维空洞卷积

图 **10.8**　空洞卷积采样

在图 10.8(a)中,展示了一个标准 ASPP 模块的一维空洞卷积示例,其膨胀率为 6,感受野为 13。然而在这种情况下,只有 3 个像素点被采样进行计算。当考虑多维情况时,这个问题会更加显著。虽然这种方式获得了更大的感受野,但在计算中却丢失了大量的细节信息。

而在图 10.8(b)中,DenseASPP 模块中的不同膨胀率的卷积逐层相加,上层卷积能够充分利用下层特征信息,使得像素点更加密集。举例来说,将膨胀率为 3 的空洞卷积和膨胀率为 6 的空洞卷积组合在一起,会有 7 个像素点被采样计算,这比之前的方法更加密集。在二维情况下(如图 10.8(c)所示),甚至有 49 个像素点被采样计算。因此,在密集连

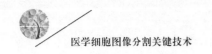

接中,较大膨胀率的卷积可以从较小膨胀率的卷积中获得上下文信息,从而实现更密集的像素采样,提高了特征提取的效率和精度。

这种密集采样的方式对于语义分割等任务非常有益,因为它可以更好地保留图像的细节信息,同时获得更大范围的感受野,有助于提高分割结果的准确性和鲁棒性。

DenseASPP 模块中,将空洞卷积级联起来,并且膨胀率逐渐增加,较前面层次膨胀率较低,较后面层次膨胀率较高,最终输出多膨胀率、多尺度特征融合的感受野。通过级联空洞卷积层可以得到更大范围的感受野,相邻两层空洞卷积进行级联后感受野为

$$K = k_1' + k_2' - 1 \qquad (10\text{-}4)$$

以膨胀率分别为 6、12、18 的空洞卷积为例,根据公式(10-4),标准 ASPP 中的空洞卷积层并行工作,相互之间没有共同信息,最大感受野可以表示为

$$K_{\max} = \max(k_3'^6, k_3'^{12}, k_3'^{18}) = 37 \qquad (10\text{-}5)$$

而 DenseASPP 的最大感受野表示为

$$K_{\max} = k_3'^6 + k_3'^{12} + k_3'^{18} - 2 = 73 \qquad (10\text{-}6)$$

图 10.9 展示了 DenseASPP 膨胀率分别为 3、6、12、18 进行融合的感受野。

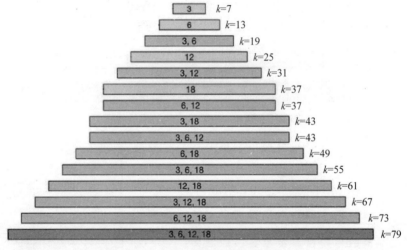

图 10.9　密集连接感受野范围

10.2.3　softmax 分类

softmax 分类函数应用在网络模型最后一层,把上采样图像进行像素分类,将不同像素归属于不同的分类标签,最后得到分割图像。对于分类像素 y,有 k 种可能值,即 $y \in \{1, 2, \cdots, k\}$,则给定的训练集 x,其属于第 i 个分类标签的的条件概率为

$$P(y = i \mid x) = \exp(score\_i) / \Sigma \exp(score\_j) \qquad (10\text{-}7)$$

其中,$P(y = i \mid x)$ 表示给定输入 x,像素点 y 被分类为第 i 个分类标签的条件概率;exp(score_i) 表示指数函数,它将输入的 score_i 值进行指数变换;Σ 表示求和符号,对所有可能的分类标签 j 进行求和;score_i 表示第 i 个分类标签的得分,通常由网络模型的前馈传播计算得到。

这个 softmax 函数的目标是将得分 score_i 转换为条件概率,使得所有可能的概率值之和为 1。这样可以让模型输出的结果更容易解释,并且可以用于后续的分割图像生成。需要注意的是,训练过程中会通过损失函数来调整模型的权重,以便使得分类结果更接近于实际标签,进而提高模型的性能。在图像分割任务中,softmax 分类函数是非常常见且有效的一种方式,用于将像素点分配到不同的类别,从而实现图像的语义分割。

10.3　评价标准

在进行语义图像像素分类任务的评估中,有一些特定的评价标准和指标[7],它们可以衡量模型性能并理解其在像素级别分类中的表现。以下是其中几个常用的评估指标,它们的计算都基于混淆矩阵(confusion matrix)。

(1) 像素准确率(pixel accuracy,PA),指正确分类的像素数量占总像素数量的比例,即正确分类的像素数除以总像素数。

(2) 类别像素准确率(class pixel accuracy,CPA),可以衡量每个类别中正确分类的像素占该类别总像素数的比例,然后对所有类别的 CPA 进行平均,以获得 MPA。

(3) 交并比(intersection over union,IoU),是一个重要的评价指标,它衡量了预测结果与真实标签之间的重叠程度。对于每个类别,IoU 被定义为该类别的交集区域与并集区域之比。平均交并比(MIoU)是所有类别 IoU 的平均值,通常用来衡量整体的分割性能。

混淆矩阵是计算这些评价指标的基础,它记录了模型的分类结果与真实标签之间的关系。混淆矩阵如表 10.1 所示。

表 10.1　混淆矩阵

真　实　值	预　测　值		
	细　胞　核	细　胞　质	背　　景
细胞核	NN	NC	NB
细胞质	CN	CC	CB
背景	BN	BC	BB

准确率指被正确预测的细胞核、细胞质、背景像素在全部像素中所占的比例,即表格中的对角线部分,计算公式为

$$PA = \frac{NN + CC + BB}{NN + NC + NB + CN + CC + CB + BN + BC + BB} \tag{10-8}$$

类别像素准确率是衡量被正确预测细胞核、细胞质和背景像素的能力,公式为

$$PN = \frac{NN}{NN + NC + NB} \tag{10-9}$$

$$PC = \frac{CC}{CN + CC + CB} \tag{10-10}$$

$$PB = \frac{BB}{BN + BC + BB} \tag{10-11}$$

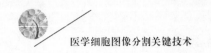

平均像素准确率是细胞核、细胞质和背景像素准确率的平均值,公式为

$$MPA = \frac{PN + PC + PB}{N} = \frac{PN + PC + PB}{3} \qquad (10\text{-}12)$$

交并比是语义分割的标准度量参数,表示的是两个集合的交集和并集的比值,即被正确预测细胞核(细胞质、背景)像素数与被正确预测细胞核(细胞质、背景)像素数交集与并集的比值,公式为

$$IoU_N = \frac{NN}{NN + NC + NB + CN + BN} \qquad (10\text{-}13)$$

$$IoU_C = \frac{CC}{CN + CC + CB + NC + BC} \qquad (10\text{-}14)$$

$$IoU_B = \frac{BB}{BN + BC + BB + NB + CB} \qquad (10\text{-}15)$$

平均交并比是均交并比的一种升级形式,是细胞核、细胞质、背景交并比的平均值,公式为

$$MIoU = \frac{IoU_N + IoU_C + IoU_B}{N} = \frac{IoU_N + IoU_C + IoU_B}{3} \qquad (10\text{-}16)$$

10.4 实验结果及分析

10.4.1 实验数据集

本节实验数据集来自澳大利亚联邦科工组织人口腔黏膜显微细胞经 4-Gy X 射线照射的图像(原图像已经过处理),原始图像分辨率为 1600×1200 像素,数据集为 400 张。为防止训练出现过拟合,使用多聚焦图像融合算法和数据增扩算法将数据扩充至 12000 张,将大小裁剪为 512×512 像素。使用图像标注软件 Labelme 进行人工标注,随机选取 10800 张用于训练,1200 张用于验证。统一数据编码,方便存储与支持多线程数据读取,将数据转换成 TFRecord 格式。为减少类别不平衡对网络分类性能产生的影响[8],设置加权比为 1∶10∶15。

10.4.2 实验设置

1. 实验环境

(1)操作系统为 Ubuntu 16.04 LTS 64 位,这是一个广泛用于深度学习研究和开发的稳定操作系统,提供了丰富的开发工具和库。

(2)硬件配置为 Windows 10、Intel® Core™ i5-9400 CPU @2.9GHz 2.9GHz 处理器、64GB 内存、四块 NVIDIA GeForce GTX 1080 Ti 11GB 的 GPU 的服务器。这个硬件配置非常强大,适用于高性能的深度学习任务,尤其是对于大规模训练和推理任务。

(3)深度学习框架使用了 Tensorflow GPU 1.10.0,它是一个开源的深度学习框架,提供了丰富的工具和资源来构建、训练和评估深度学习模型。

(4)GPU 运算平台包括 CUDA 9.0 和 cuDNN 7.5 深度学习 GPU 加速库,这些库能够充分利用 GPU 的性能,加速深度学习模型的训练和推理过程。

2. 实验参数及训练

为增强网络的非线性特性、提高模型训练速度和泛化能力,采用了 ReLU 激活函数和批量正则化(BN)函数修正,这些是常见于深度学习模型的标准技术,有助于网络更快地收敛和提高模型的稳定性。将 mini-batch 大小设置为 8,初始学习率设置为 0.0003,权重衰减设置为 0.000001,学习率衰减设置为每迭代 2000 次学习率乘以 0.1。迭代次数为100000 次。对不同膨胀率下的密集连接分割精度进行了验证,并与常见的分割算法进行了比较。具体实验流程如图 10.10 所示。

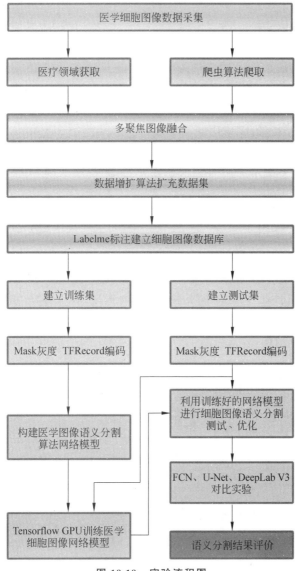

图 10.10　实验流程图

10.4.3　实验结果分析

1. DenseASPP 模块实验

空洞卷积在不增加网络参数的情况下,能够扩大网络特征图的感受野。因此,选择合适的膨胀率对于模型的性能至关重要。为了验证 DenseASPP 模块的效果,本节进行了对比实验,使用不同的膨胀率来评估细胞图像分割性能,具体结果如表 10.2 所示。

表 10.2　密集连接 ASPP 模块结果

膨　胀　率	感　受　野	MIoU
ASPP(6,12,18)	37	81.14
DenseASPP(6,12)	37	80.30
DenseASPP(6,12,18)	73	84.48
DenseASPP(6,12,18,24)	122	85.40
DenseASPP(6,12,18,24,30)	173	84.75

从表格中可以看出,传统的 DeepLab V3＋算法使用标准的 ASPP 模块,膨胀率为 (6,12,18) 时,测试结果的 MIoU 为 81.14%。然而,当使用 DenseASPP 模块并将膨胀率增加到(6,12,18) 时,测试结果的 MIoU 提升到了 84.48%,相较于传统方法提升了 3.34%。当膨胀率进一步增加到 (6,12,18,24) 时,测试结果的 MIoU 达到了 85.40%,获得了更理想的分割效果。

然而,当膨胀率增加到(6,12,18,24,30)时,虽然感受野变得非常大,但测试结果的 MIoU 稍微下降至 84.75%。此外,这种设置占用了较多的 GPU 资源,分割效率明显降低。因此,在本章算法中,选择使用 DenseASPP 模块,并将膨胀率设置为 (6,12,18,24),这样既能够实现良好的分割性能,又能够保持高效的 GPU 资源利用率。

这些实验结果表明,适当选择膨胀率可以显著提高细胞图像分割的性能,而超过一定膨胀率时,性能可能会出现下降,并且资源占用会增加。因此,在设计深度学习模型时,膨胀率的选择需要仔细权衡,以获得最佳的分割效果。

2. 算法不同模块下的分割实验

为验证模型各模块结构的有效性,对比使用不同模块对分割性能的影响,通过对比实验,具体分割结果如图 10.11 和图 10.12 所示。

通过柱状图 10.11 的定量分析,可以清晰地看出,传统的 DeepLabV3＋算法在分割精度方面,PA 为 91.73%,MIoU 为 81.14%。然而,在使用了空洞卷积和密集空洞空间金字塔池化模块后,PA 提高到 94.07%,MIoU 达到 85.40%。这意味着相对于传统算法,使用空洞卷积扩大了网络特征图的感受野,而膨胀率为(6,12,18,24)的密集空洞空间金字塔池化模块相较于标准膨胀率为(6,12,18)的 ASPP 模块,获得了更密集的像素特征,从而提高了分割精度。这个结果表明了本算法在像素级别精确的分割任务中具有较强的数据统计应用价值。

从定性角度来看分割结果,为验证空洞卷积和密集空洞空间金字塔池化模块的有效性,本节进行了与传统的 DeepLab V3＋算法的对比实验,如图 10.12 所示。从视觉分割结果来看,传统的 DeepLab V3＋算法在细胞核分割时存在明显的欠分割现象,部分细胞核图像边界不清晰,甚至出现了过度粘连。然而,使用了空洞卷积和密集空洞空间金字塔池化模块进行分割后,极大地改善了这些问题。分割后的细胞核图像更具独立性,轮廓更清晰,细节更

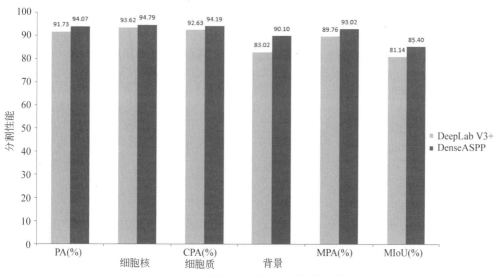

图 10.11　不同分割算法分割性能对比

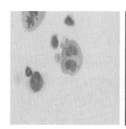

（a）原始输入图像1

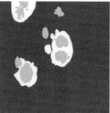

（b）标签图像1

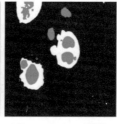

（c）DeepLab V3+算法
分割图像1

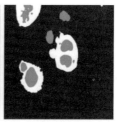

（d）本章算法的
分割结果1

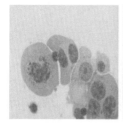

（e）原始输入图像2

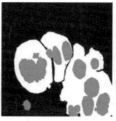

（f）标签图像2

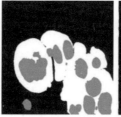

（g）DeepLab V3+算法
分割图像2

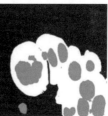

（h）本章算法的
分割结果2

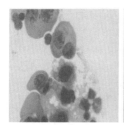

（i）原始输入图像3

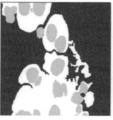

（j）标签图像3

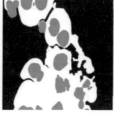

（k）DeepLab V3+算法
分割图像3

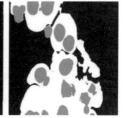

（l）本章算法的
分割结果3

图 10.12　不同分割算法分割效果对比图

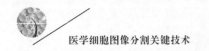

完整。此外,传统的 DeepLab V3＋算法在细胞质分割时存在过分分割现象,而使用了空洞卷积和密集空洞空间金字塔池化模块后,过分分割现象明显改善,算法的鲁棒性更强。

总的来说,本章提出的算法分割结果与人工标注图像标签相似度极高,证明了算法的可行性,同时也进一步验证了空洞卷积和密集空洞空间金字塔池化模块在细胞图像分割任务中的有效性。

3. 与其他分割算法的对比实验

为了验证网络的泛化能力,本节进行了与 FCN 和 U-Net 网络的对比实验,分割结果如表 10.3 和图 10.13 所示。从这些图表中可以清晰地看出,本章算法在处理细胞类图像时,在准确率和精度方面都优于 FCN、U-Net 等算法。此外,本章算法结构更加简单,推理速度更快,具有更强的实用性。

表 10.3　其他分割算法分割性能

分 割 算 法	指　　标		
	PA(%)	MPA(%)	MIoU(%)
FCN-8s	91.06	88.40	84.16
U-Net	93.56	92.07	85.14
Our method	94.07	93.02	85.40

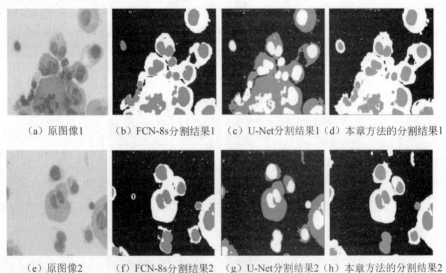

（a）原图像1　（b）FCN-8s分割结果1　（c）U-Net分割结果1（d）本章方法的分割结果1

（e）原图像2　（f）FCN-8s分割结果2　（g）U-Net分割结果2（h）本章方法的分割结果2

图 10.13　其他分割算法分割结果

从表 10.3 中可以看出,本章提出的算法在各项指标上都超越了 FCN-8s 和 U-Net 算法。特别是在 PA 和 MPA 指标方面表现出色,分别达到了 94.07％和 93.02％。此外,MIoU 也达到了 85.40％,说明了本章算法在像素级别的细胞图像分割任务中取得了显著的优势。这些结果强调了本章算法在细胞图像分割方面的卓越性能,同时也证明了其在实际应用中的强大泛化能力。

188

10.5　基于 DeepLab V3＋与 FCRF 相融合的医学细胞图像语义分割算法

尽管基于 DeepLab V3＋的算法在细胞图像分割任务上取得了理想的结果,但在处理图像边缘或者结构复杂的细胞图像时,该算法存在一些局限性。主要问题包括图像边缘的模糊、细节的不完整以及前景与背景之间的分界不明显。这些问题部分源于原始数据的复杂性,尤其是在处理复杂结构的原始数据时,人工手动标注容易受到主观因素的影响。此外,通过多次卷积和池化操作后,DCNN 会导致边缘细节信息的丢失。

因此,本节提出了一种新的语义分割算法,它应用了 DCNN 网络的 softmax 分类标签以及像素之间的相关性,然后利用全连接条件随机场(FCRF)进行 DCNN 后端优化,网络结构如图 10.14 所示。本节算法的分割步骤为将 DeepLab V3＋的语义分类结果转换为 FCRF 能量势函数,以捕捉整幅图像像素之间的相关性,然后通过高效的近似推理算法和空间平滑算法,根据像素之间的差异和位置关系,捕获边界细节信息,从而改善分割效果。这种新方法的引入旨在解决原方法在处理复杂图像时的一些问题,特别是在边缘和细节方面。通过引入 FCRF,可以更好地考虑像素之间的关系,从而提高分割结果的质量。此外,通过高效的近似推理和空间平滑,有望改善边界细节,使分割结果更加精确和清晰。这一改进旨在增强算法的鲁棒性,使其能够更好地应对各种细胞图像的复杂性和多样性,使该算法在细胞图像分析领域发挥更大的作用。

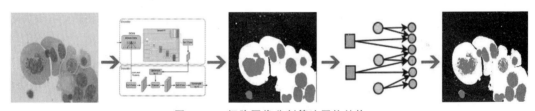

图 10.14　细胞图像分割算法网络结构

10.5.1　条件随机场

条件随机场(conditional random field,CRF)是一种概率分布模型,最早由 Lafferty 等[9]于 2001 年提出,它在机器学习领域被广泛应用于序列标注和预测任务,属于概率图模型的一种。CRF 模型在给定一组输入随机变量的条件下,对另一组随机变量的条件概率分布进行建模[10]。CRF 模型涉及了概率图模型、团与最大团、马尔可夫性、最优化等方面的知识,因此在机器学习领域被认为是一种经典的算法模型[11]。

CRF 模型具有强大的数据推理能力,通过对输入数据进行训练和特征提取,能够获得出色的判别能力。相对于隐马尔可夫模型,CRF 放松了输出独立性假设和马尔可夫性假设,从而能够更好地建模数据之间的依赖关系。与最大熵模型相比,CRF 模型具有更强的表示能力,能够捕捉长距离依赖关系和交叠特征[12]。此外,CRF 模型还考虑了上下文标记之间的转换概率,通过序列化形式优化全局参数,解决了使用最大熵模型难以避免的标记偏差问题。

当 CRF 应用于图像分割任务时,可以将图像分割问题看作是将图像的像素点划分为不同类别的问题,这个过程可以将输入图像的像素点映射到相应图结构的顶点[13]。如图 10.15 表示的是把一个输入图像的所有像素点映射为对应的图结构的每一个顶点的过程,其中,灰色代表分类像素的像素值,白色代表背景,每个分类像素与图中的顶点属性相对应。如果图结构的顶点为 v,输入图像的像素点数量为 N,那么所有顶点集合可以表示为 $V = \{v_1, v_2, \dots, v_N\}$。输入图像中相邻像素的关系构成了图结构的边,输入图像的边的数量为 M,所有边的集合可以表示为 $E = \{e_1, e_2, \dots, e_M\}$。在这个图中,每个边的权值可以表示像素之间的相似性或差异性。因此,整个图可以表示为 $G = (V, E)$。

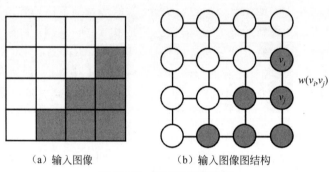

(a) 输入图像　　　　　　(b) 输入图像图结构

图 10.15　图顶点划分结构

CRF 模型在图像分割中的应用可以帮助捕捉像素之间的关系,从而提高分割结果的质量。CRF 模型可以考虑像素之间的依赖关系,有助于更准确地进行像素分类,特别是在处理边缘和复杂结构的情况下。这种方法在图像分割任务中有着广泛的应用,因为它能够显著改善分割效果。

在无向图 $G = (V, E)$ 中,定义随机变量 I,并将 Y 表示为 I 的联合概率分布函数,其中,条件随机场 (I, Y) 是在给定随机变量 I 的条件下构成的无向图模型[14]。具体地说,当对于集合 V 中的每个顶点,都与序列的元素相对应,且给定随机变量 I、条件概率分布 $P(Y|I)$ 满足图 G 的马尔可夫性质时,可表示为

$$P(Y_v | I, Y_i, i \neq v, \{i, v\} \in V) = P(Y_v | I, Y_i, (i, v) \in E) \tag{10-17}$$

其中,$\{i, v\}$ 表示无向图的两个顶点,(i, v) 表示顶点 i 与顶点 v 构成的一条边,当顶点 $i \neq v$ 时,顶点 i 表示与顶点 v 不相关的其他顶点;Y_i 和 Y_v 表示顶点 i 和顶点 v 对应的随机变量。如果公式对于集合 V 中任意顶点都成立,则称条件概率分布 $P(Y|I)$ 为条件随机场。

条件随机场是一种概率图模型,用于建模一组随机变量之间的关系。它的特点是通过考虑随机变量之间的条件概率分布,满足马尔可夫性质,以便更好地捕捉数据之间的依赖关系。条件随机场通常用于序列标注、图像分割等任务中,其中随机变量表示待标注的序列或图像像素,并且它们之间的关系对于任务的准确性至关重要。

10.5.2　全连接条件随机场

应用条件随机场进行目标图像分割时,假设目标图像是一个无向图[15] $G = (V, E)$,

则无向图 G 中的每个顶点都有一个关联的像素点与之相对应,即 $V=\{Y_i|i=1,2,\cdots,N\}$,随机变量 Y_i 表示图在像素点 i 处的分类标签,变量 Y_i 的取值范围 $L=\{I_1,I_2,I_3,\cdots I_c\}$,假定 I_i 为随机变量 Y_i 的预测值,即在像素点 i 处的特征值,则基于条件随机场的图像分割目标就是通过预测值 I_i 推理出随机变量 Y_i 所对应的分类标签 L 的过程。

对于条件随机场 $P(Y|I)$,可以通过 Gibbs 分布对后验概率 $P(Y|I)$ 建模得到[16],对应的 Gibbs 分布函数为

$$P(Y\mid I)=\frac{1}{Z(I)}\exp(-U(Y)) \tag{10-18}$$

其中,$U(Y)=\sum\limits_{a\in A}\phi_a(Y_a\mid I)$ 表示潜在势团 A 的所有能量势之和,α 表示能量势 A 的某一个势团,ϕ_a 为势团 α 的势函数。$Z(I)$ 为归一化函数,可表示为

$$Z(I)=\sum\limits_{Y}\exp\Big(\sum\limits_{a\in A}\phi_a(Y_a\mid I)\Big) \tag{10-19}$$

应用条件随机场进行多类别图像语义分割时,普通 CRF 可以根据图像中的像素类别进行分类,但这种模型只考虑了像素点与周围邻域之间的依赖关系。而并不能表达像素点与整幅图像中所有像素点的依赖关系。而应用全连接条件随机场对图像中的所有像素点建立远程依赖关系后,能够提高模型的学习能力,使分割结果更精确。图 10.16 是条件随机场结构图,表示的是不同结构的 CRF 邻域结构对比图,灰色节点代表当前像素点,白色节点代表当前像素点的邻域像素点,灰色节点与白色节点的连线代表两个像素点的相互依赖关系。图 10.16(a)表示当前像素点与其相邻的像素点构成的 4 邻域 CRF,图 10.16(b)表示当前像素点与其相邻的像素点构成的 8 邻域 CRF,图 10.16(c)表示当前像素点与其相邻的所有像素点都有依赖关系构成了全连接 CRF[17]。

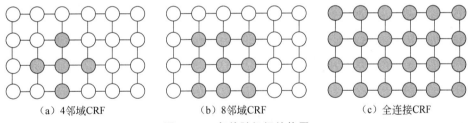

(a) 4邻域CRF   (b) 8邻域CRF   (c) 全连接CRF

图 10.16 条件随机场结构图

在图 10.16 中,对一个稀疏的条件随机场,相邻的像素点之间可以建立连接。对一个全连接条件随机场,则每个像素点都可以与整幅图像中的所有像素点建立连接。所以 FCRF 考虑的是图像中所有像素点间的依赖关系[18],Gibbs 能量函数可以表示为

$$E(Y)=-\ln(P(Y|I))-\ln(Z(I))=\sum\limits_{a\in A}\phi_a(Y_a\mid I) \tag{10-20}$$

其中,可以把图像语义分割任务看作目标函数的优化问题,通过推理计算图像中各像素点归属于哪个标签集合,进而使后验概率 $P(Y|I)$ 最大,则 Gibbs 能量函数值最小。又因为条件随机场模型的建立主要依据不同势团 α 上的势函数 ϕ_a,所以能量势函数的选择决定语义分割的最终结果,全连接条件随机场对应的 Gibbs 能量势函数可表示为

$$E(X)=\sum\limits_{i\in V}\varphi_u(X_i)+\sum\limits_{i\in V}^{j\in N_i}\omega_p(X_i,X_j) \tag{10-21}$$

其中，V 是模型中所有节点的集合，N_i 表示节点 i 的邻域节点的集合，$j \in N_i$ 表示 j 属于邻域节点 i 中的任意点，$\varphi_u(X_i)$ 表示一元能量势函数，$\omega_p(X_i, X_j)$ 表示二元能量势函数。一元能量势函数反应的是单个像素点的概率分布，一般由基于像素特征训练的分类器对像素分类得到，它主要描述图像的纹理、颜色等特征信息。二元能量势函数描述相邻节点之间的上下文信息，鼓励相邻节点划分相同类别的像素标签，也叫平滑项。二元能量势函数描述了像素点与整幅图像中所有像素点的依赖关系，应用二元能量函数依赖关系能较好地提升分割结果。

全连接条件随机场的应用有助于克服图像分割中的一些问题，例如边缘细节不清晰、复杂结构的细节信息丢失等。这种方法能够更全面地考虑像素点之间的依赖关系，提高图像分割的准确性和鲁棒性。

10.5.3　基于全连接条件随机场的细胞图像语义分割算法

在深度卷积神经网络中，通常会进行重复的下采样操作，以便在特定层次提取特征。然而，这种下采样操作可能会导致细胞图像的边缘信息丢失，使得图像的边缘部分变得模糊，这可能会导致模型无法准确定位细胞的轮廓。细胞图像的语义分割旨在恢复清晰的边缘信息，避免进一步的平滑化，以确保边缘分割的准确性，这是因为短程条件随机场在这种情况下可能受到限制。受到 Krähenbühl 等的启发，一种解决方法是将深度神经网络与全连接条件随机场相结合，以提高细胞图像边缘分割的准确性。这种方法利用分类像素之间的相似性和邻域像素的位置关系，来获取像素之间的远程依赖关系，从而改善边缘分割的效果。分类像素的能量势函数可以表示为公式(10-22)。在这个公式中，该能量势函数考虑了像素点归属于不同分类标签的可能性。这个能量势函数的设计和选择对于模型的性能具有重要影响，它可以通过像素之间的相似性和差异性来建模，有助于更准确地区分不同的细胞结构和轮廓。

$$E(x) = \sum_i \varphi_i(x_i) + \sum_{i,j} \omega_{ij}(x_i, x_j) \tag{10-22}$$

其中，$E(x)$ 为细胞图像分类像素的总能量；$\varphi_i(x_i)$ 为一元能量势，表示细胞图像分类像素 i 的预测值与真实值细胞核、细胞质标签之间的依赖关系，用来描述分类像素 i 属于细胞核、细胞质分类标签的概率，由前端分类器根据细胞图像的颜色、形状、纹理等特征预测的类别概率；x_i 为分类像素 i 的分类标签。根据 Gibbs 模型能量最小化目标，当像素 i 被标注为分类标签 x_i 的概率越大时，则需要一元能量势函数 $\varphi_i(x_i)$ 的值越小，所以一元能量势函数用似然概率的负对数计算，公式为(10-23)，其中，$P(x_i)$ 代表深度卷积神经网络 softmax 分类器预测的分类像素属于细胞核、细胞质的概率，计算公式为

$$\varphi_i(x_i) = -\log P(x_i) \tag{10-23}$$

$$P(y = i \mid x; \theta) = \frac{e^{\theta_i^T x}}{\sum_{j=1}^k e^{\theta_i^T x}} \tag{10-24}$$

$\omega_{ij}(x_i, x_j)$ 为二元能量势，表示邻域内分类像素 i、j 的像素类别差异与分类像素空间位置关系，二元能量势函数将分类像素中具有相似特征的像素点划分为同一类。根据 Gibbs 模型能量最小化目标，当 softmax 分类器预测邻域像素点属于不同类别时，若邻域

像素点间像素差异较大,二元能量势函数值较小,则认为标注结果合理;反之,若邻域像素点间像素差异较小,二元能量势函数值较大,则需要修改标注结果。二元能量势函数公式为

$$\omega_{ij}(x_i\,x_j)=\begin{cases}0 & x_i=x_j\\ g(i,j)=\exp(-\parallel I_i-I_j\parallel^2),x_i\neq x_j\end{cases} \tag{10-25}$$

其中,x_i 表示细胞分类像素 i 的分类标签,$g(i,j)$ 表示分类像素 i 和 j 归属于同一分类标签的概率,I_i、I_j 代表细胞图像分类像素的像素值,$\parallel I_i-I_j\parallel^2$ 表示邻域像素点间的像素差异,所以二元能量势转换为

$$\omega_{ij}(x_i,x_j)=\mu(x_i,x_j)\sum_{m=1}^{M}W^m k_G^m(f_i,f_j) \tag{10-26}$$

其中,$\mu(x_i,x_j)$ 为标签兼容性矩阵,表示不同分类像素 i、j 归属于同一分类标签的概率,当 $x_i\neq x_j$ 时,$\mu(x_i,x_j)=1$,否则为 0,这意味着只惩罚不同分类标签的节点。$k_G^m(f_i,f_j)$ 是高斯核函数,用于衡量分类像素间的像素差异,f_i、f_j 为滤波器的特征向量,由细胞分类像素间的像素差异和分类像素的邻域关系决定,所以滤波器的数量 $m=2$。高斯核 k_1 表示细胞分类像素 I_i 和 I_j 中分类像素 i 与分类像素 j 之间的双向核关系,并且强制相同位置的像素具有相同的分类标签,利用双边高斯滤波器将邻域内距离相近且像素值相近的像素点划分为同一类标签;高斯核 k_2 表示细胞分类像素 P_i 和 P_j 中分类像素 i 和分类像素 j 的邻域位置关系,在平滑时只考虑空间位置的接近程度,利用空间平滑高斯滤波器去除分割结果中的孤立点。k_1、k_2 表示为公式(10-27)和公式(10-28),公式(10-26)可进一步表示为公式(10-29)。

$$k_1=\exp\left(-\frac{\parallel p_i-p_j\parallel^2}{2\sigma_\alpha^2}-\frac{\parallel I_i-I_j\parallel^2}{2\sigma_\beta^2}\right) \tag{10-27}$$

$$k_2=\exp\left(-\frac{\parallel p_i-p_j\parallel^2}{2\sigma_\gamma^2}\right) \tag{10-28}$$

$$\omega_{ij}(x_i,x_j)=\mu(x_i,x_j)\left[w^1\exp\left(-\frac{\parallel p_i-p_j\parallel^2}{2\sigma_\alpha^2}-\frac{\parallel I_i-I_j\parallel^2}{2\sigma_\beta^2}\right)\right]+w^2\exp\left(-\frac{\parallel p_i-p_j\parallel^2}{2\sigma_\gamma^2}\right) \tag{10-29}$$

其中,超参 σ_α、σ_β 用于控制邻域大小和分类像素间的像素差异,w^1 代表双边高斯滤波器平衡势权重,w^2 表示空间平滑高斯滤波器平衡势权重。利用该能量势函数进行细胞图像像素分类,当被分类的两个像素点属于同一类别标签时,二元能量势函数取值为 0;当被分类的两个像素点属于不同类别标签时,若分类像素点间像素差异越小且高斯核函数越小,则二元能量势函数值越趋近于 0,若分类像素点间像素差异越大且高斯核函数越大,则二元能量势函数值越大,需要重新标注分类像素的类别标签。

10.6　DeepLab V3＋与 FCRF 融合网络的实验分析

实验数据集与实验环境设置详见 10.5 节。

10.6.1　不同算法模块下的对比实验

为验证模型结构的有效性,通过对比实验比较使用不同模块对分割性能的影响,具体

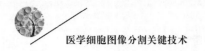
分割结果见图 10.17 和图 10.18。

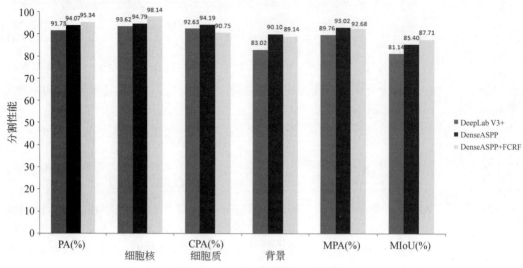

图 10.17　不同分割算法分割性能

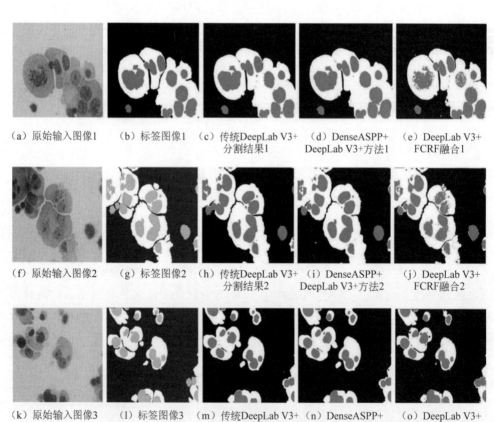

（a）原始输入图像1　（b）标签图像1　（c）传统DeepLab V3+　（d）DenseASPP+　（e）DeepLab V3+
　　　　　　　　　　　　　　　　　　　分割结果1　　　　DeepLab V3+方法1　　FCRF融合1

（f）原始输入图像2　（g）标签图像2　（h）传统DeepLab V3+　（i）DenseASPP+　（j）DeepLab V3+
　　　　　　　　　　　　　　　　　　　分割结果2　　　　DeepLab V3+方法2　　FCRF融合2

（k）原始输入图像3　（l）标签图像3　（m）传统DeepLab V3+　（n）DenseASPP+　（o）DeepLab V3+
　　　　　　　　　　　　　　　　　　　分割结果3　　　　DeepLab V3+方法3　　FCRF融合3

图 10.18　不同分割算法分割效果

1. 定量分析分割结果

通过柱状图 10.17 可见,相较于 ASPP 池化算法,使用了空洞卷积和密集空洞空间金字塔池化模块后,分割的像素准确率(PA)提高了 2.34%,平均交并比(MIoU)提高了 4.26%。这一改善是由于空洞卷积的使用扩大了特征图的感受野,而密集连接获得了更密集的像素特征。随后,FCRF 进一步优化了细节,将 PA 提高了 1.27%、MIoU 提高了 2.31%,从而达到更理想的分割精度。这意味着细胞图像的像素级别精确分割得到了实现,具备了强大的数据统计应用价值。另外,通过测试分割图像的时间效率,平均 1s 内即可完成一张细胞图像的准确分割。

2. 定性分析分割结果

在视觉分割结果图 10.18 中,可以清晰地看到传统的 DeepLab V3＋算法在细胞图像分割中存在着明显的问题,例如过分割、欠分割、分割图像边界不清晰以及过度粘连等。与传统的 DeepLab V3＋算法相比,使用了空洞卷积和密集空洞空间金字塔池化模块的分割结果显著地改善了这些问题,分割后的图像轮廓更加清晰、准确。而经过 FCRF 算法的优化后,分割后的图像呈现出自然的纹理,边界清晰,细节完整,达到了更理想的分割效果。这进一步证明了该方法的实用性和可推广性。

这些结果表明,采用了一系列改进的技术,包括空洞卷积、密集空洞空间金字塔池化模块和 FCRF 算法,可以显著提高细胞图像的分割精度,同时保持了良好的时间效率,使其具备了在医学图像处理等领域的广泛应用前景。

10.6.2　泛化能力对比实验

为了评估算法的泛化能力,本章进行了对比实验,结果总结如表 10.4 和图 10.19 所示。通过图表结果,可以明显看出,在处理细胞类图像分割时,与其他分割算法(如 FCN 和 U-Net)相比,本章算法在准确率(PA)、类别平均像素准确率(MPA)和平均交并比(MIoU)等方面具有显著的优势。此外,分割后的图像呈现出自然的纹理,前景与背景之间的分界更加明显,而且算法表现出更强的鲁棒性。

表 10.4　其他分割算法分割性能

分割算法	指　标		
	PA(%)	MPA(%)	MIoU(%)
FCN-8s	91.06	88.40	84.16
U-Net	93.56	92.07	5.14
Ours 算法	95.34	92.68	87.71

这些结果表明,本章提出的算法在处理细胞图像分割任务时具备卓越的性能,不仅能够提高分割的精度,还能够保持分割后图像的自然性,同时表现出更强的稳健性。这对于分割算法在医学图像处理等领域中的实际应用具有重要的意义。

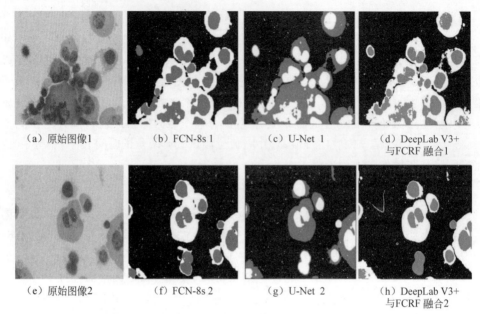

（a）原始图像1   （b）FCN-8s 1   （c）U-Net 1   （d）DeepLab V3+
                                                        与FCRF 融合1

（e）原始图像2   （f）FCN-8s 2   （g）U-Net 2   （h）DeepLab V3+
                                                        与FCRF 融合2

图 10.19   其他分割算法分割结果

10.7   本章小结

本章致力于解决医学细胞显微图像分割中存在的挑战,特别是处理结构复杂、边缘细节模糊以及前景与背景分界不明显等问题。为此,采用了两种不同的算法,以显著提高语义分割效果。同时,通过对比实验,证明了本章提出的优化算法在分割性能方面明显优于其他常见的分割算法,表现出了广泛的应用潜力。

在医学细胞显微图像分割领域,精确的分割对于诊断和疾病研究至关重要。然而,由于细胞图像的复杂性,包括结构多样性和噪声干扰,传统的分割方法往往难以满足准确性和效率的需求。本章的研究旨在克服以下挑战和问题。

（1）边缘细节模糊问题。传统的分割算法在处理细胞图像时通常会使边缘信息模糊,导致分割结果不够精确,难以捕捉到细胞的准确轮廓。

（2）前景与背景分界不明显。细胞显微图像中前景(细胞)与背景之间的分界通常不够清晰,这使得传统算法难以准确区分前景和背景像素。

（3）复杂结构标注的主观性。手动标注复杂细胞结构的图像可能受到主观因素的影响,因此需要一种自动化方法来减少标注的主观性。

为了应对这些挑战,本章提出了两种不同但互补的算法,以改善细胞显微图像的语义分割效果。这两种算法的主要亮点如下所示。

（1）引入了 DenseASPP 模块,这一模块可以有效地处理不同膨胀率的空洞卷积,从而提高感受野的精度。该模块的应用使得分割结果更加密集,能够准确捕获边缘和纹理信息,从而有效克服了边缘细节模糊的问题。

（2）引入了 FCRF,这是一种强大的后端优化方法,可以通过考虑像素之间的相关性来进一步改善分割结果。FCRF 能够利用像素之间的相似性和位置关系,获取远程依赖性,使分割更加准确,前景与背景分界更加清晰。此外,FCRF 还减少了手动标注的主观性。

(3) 在不同膨胀率下进行了实验,通过定量和定性分析验证了优化算法的性能。结果显示,该算法在多个性能指标上明显优于传统算法。特别是在像素准确率(PA)和平均交并比(MIoU)方面,算法性能得到了显著提升,分割结果更加精确。

(4) 为了验证算法的泛化能力,与其他流行的分割算法进行了对比实验,包括 FCN和 U-Net,结果表明,本章提出的算法在处理细胞类图像分割时,在准确率和分割精度上均有明显优势,同时分割结果更加自然,前景与背景分界更加明显,鲁棒性更强。

综合而言,本章提出的两种算法为医学细胞显微图像分割领域带来了显著的改进。通过克服图像边缘模糊、前景与背景分界不明显等问题,这些算法不仅提高了分割的精确度,还实现了像素级别的精确分割。此外,本章的优化算法具有广泛的应用潜力,可以在医学图像处理和其他领域中发挥重要作用。

未来的工作可以进一步改进算法,以提高性能和效率。还可以考虑在更广泛的数据集上进行验证,以确保算法的泛化性。此外,与实际医学应用的结合将进一步推动这些算法在临床实践中的应用。总之,本章的研究为医学图像分割领域带来了新的思路和方法,具有重要的科研和应用价值。

参考文献

[1] Chen L C, Zhu Y, Papandreou G, et al. Encoder-Decoder with Atrous Separable Convolution for Semantic Image Segmentation[C]//European conference on Computer Vision Springer, Cham, 2018.

[2] Yu F, Koltun V. Multi-Scale Context Aggregation by Dilated Convolutions[J]. 2015.

[3] Chen L C, Papandreou G, Schroff F, et al. Rethinking Atrous Convolution for Semantic Image Segmentation[J]. 2017.

[4] Peng C, Zhang X, Yu G, et al. Large Kernel Matters—Improve Semantic Segmentation by Global Convolutional Network. 2017.

[5] Achanta R, Shaji A, Smith K, et al. SLIC Superpixels Compared to State-of-the-Art SuperpixelMethods [J]. IEEE Transactions on Pattern Analysis & Machine Intelligence, 2012, 34(11): 2274-2282.

[6] Yang M, Yu K, Zhang C, et al. DenseASPP for Semantic Segmentation in Street Scenes[C]// CVPR. 2018.

[7] BENGIO Y I, GOODFELLOW J, COURVILLE A. DeepLearning[M]. Cambridge: The MIT Press, 2016.

[8] 尹军梅. 基于 Fisher 判别技术的不平衡数据分类算法研究[D]. 南京:南京师范大学, 2009.

[9] Lafferty J, Mccallum A, Pereira F. Conditional Random Fields: Probabilistic Models for Segmenting and Labeling Sequence Data [C]// Proc. 18th International Conf. on Machine Learning. 2001.

[10] 江林刚. 基于生物医学文献数据的命名实体识别并行算法研究[D]. 长沙:湖南大学, 2015.

[11] 甘清海. 基于多级联卷积神经网络和条件随机场的脑肿瘤分割研究[D]. 2019.

[12] 张慧, 蒋晔. CRF 模型的自动标点预测方法研究[J]. 网络新媒体技术, 2018, 7(3): 45-50.

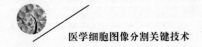

[13] 姜枫，顾庆，郝慧珍，等. 基于内容的图像分割方法综述[J]. 软件学报，2017，28(1)：160-183.

[14] 迟呈英，于长远，战学刚. 基于条件随机场的中文分词方法[J]. 情报杂志，2008，27(5)：79-81.

[15] 刘芳，代钦，石祥滨，等. 基于超像素的快速 MRF 红外行人图像分割算法[J]. 计算机仿真，2012，29(10)：26-29.

[16] 张微. 基于概率图模型的图像分类研究[D]. 西安：陕西师范大学，2013.

[17] 刘一鸣，张鹏程，刘祎，等. 基于全卷积网络和条件随机场的宫颈癌细胞学图像的细胞核分割[J]. 计算机应用，2018，38(11)：3348-3354.

[18] 张微. 融合边缘和形状先验的 MRF 目标分割[J]. 重庆理工大学学报（自然科学），2014，28(10)：79-85.

第 *11* 章

基于属性增强的空洞残差聚合网络的
血液细胞图像多类别分割算法

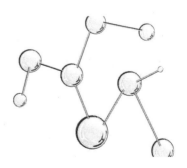

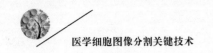

在复杂情况下,医学细胞研究需要对血液细胞中的多种细胞的形态进行监测,因此在本章要实现对血液细胞图像的多类别分割,即同时对白细胞、白细胞核以及红细胞进行分割。与白细胞的单类别分割不同的是,多类别分割中存在大量细胞粘连的情况,同时红细胞中间较薄,易存在与背景相似的情况,因此要实现对它们的精准分割是一项具有挑战的任务。

11.1　空洞残差聚合网络系统模型

11.1.1　网络模型介绍

U-Net 的结构由编码器、解码器结构和跳跃连接组成。其中,编码器通过卷积池化进行下采样特征提取,每层下采样模块先通过一个最大池化 Maxpool(2×2),然后再经过两个卷积核(大小为 3×3),在下采样的过程中通道数翻倍,结构中共有四层下采样模块。解码器通过上采样恢复特征图大小,每层上采样模块是先通过一个卷积核(大小为 2×2,步长为 2),再经过两个卷积核(大小为 3×3),完成上采样操作,上采样过程中图像的通道数减半。跳跃连接用来融合编码器和解码器的对应特征。

本章在 U-Net 网络的下采样部分用空洞残差网络进行替换,使得模型训练过程更加稳定,同时也能够更加高效地利用深层次信息,对输入特征进行更加有力的表达。通过引入空洞卷积,网络能够在不增加计算量的情况下获得更大的感受野,更有效地利用网络资源,有助于捕获更广泛的上下文信息,特别适用于处理大尺度的输入图像。同时空洞卷积能够扩大卷积核的视野范围,有助于提取更丰富的多尺度特征,从而改善网络在血液细胞图像上的分割性能。通过残差连接和空洞卷积结合,空洞残差网络能够有效地解决深层网络中的信息丢失问题,提高模型的特征表达能力。通过引入空洞残差网络能够实现大尺度图像处理,提取丰富的特征并避免信息丢失的问题[1]。

同时,在下采样最后添加可变形空洞空间金字塔池化模块,可变形空洞空间金字塔池化模块将可变形卷积与空洞空间金字塔池化模块进行结合,得到混合了可变形卷积和空洞卷积的池化模块,可以通过对不同尺度特征进行融合来获得语义更为丰富的新特征,更好地针对不规则特征进行特征提取,适用于血液细胞图像中形态各异的血液细胞。通过以上优化改善提升了模型的分割精度,在血液细胞图像的多类别分割上有更好的效果。改进后的模型结构如图 11.1 所示。

11.1.2　空洞残差网络

在原始模型中 U-Net 的下采样部分是传统的卷积层以及池化层进行信息传递,在信息传递的过程中存在或多或少的信息丢失以及损耗等问题。而残差网络在某种程度上解决了这个问题,在空洞残差网络[2]中,采用了残差连接的设计,即引入了跳跃连接,使得网络可以更轻松地学习残差信息,有助于缓解梯度消失和梯度爆炸问题,同时提高了网络的训练效率。在残差网络模块中,存在多个支路将输入直接连接到后续层。这些支路允许后续层直接学习残差,通过直接将输入信息绕道传递到输出,保持了信息的完整性。整体

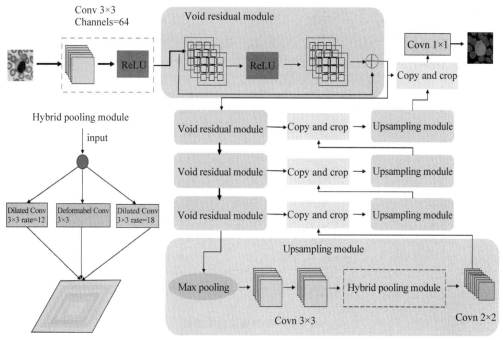

图 11.1　改进后的模型结构图

网络只需学习输入和输出之间的差异部分,简化了学习任务的难度,解决了梯度问题,从而提升了模型的准确性。残差网络模块结构如图 11.2 所示。

该过程如公式(11-1)所示,

$$H(x)=F(x)+X \qquad (11-1)$$

其中,$H(x)$ 为输出结果,$F(x)$ 为残差部分,X 为直接映射部分。

其次,空洞残差网络引入了空洞卷积[3],这种卷积操作在传统的卷积操作基础上增加了一个称为"空洞"的参数。通过调节空洞率,可以扩大卷积操作的感受野,从而提高网络对输入图像的全局信息感知能力。这种特性使得网络在不增加计算量的情况下能够捕获更广泛的上下文信息,尤其适用于处理大尺寸的输入图像和多尺度特征提取。空洞残差网络的结合残差连接和空洞卷积的

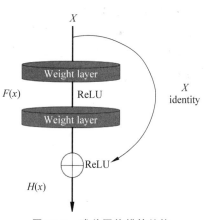

图 11.2　残差网络模块结构

设计,使得网络能够更好地处理图像分割任务中的大尺度输入图像,提取丰富的多尺度特征,同时避免了深层网络中的信息丢失问题。本章引入的空洞残差网络模块结构如图 11.3 所示。

空洞残差网络模块的操作即将输入 X 分别经过直接映射部分和残差部分,残差部分由 BatchNorm[4]、激活函数 ReLU、空洞卷积组成。其中,BatchNorm 的作用的类似于将不同层之间的输入值进行了标准化处理。通过调整每层的输入分布,使它们具有统一的

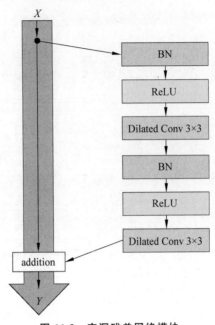

图 11.3　空洞残差网络模块

均值和方差。这样做的好处是增加了梯度的大小,避免了梯度消失的问题,并且加速了模型的收敛速度。这种方法可以提高训练的效果,使得神经网络更容易地学习到有效的特征表示。

　　如图 11.4 所示为正态分布曲线,BatchNorm 层可将输入的神经元满足均值为 -2、方差为 0.5 的正态分布图像调整为均值为 0,方差为 1 的正态分布图像,调整后的正态分布更适合后续的激活函数,使其对应的导数远离导数饱和区,这样达到加速训练收敛过程的目的。

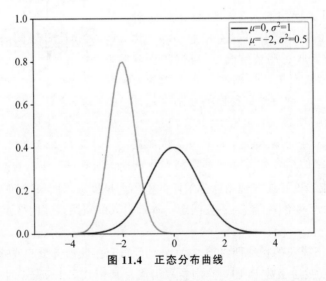

图 11.4　正态分布曲线

　　血液细胞图像通常包含各种尺度和形状的细胞,添加空洞残差模块可以帮助网络更好地提取多尺度的特征信息,有助于准确分割不同尺寸的细胞。同时血液细胞图像通常具有较大的尺寸,空洞残差模块可以通过扩大感受野的方式有效处理大尺度图像,捕获更多的全局信息,有助于准确分割整个图像。由于细胞形态各异,细胞边缘的识别对于分割十分重要。空洞残差模块能够提升网络的特征表达能力,有利于增强对细胞边缘特征的提取,从而提高分割的准确性。采用空洞残差模块能够在不增加网络参数数量的情况下提升网络性能,这有利于在资源有限的情况下进行血液细胞图像分割任务。

11.1.3　混合空洞可变形空间金字塔池化

在语义分割任务中,需要将图像中的每个像素分类,而不同物体和结构在图像中可能有不同的尺度。传统的卷积神经网络在提取语义信息时,只能通过固定尺度的卷积核进行操作,因此无法很好地捕捉到不同尺度下的上下文信息。空洞空间金字塔池化(atrous spatial pyramid pooling)[5]的结构如图 11.5 所示,通过在网络中引入多个并行的分支,每个分支使用不同尺度的空洞卷积和池化操作,来捕获不同级别的上下文信息。通过使用不同的空洞率(或称为膨胀率)进行空洞卷积,可以扩大感受野,从而获得更广阔的上下文信息。同时,池化操作可以在不同尺度上进行信息的聚合,增加网络对不同尺度物体和结构的感知能力。

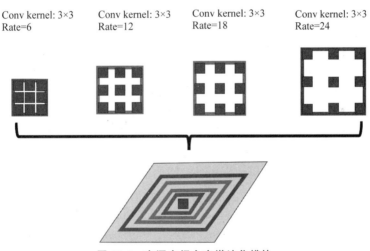

图 11.5　空洞空间金字塔池化模块

本章在此模块上进行改进,构造可变形卷积与空洞卷积结合的形式,构造混合空洞可变形空间金字塔池化模块。可变形卷积可以根据输入特征图中目标的形变情况,自适应地调整卷积核的采样位置,从而更好地适应目标的形变,提高对形变目标的识别和分割能力。同时可变形卷积可以通过学习额外的偏移量,扩大卷积核的感受野范围,有助于更好地捕获目标的空间信息,特别适用于处理大尺度、多尺度目标的图像任务。与传统的卷积操作相比,可变形卷积可以根据目标的位置变化进行精细的调整,提高目标位置的精度,有利于提高图像分割任务的性能。在处理复杂场景或者遮挡情况下,可变形卷积能够更好地适应目标的位置和形状变化,提高网络对复杂场景的适应能力。混合可变形卷积后的混合空洞可变形空间金字塔池化模块可以更好地针对不同特征进行提取。改进后的空

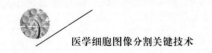

洞可变形空间金字塔池化模块的结构如图 11.6 所示。

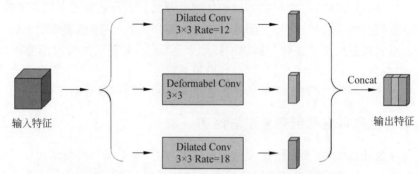

图 11.6　空洞可变形空间金字塔池化模块的结构

通过空洞可变形空间金字塔池化模块的结构可以看到,并行的不同膨胀率的卷积提取多尺度的感受野,膨胀率小的卷积在小尺度的物体上有更好的特征提取效果,膨胀率较大的卷积在大尺度的物体上有更好的特征提取效果。同时可变形卷积可以更好地针对不规则特征进行特征提取。空洞可变形空间金字塔池化结构可以很好地解决多尺度特征提取问题。因此,添加此模块到血液细胞的多类别分割过程中,会在一定程度上提升模型的分割效果。

11.2　数据集的属性增强

本章使用的血液影像数据来源于公开血液细胞数据集,为 200 张分辨率为 300×300 像素的图像。通过 LabelMe 软件进行手动标注。通过对数据集旋转、放大、随机裁剪等增广处理,将数据集扩充至 1000 张血液细胞图像,来增大数据样本量。将整个数据集的 70% 作为训练集,20% 作为测试集,10% 作为验证集。如图 11.7 所示,图中(a)、(d)、(g)为数据集原图,(b)、(e)、(h)为通过 LabelMe 手动标注的标签图,(c)、(f)、(i)为通过旋转翻转等操作得到的增广图。

针对血液细胞图像存在细胞之间的粘连问题,考虑对数据集进行图像预处理,从数据本身进行增强,最终达到更好的分割效果。

11.2.1　Sobel 算子处理

由于细胞图像边缘出现重合堆叠的情况,可以预先使用 Sobel 算子[6]图像进行边缘检测处理。经过边缘检测处理的图像可以显著减少数据量,去除了不相关的信息,而保留了图像中重要的结构属性。这样做的目的是提高后续细胞分割任务的准确性。边缘检测可以将图像中的边界、轮廓等关键特征提取出来,从而使得细胞分割算法更加专注于处理与细胞结构相关的信息。通过这样的预处理步骤,可以降低数据维度,减少噪声干扰,提高细胞分割结果的准确性。

Sobel 算子是离散型差分算子,由两个 3×3 的卷积核构成,分别用于计算中心像素邻域的灰度加权差。分为垂直方向和水平方向的索伯滤波器 G_x 和 G_y,Sobel 卷积因子

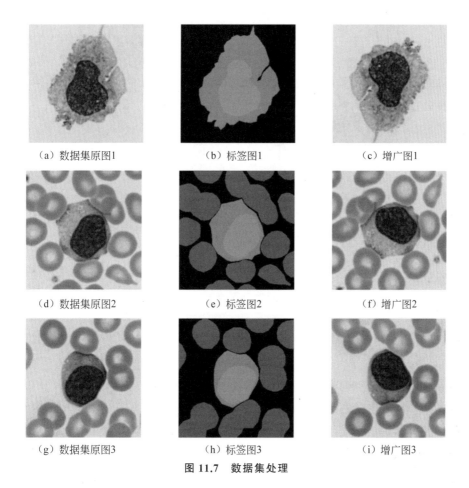

（a）数据集原图1　　　　　　（b）标签图1　　　　　　（c）增广图1

（d）数据集原图2　　　　　　（e）标签图2　　　　　　（f）增广图2

（g）数据集原图3　　　　　　（h）标签图3　　　　　　（i）增广图3

图 11.7　数据集处理

如图 11.8 所示。

它通过应用两个 3×3 的矩阵,一个用于横向边缘检测,另一个用于纵向边缘检测。通过与原始图像进行平面卷积操作,可以计算出横向和纵向的亮度变化的近似值。横向边缘检测可以捕捉到图像中水平方向上的边界线,而纵向边缘检测可以捕捉到图像中垂直方向上的边界线。通过将这两个方向的边缘检测结果相结合,可以

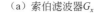

（a）索伯滤波器G_x　　　　（b）索伯滤波器G_y

图 11.8　Sobel 卷积因子

获得更全面和准确的边缘信息。这里把 A 当作原始图像,那么横向及纵向边缘检测的图像灰度值 G_x 和 G_y 的求解公式如下所示

$$G_x = \begin{bmatrix} -1 & 0 & +1 \\ -2 & 0 & +2 \\ -1 & 0 & +1 \end{bmatrix} \cdot A \qquad (11\text{-}2)$$

$$G_y = \begin{bmatrix} +1 & +2 & +1 \\ 0 & 0 & 0 \\ -1 & -2 & -1 \end{bmatrix} \cdot A \tag{11-3}$$

套用以上公式可求点(x,y)处的灰度值$f(x,y)$,如公式(11-4)、公式(11-5)所示。

$$
\begin{aligned}
G_x =& (-1) \cdot f(x-1,y-1) + 0 \cdot f(x,y-1) + 1 \cdot f(x+1,y+1) + \\
& (-2) \cdot f(x-1,y) + 0 \cdot f(x,y) + 2 \cdot f(x+1,y) + \\
& (-1) \cdot f(x-1,y+1) + 0 \cdot f(x,y+1) + 1 \cdot f(x+1,y+1) \\
=& [f(x+1,y-1) + 2 \cdot f(x+1,y) + f(x+1,y+1)] - \\
& [f(x-1,y-1) + 2 \cdot f(x-1,y) + f(x-1,y+1)]
\end{aligned} \tag{11-4}
$$

$$
\begin{aligned}
G_y =& 1 \cdot f(x-1,y-1) + 2 \cdot f(x,y-1) + 1 \cdot f(x+1,y+1) + \\
& 0 \cdot f(x-1,y) + 0 \cdot f(x,y) + 0 \cdot f(x+1,y) + \\
& (-1) \cdot f(x-1,y+1) + (-2) \cdot f(x,y+1) + \\
& (-1) \cdot f(x+1,y+1) \\
=& [f(x-1,y-1) + 2 \cdot f(x,y-1) + f(x+1,y-1)] - \\
& [f(x-1,y+1) + 2 \cdot f(x,y+1) + f(x+1,y+1)]
\end{aligned} \tag{11-5}
$$

在图像上的每一点,都可以结合以上两个结果求出近似梯度。

$$G = \sqrt{G_x^2 + G_y^2} \tag{11-6}$$

Sobel 算子通过计算像素点周围邻近点的灰度加权差来检测边缘。当像素点处于边缘位置时,这种加权差会达到极值。与此同时,Sobel 算子还具有平滑噪声的效果,并且能够提供相对准确的边缘方向信息。通过 Sobel 算子处理后的图像可以更清晰地展示图像中的边缘轮廓,帮助人们更好地理解图像的结构和特征。经过 Sobel 算子处理后的图像如图 11.9 所示,其中图 11.9(a)为原图,图 11.9(b)为 Sobel 算子处理后的图。

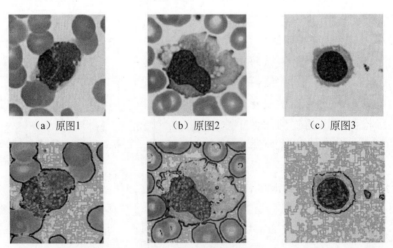

（a）原图1　　　　（b）原图2　　　　（c）原图3

（d）Sobel算子处理后的图1　　（e）Sobel算子处理后的图2　　（f）Sobel算子处理后的图3

图 11.9　Sobel 算子处理后数据集

11.2.2　Laplace 算子锐化

Laplace 算子[7]图像锐化的目的是使模糊图像变清晰。图像锐化的用途多种多样,微分运算是求信号的变化率,加强高频分量,使图像轮廓清晰。经过锐化操作后可以使血液细胞图像的边缘更加清晰,便于分割。

对于一维函数,其一阶微分的定义为

$$\frac{\partial f}{\partial x} = f(x+1) - f(x) \tag{11-7}$$

因此,其二阶微分为

$$\frac{\partial^2 f}{\partial x^2} = f(x+1) + f(x-1) - 2f(x) \tag{11-8}$$

由上式可知,一阶微分计算需要用到前面的一个值,而二阶微分计算不仅需要用到前面的一个值,还需要用到后面的一个值才能算出。所以在分析二阶微分的问题时,通常只考虑从第二个点到倒数第二个点的微分计算,以避免前一个点和下一个点不存在的情况。

对于二维图像函数 $f(x-1)$,其拉普拉斯算子定义为

$$\nabla^2 f = \frac{\partial^2 f}{\partial x^2} + \frac{\partial^2 f}{\partial y^2} \tag{11-9}$$

在 x 和 y 方向上有:

$$\frac{\partial^2 f}{\partial x^2} = f(x+1, y) + f(x-1, y) - 2f(x, y) \tag{11-10}$$

$$\frac{\partial^2 f}{\partial y^2} = f(x, y+1) + f(x, y-1) - 2f(x, y) \tag{11-11}$$

故:

$$\nabla^2 f = f(x+1, y) + f(x-1, y) + f(x, y+1) + f(x, y-1) - 4f(x, y) \tag{11-12}$$

由上式可以得到矩阵模板:

$$\begin{bmatrix} 0 & -1 & 0 \\ -1 & 4 & -1 \\ 0 & -1 & 0 \end{bmatrix} \tag{11-13}$$

这个四邻域就是上面的二阶微分法,模板中的四个角均为 0,没有纳入拉普拉斯算子的线性计算中,因为这样构造出的模板只是在 x、y 坐标轴方向上求了二阶微分,那么可以考虑向定义中拉普拉斯算子里加入 45°、135°的对角线方向的二阶微分。即可得到八邻域矩阵模板:

$$\begin{bmatrix} -1 & -1 & -1 \\ -1 & 8 & -1 \\ -1 & -1 & -1 \end{bmatrix} \tag{11-14}$$

八邻域的表示法为

$$\nabla^2 f = f(x-1, y+1) + f(x+1, y+1) + f(x+1, y-1) + f(x-1, y-1) +$$

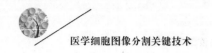

$$f(x+1,y)+f(x-1,y)+f(x,y+1)+f(x,y-1)-4f(x,y)$$

$$(11\text{-}15)$$

从上面的两种模板中就可以看出,如果一个黑色平面中有一个白点,那么模板矩阵可以使这个白点更亮。由于拉普拉斯算子是一种二阶微分算子,它具有显著突变像素值的特点,因此可以用于提取图像中的边缘信息。当应用拉普拉斯算子时,图像中的高频部分(即边缘)将被突出显示,而低频部分则会被抑制。然而,由于拉普拉斯算子对图像的缓变区域不敏感,这可能导致一些颜色渐变较为平缓的区域被错误地视为背景或被抑制。为了保留原始图像的细节并增强边缘信息,可以将原始图像与拉普拉斯变换后的图像进行简单叠加,从而产生一个既保留细节又突出边缘的增强图像。将算得的值替换原(x,y)处的像素值,可以得到类似边界的地方,然后根据下式得到锐化图像。

$$g(x)=\begin{cases} f(x,y)-\nabla^2 f(x,y), & \nabla^2 f(x,y)<0 \\ f(x,y)+\nabla^2 f(x,y), & \nabla^2 f(x,y)\geqslant 0 \end{cases}$$

$$(11\text{-}15)$$

经过 Laplace 算子锐化与原图像堆叠处理后的得到的图像如图 11.10 所示,其中图 11.10(a)为原图,图 11.10(b)为 Laplace 算子锐化后与原图像堆叠处理后的图像。可以看到图像中的边缘部分以及重要特征部分得到了一定程度的增强。

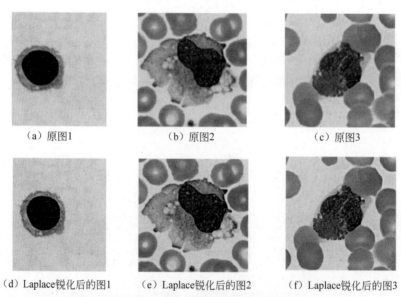

(a) 原图1　　　　　　(b) 原图2　　　　　　(c) 原图3

(d) Laplace锐化后的图1　　(e) Laplace锐化后的图2　　(f) Laplace锐化后的图3

图 11.10　Laplace 算子处理后数据集

11.3　医学血液细胞图像多分类分割实验结果及分析

11.3.1　实验环境及评价指标

本章实验环境:Ubuntu16.04 LTS 64 位操作系统,CPU Intel Core™ i9-11900k,GPU NVIDIA GeForce GTX 1080 Ti 11G * 4,基于深度学习 Caffe 框架搭载基于属性增强的空洞残差集合网络模型,后端使用 tensorflow;CUDA 8.0 GPU 运算平台及 CUDNN7.5

深度学习 GPU 加速库,采用 Python 语言编程实现,完成医学血液细胞图像多分类分割的训练和测试。

　　血液细胞图像多分类分割的客观评价指标有像素准确率(pixel accuracy,PA)、类别平均像素准确率(mean pixel accuracy,MPA)及平均交并比(mean intersection over union,MIoU),具体见 6.5.2 节。

11.3.2　网络部分消融实验

　　通过将空洞残差网络模块和混合可变形空洞空间池化金字塔模块与原始模型 U-Net 网络进行融合来获得对血液细胞图像有更好分割效果的网络。在下采样部分用空洞残差网络进行替换,来使得模型训练过程更加稳定,同时也能够更加高效地利用深层次信息,对输入特征进行更加有力的表达。同时在下采样最后添加混合可变形空洞空间金字塔模块,通过得到不同尺度特征进行融合来获得语义更为丰富的新特征。通过以上优化改善提升了模型的分割精度,在血液细胞图像的分割上有了更好的效果。分割后评价指标如表 11.1 所示,在测试集上的分割效果图如图 11.11 所示。其中图 11.11(a)为血液细胞图像原图,图 11.11(b)为人工标注的血液细胞分割标签,图 11.11(c)为 U-Net 网络原始模型的分割结果,图 11.11(d)为融合了空洞残差网络后的分割结果,图 11.11(e)添加了混合可变形空洞空间金字塔池化模块后的分割结果,图 11.11(f)为同时融合空洞残差网络和混合可变形空洞空间金字塔池化模块后的分割结果。通过评价指标以及分割效果图可以看到,同时融合空洞残差网络和混合可变形空洞空间金字塔池化模块后的网络在血液细胞图像的多类别分割中有更好的分割效果。

表 11.1　网络部分消融实验结果

基础网络	空洞残差	混合可变形空洞空间金字塔池化	PA(%)	MPA(%)	MIoU(%)
U-Net			90.38	93.04	83.69
	√		93.72	95.00	88.42
		√	92.89	93.92	86.72
	√	√	95.47	911.72	90.45

11.3.3　数据集属性增强消融实验

　　在原 U-Net 网络模型以及本章改进后获得的模型上分别验证 Sobel 算子以及 Laplace 算子锐化对血液细胞分割效果的影响,分割后的评价指标如表 11.2 所示,在测试集上的分割效果如图 11.12 和图 11.13 所示。在图 11.12 中,图 11.12(a)为血液细胞图像原图,图 11.12(b)为经过 Sobel 算子处理后的图像,图 11.12(c)为经过 Laplace 算子锐化处理后的图像,图 11.12(d)为人工标注的分割标签,图 11.12(e)为原始 U-Net 模型运行原始数据集的结果图,图 11.12(f)为原始 U-Net 模型运行 Sobel 算子处理后图像的结果图,图 11.12(g)为原始 U-Net 模型运行经过 Laplace 算子锐化处理后的图像的结果图,

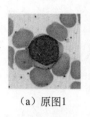

（a）原图1　　（b）标签1　　（c）U-Net标签　（d）融合空洞残差　（e）混合可变形　　（f）本章方法
空洞空间金字塔
池化模块

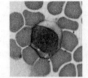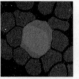

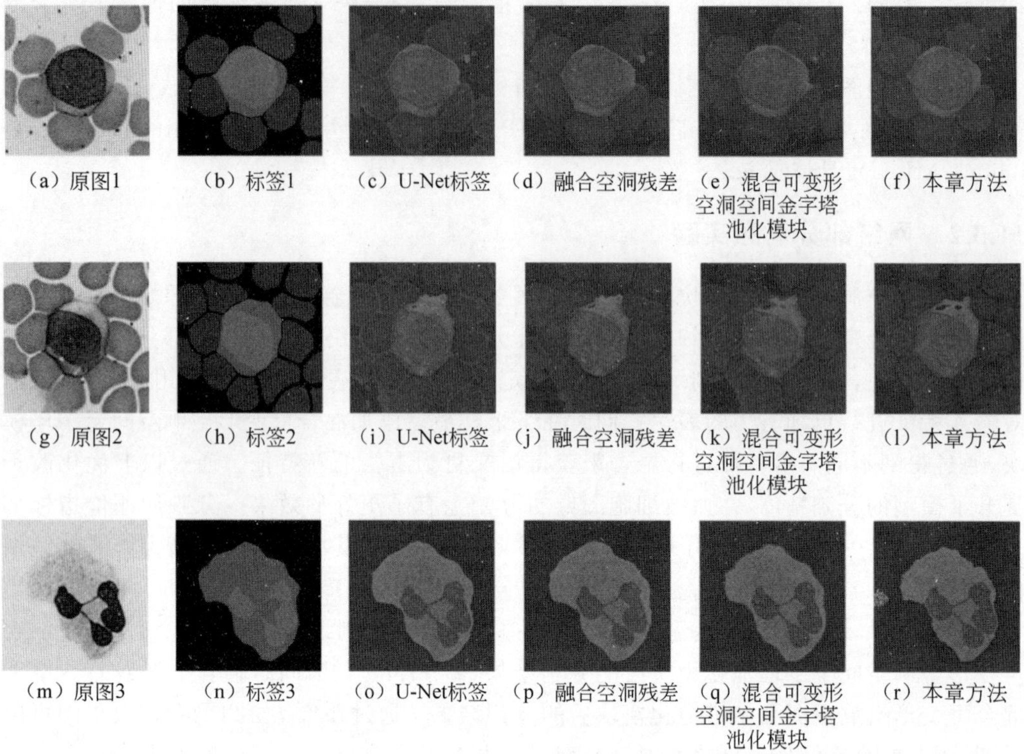

（g）原图2　　（h）标签2　　（i）U-Net标签　（j）融合空洞残差　（k）混合可变形　　（l）本章方法
空洞空间金字塔
池化模块

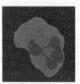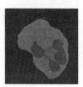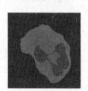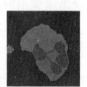

（m）原图3　　（n）标签3　　（o）U-Net标签　（p）融合空洞残差　（q）混合可变形　　（r）本章方法
空洞空间金字塔
池化模块

图 11.11　网络部分消融实验结果图

图 11.12(h)为本章优化后网络运行原始数据集的结果图,图 11.12(i)为本章优化后网络运行 Sobel 算子处理后图像的结果图,图 11.12(j)为本章优化后网络运行经过 Laplace 算子锐化处理后的图像的结果图。图 11.12 和图 11.13 可以看到通过添加属性增强的方式,可以配合网络使血液细胞的多类别分割有更好的分割效果,起到了正向的作用。本章通过属性增强的方式配合改进后的网络模型较原网络相比评价指标 PA、MIoU、MPA 分别提升了 6.21%、9%、3.63%,在血液细胞图像的多类别分割上有更好的表现。

表 11.2　属性增强消融实验结果

模型	Sober 算子	Laplace 算子锐化	PA（%）	MPA（%）	MIoU（%）
U-Net			90.38	93.04	83.69
U-Net	√		92.02	93.63	85.25
U-Net		√	92.89	93.92	86.75
本章网络模型			95.47	911.72	90.45
本章网络模型	√		96.13	96.45	91.83
本章网络模型		√	96.59	96.67	92.69

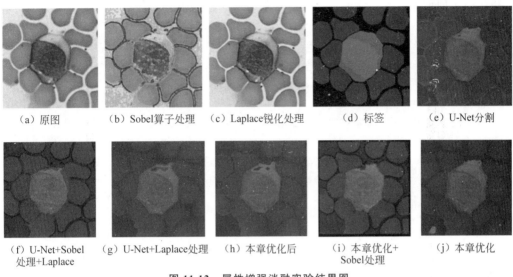

|（a）原图|（b）Sobel算子处理|（c）Laplace锐化处理|（d）标签|（e）U-Net分割|

（f）U-Net+Sobel　　（g）U-Net+Laplace处理　　（h）本章优化后　　（i）本章优化+　　（j）本章优化
处理+Laplace　　　　　　　　　　　　　　　　　　　　　　　　Sobel处理

图 11.12　属性增强消融实验结果图

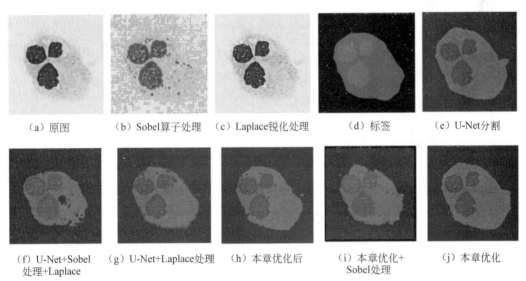

（a）原图　　　（b）Sobel算子处理　　（c）Laplace锐化处理　　　（d）标签　　　（e）U-Net分割

（f）U-Net+Sobel　　（g）U-Net+Laplace处理　　（h）本章优化后　　（i）本章优化+　　（j）本章优化
处理+Laplace　　　　　　　　　　　　　　　　　　　　　　　　Sobel处理

图 11.13　多核细胞图像属性增强消融实验结果图

11.3.4　实验结果及分析

为验证本章改进后模型的分割性能,选择两个目前主流的医学图像分割模型 ResUNet、DeepLab V3＋进行对比,以及当前提出的改进的血液细胞分割网络模型 MIF-Net 和 CBAM-DC-Unet[8] 进行对比。得到不同模型的分割结果如图 11.14 和图 11.15 所示。在图 11.14 中,图 11.14(a)为血液细胞图像原图,图 11.14(b)为人工标注的分割标签,图 11.14(c)为原始 U-Net 模型运行的结果图,图 11.14(d)为 ResUNet 模型运行的结果图,图 11.14(e)为 DeepLab V3＋模型运行的结果图,图 11.14(f)为 MIF-Net 模型运行的结果图,图 11.14(g)为 CBAM-DC-UNet 模型运行的结果图,图 11.14(h)为本章优化后

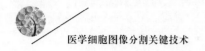

网络运行数据增强后数据集的结果图。分割结果的量化评价指标如表 11.3 所示。

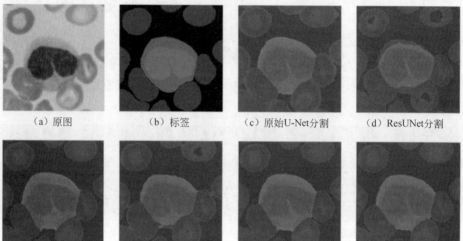

（a）原图	（b）标签	（c）原始U-Net分割	（d）ResUNet分割
（e）DeepLab V3+分割	（f）MIF-Net分割	（g）CBAM-DC-UNet分割	（h）本章方法分割

图 11.14　对比实验分割结果

表 11.3　对比模型分割结果分析

模　　型	PA（%）	MPA（%）	MIoU（%）
U-Net	90.38	93.04	83.69
ResUNet	92.41	93.85	86.50
DeepLab V3+	911.04	911.13	88.77
MIF-Net	911.87	95.42	89.45
CBAM-DC-UNet	95.16	96.11	90.71
本章网络模型	96.59	96.67	92.69

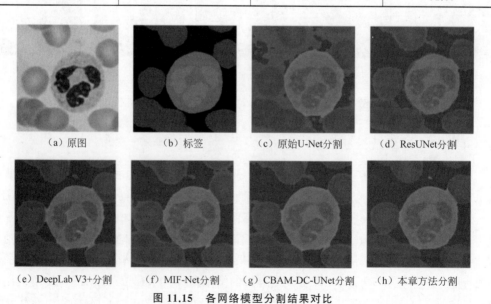

（a）原图	（b）标签	（c）原始U-Net分割	（d）ResUNet分割
（e）DeepLab V3+分割	（f）MIF-Net分割	（g）CBAM-DC-UNet分割	（h）本章方法分割

图 11.15　各网络模型分割结果对比

从图 11.14 和 11.15 可以看到,本章结合了属性增强方式的改进模型可以更好地实现血液细胞图像的多类别分割。与其他模型相比,本章模型的边界分割的更清晰,将细胞粘连对分割带来的影响降到了最低。从量化指标上看,本章的方法在各项指标中都有更好的表现,评价指标 MIoU、MPA、PA 分别达到了 92.69%、96.67% 和 96.59%。与 DeepLab V3+ 相比,评价指标 MIoU、MPA、PA 分别提高了 3.92%、2.54%、2.55%。与 MIF-Net 相比,评价指标 MIoU、MPA、PA 分别提高了 3.24%、1.25%、1.72%。与 CBAM-DC-UNet 相比,评价指标 MIoU、MPA、PA 分别提高了 1.98%、0.56%、1.43%。同时针对血液白细胞进行了 IoU 指标的验证,本章的模型针对白细胞的分割精度在评价指标 IoU 上达到 911.16%。本章的模型方法在血液细胞图像的多类别分割上有较好的表现。

11.4　本章小节

针对血液中细胞形态的检测在医学研究中的对免疫缺陷等疾病的重要作用,及其分割过程中边界不够清晰等问题,本章在 U-Net 的基础上,提出了一种基于属性增强的空洞残差聚合网络的血液细胞图像多类别分割的方法,首先在下采样部分融合空洞残差网络,来解决信息丢失的问题,提升模型的分割性能;其次引入混合可变形空洞空间金字塔池化模块来获得多尺度信息,增加网络对不同尺度物体和结构的感知能力。同时结合了属性增强的思想,通过对数据集进行处理,来更好地解决细胞间粘连边界不清晰的问题,进而提升最终的分割效果。在血液细胞的数据集上,提出的方法平均交互比 MIoU 达到了 92.69%,像素准确率 PA 达到了 96.59%,平均像素准确率 MPA 达到了 96.67%。优于原始 U-Net 模型以及目前较主流的医学图像分割模型,验证了模型的有效性。

参考文献

[1] 李东明，尹诗雨，张丽娟，等. 一种血液细胞分割网络及血液细胞分割方法[P]. 2023-10-27.

[2] He K，Zhang X，Ren S，et al. Deep Residual Learning for Image Recognition[C]//2016 IEEE Conference on Computer Vision and Pattern Recognition (CVPR). 2016：770-778.

[3] Yu F，Koltun V. Multi-Scale Context Aggregation by Dilated Convolutions[J]. arXiv，2015.

[4] Santurkar S，Tsipras D，Ilyas A，et al. How Does Batch Normalization Help Optimization? [J]. arXiv，2018.

[5] He K，Zhang X，Ren S，et al. Spatial Pyramid Pooling in Deep Convolutional Networks for Visual Recognition[J]. IEEE Transactions on Pattern Analysis and Machine Intelligence，2015，37(9)：1904-1916.

[6] Gao W，Zhang X，Yang L，et al. An Improved Sobel Edge Detection[C]//2010 3rd International Conference on Computer Science and Information Technology. 2010：67-71.

[7] He X，Cai D，Niyogi P. Laplacian Score for Feature Selection[C]//Neural Information Processing Systems. 2005.

[8] Li D，Yin S Y，Lei Y，et al. Segmentation of White Blood Cells Based on CBAM-DC-UNet[J]. IEEE Access，2023，11：1074-1082.